Dr R. RANJARD

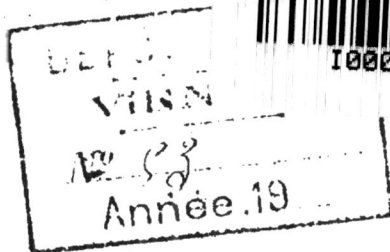

La Surdité organique

(Etude clinique et thérapeutique)

Préface de M. le Dr A. CASTEX

PARIS

LIBRAIRIE J.-B. BAILLIÈRE ET FILS

19, RUE HAUTEFEUILLE, 19

1912

LA SURDITÉ ORGANIQUE

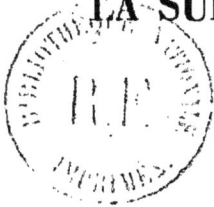

Dr ROBERT RANJARD

La Surdité organique

Étude clinique et thérapeutique

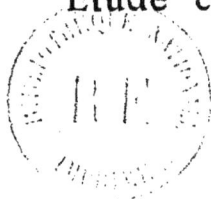

Avec figures dans le texte

Préface du Dr ANDRÉ CASTEX
CHARGÉ DU COURS D'OTO-RHINO-LARYNGOLOGIE
A LA FACULTÉ DE MÉDECINE DE PARIS

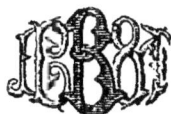

PARIS
LIBRAIRIE J.-B. BAILLIÈRE ET FILS
19, RUE HAUTEFEUILLE, 19
1912

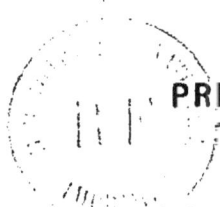

PRÉFACE

—

C'est en toute conviction que, sur la demande de mon élève et ami, le docteur R. Ranjard, j'écris cette courte préface pour l'importante monographie qu'il fait paraître sur la surdité organique.

Notre collègue a pensé que les manuels pour notre spécialité sont actuellement assez nombreux, et, s'attachant à une des questions les plus importantes de l'Otologie, il nous en donne un exposé complet.

Par *surdité organique*, l'auteur comprend « la surdité qui est le résultat et le symptôme d'une malformation ou d'une lésion des organes de l'audition ».

Dès le début, je trouve cette assertion, qui me confirme dans mon expérience personnelle : l'énorme fréquence de la surdité chez les enfants. Que de scléroses otiques, en effet, nous découvrons dans le bas âge, sans parler des autres espèces !

Qu'on lise tout spécialement, aux pages 4 et 5, les conséquences diverses de la surdité organique, ses inconvénients au point de vue professionnel, pour les médecins, les magistrats, les musiciens, etc.

La délicate technique du cathétérisme et du bougirage des trompes est présentée avec les données les plus récentes de la pratique.

On me permettra de signaler surtout l'important chapitre sur l'examen fonctionnel de l'oreille. L'auteur ne lui consacre pas moins de soixante pages. C'est dire qu'on y trouvera l'exposé complet des bonnes méthodes acoumétriques. Il a eu encore l'excellente idée d'insérer dans son livre un chapitre sur l'état général du sourd. Comment sont les organes voisins de l'oreille ? Comment les

appareils circulatoire, digestif, respiratoire? Comment
les urines? Quels sont les antécédents pathologiques?
« En résumé, il faut connaître à fond son malade, physiquement et intellectuellement. C'est la condition pour
prescrire une thérapeutique opportune. »

Poursuivant dans sa vision large, le livre va chercher
les *causes* dans toutes les parties de la pathologie, et surtout dans les infections et les intoxications : rougeole,
scarlatine, grippe, syphilis, sels de quinine, mercure,
arsenobenzol, plomb, chloroforme, etc.

A la page 166, on trouvera tout ce qu'il est intéressant
de savoir sur l'otosclérose (capsulite spongieuse).

Au commencement de la quatrième partie (*Thérapeutique*), le Dr Ranjard écrit un chapitre très utile sur l'hygiène de l'oreille dès avant la naissance, et sur les préjugés thérapeutiques, non sans signaler au passage *les
requins de l'otologie,* « dont on lit les résultats miraculeux à la dernière page des grands quotidiens, entre l'annonce d'une faiseuse d'anges et celle de ceintures contre
l'impuissance ».

Enfin de longs développements sont consacrés aux
exercices acoustiques, aux diverses méthodes de leur
emploi, à leur valeur comparée. Encore que l'otiatrie ne
soit pas définitivement fixée sur les résultats à en attendre, cet exposé mérite une attention spéciale.

L'auteur n'a garde d'oublier la lecture sur les lèvres,
ce moyen détourné mais si efficace de compenser les inconvénients de la surdité organique.

Puissé-je faire partager mon excellente impression
sur ce livre nouveau ! R. Ranjard y fait montre d'une
érudition vaste et de bon aloi. Il nous apporte un ouvrage
qui, en sa forme nouvelle, approche au plus près de la
réalité des faits.

André CASTEX.

AVANT-PROPOS

—

Il est de notion courante que la surdité est incurable, qu'on ne peut rien pour arrêter ou retarder son évolution, et que l'individu qu'elle guette ou qu'elle atteint doit se résigner à son infirmité. C'est une des raisons pour lesquelles les sourds consultent si rarement. Tandis que celui qui devient aveugle se précipite chez l'oculiste, l'homme qui perd peu à peu l'audition invoque la fatalité et accepte son sort : on le plaint et c'est tout. Quelques-uns de ces sourds rendent cependant visite à leur médecin : ils en reçoivent trop souvent une ordonnance qui n'est qu'une exhortation à la patience, l'annonce redoutée, tempérée ou brutale, d'une impossibilité. Et, j'en appelle à tous mes confrères, comme la honte de l'impuissance est humaine, le sourd est non seulement un paria, mais un importun. L'incurabilité de la surdité est devenue un principe, un dogme. Et pourtant elle est une erreur.

Je ne suis pas le premier à le proclamer. Il y aura tantôt deux mille ans, Orchigène en tenta la démonstration. Et de nos jours des voix plus autorisées que la mienne se sont fait entendre pour la confirmer.

Je voudrais cependant apporter ma très modeste pierre à l'édifice, et c'est là tout le but de cet ouvrage. Celui-ci n'est pas un livre de polémique rédigé pour soutenir telle ou telle opinion, tel ou tel procédé. Seules m'ont donné l'idée de l'écrire les observations que j'ai pu faire et les réflexions qu'elles m'ont suggérées.

Je n'ai pas la prétention de convaincre tout le monde; et je veux me souvenir du précepte de La Bruyère : « Il faut chercher seulement à penser et à parler juste, sans vouloir amener les autres à notre goût et à nos sentiments; c'est une trop grande entreprise. »

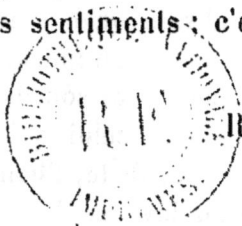

Robert RANJARD.

LA SURDITÉ ORGANIQUE

(ÉTUDE CLINIQUE ET THÉRAPEUTIQUE)

PREMIÈRE PARTIE

GÉNÉRALITÉS

Définition. — La surdité, ou dysacousie, ou hypoacousie, a, pour définition, la diminution ou l'abolition ' sens de l'ouïe. Elle peut donc avoir tous les degrés. On la désigne parfois sous le nom de dysécée lorsqu'elle est incompl... et de cophose dans le cas contraire.

Degrés. — Elle est dite totale quand nulle vibration sonore ne peut plus impressionner l'oreille. Il arrive que l'acuité auditive est inégale pour les différents sons ou qu'elle a disparu pour certains d'entre eux seulement : la surdité est alors partielle.

Fréquence. — L'hypoacousie est une infirmité dont la fréquence est extrême. Il est difficile, pour ne pas dire impossible d'établir la proportion des sourds par rapport aux entendants normaux, car la surdité légère peut passer inaperçue, être facilement dissimulée, reste souvent inavouée soit par intérêt, soit par coquetterie, et ne constitue parfois une gêne, donc n'est remarquable, que lorsqu'elle parvient à un certain degré.

Statistique. — Une pareille statistique n'est susceptible d'être relevée avec exactitude que dans une collectivité restreinte, chez les écoliers ou chez les conscrits. Parmi ces derniers, selon Ely, 8,5o sur 1.000 sont exemptés pour cause de surdité ; mais il faut considérer que celle-ci ne devient un cas de réforme qu'à partir d'une intensité déjà grande. Une enquête sur la fréquence des troubles de l'audition chez les enfants fréquentant les écoles donne des résultats plus près de la vérité. Au IIIᵉ congrès international d'hygiène scolaire, tenu en 1910, G.Gellé et Hennebert présentèrent un rapport sur la mesure de l'acuité auditive chez les écoliers, rapport où sont résumées les statistiques établies jusqu'ici dans différents pays et dont voici les plus caractéristiques :

À Stuttgart, en 1880, Weill examina 5.905 enfants parmi lesquels 30 o/o étaient durs d'oreille. Moure, à Bordeaux, en trouva 17 o/o sur 3.588 élèves. Bezold, à Munich, examina les 3.836 oreilles appartenant à 1.918 écoliers : de ces oreilles 79, 25 o/o étaient normales et 20,75 o/o étaient malades. Laubi reconnaît 10, 8 o/o d'élèves sourds ; S. Sexton 13 o/o, E.Gellé et von Reichardt, l'un et l'autre 22 o/o, Ostmann (36 o/o) et Nager (40,3 o/o) sont encore plus pessimistes.

Ropke, de Solingen, annonce 23, 6 o/o sur 224 filles examinées. Cronenberg 44, 1 o/o sur 236 enfants. Hansberg, de Dortmund, 50 o/o sur 654.

Eugène Félix révèle 327 surdités chez 1.038 élèves.

Enfin, à Paris, Courtade donne pour proportion des sourds dans les écoles 37,5 o/o. Malherbe et Stackler indiquent 36 o/o.

Toutes ces statistiques s'entendent donc pour établir l'énorme fréquence de la surdité chez les enfants.

Influence de l'âge. — Cette fréquence ne fait d'ailleurs que croître avec l'âge, et je ne puis considérer comme exagérée l'opinion de Von Tröltsch, qui a prétendu que, sur trois individus âgés de plus de vingt ans et de moins de cinquante ans, on trouvait un sourd, c'est-à-dire un homme dont l'audition était anormale au moins d'un côté.

Importance sociale. — Le nombre considérable des cas d'hypoacousie n'est pas le seul élément qui constitue à celle-ci une importance sociale. Mais elle a en outre, dans la vie de ceux qui en sont atteints, des conséquences désastreuses, suffisantes souvent à mettre ces malheureux en marge de la société.

Il est banal de se demander ce qui vaut le moins, d'être aveugle ou d'être sourd. Laquelle de ces deux infirmités est la plus à redouter, la plus terrible? Les avis sont assez partagés et l'opinion peut varier suivant les goûts, la tournure d'esprit, voire la profession de celui qui l'émet. Certains ont plaint davantage les aveugles. D'autres, avec Mantegazza, Ball, Heers Scott, considèrent l'ouïe comme l'organe sensoriel par excellence et le plus utile à l'homme.

La vérité est plutôt dans l'opinion éclectique qui donne la même importance à l'œil et à l'oreille. L'un et l'autre de ces deux organes, les plus utiles des organes de relation, nous rendent des services qui se complètent souvent, qui ne sont pas toujours comparables, mais qui sont vraisemblablement égaux. La vue nous est peut-être plus indispensable pour l'entretien de notre vie végétative; mais l'ouïe constitue pour nous « le sens le plus intellectuel » (Ball). C'est par l'oreille que nous acquérons la plus grande partie des éléments indispensables au développement de notre intelligence. C'est parce que nous entendons que nous parlons. Et s'il n'est pas prouvé que la parole soit le privilège exclusif de l'homme, du moins elle atteint chez lui un degré de perfection à quoi ne peuvent prétendre les rudiments de langage qu'il est permis de reconnaître aux animaux les plus élevés. Enfin l'oreille, suivant l'expression de Haug, « nous donne accès à une des sphères les plus élevées de l'idéal, la musique, qui possède la puissance d'émouvoir le cœur de l'homme jusque dans ses profondeurs les plus intimes, de le recréer, de le réjouir ».

La misère est donc grande de ceux qui sont privés en
totalité ou même en partie d'une fonction aussi utile que
l'audition.

Conséquences. — *Surdi-mutité.* — Quand la surdité
est précoce, congénitale ou acquise, qu'elle survient en
tous cas avant l'âge de six ou huit ans, elle entraîne fatalement la mutité : l'enfant naît ou devient sourd-muet.
Et il est muet, non pas au sens exact du mot, non pas
parce qu'une malformation ou une déformation de ses
organes vocaux l'empêchent de parler, mais parce que,
n'entendant pas la parole d'une façon suffisante, il n'a
pu l'acquérir par instinct d'imitation.

Cette conséquence peut survenir, d'ailleurs, quand
l'hypoacousie apparaît après l'âge de huit ans, jusque
vers douze ou même quatorze ans. L'enfant alors, bien
qu'ayant acquis la notion et la possibilité du langage
articulé, oublie peu à peu les syllabes et les mots qu'il
ne comprend plus ou qu'il n'entend plus. La parole exige
peu à peu de sa part un effort plus grand ; elle devient
plus rare, son intonation change ; et si un traitement ou
une instruction spéciale ne viennent pas supprimer la
surdité causale ou conserver la fonction verbale précédemment acquise, celle-ci disparaît infailliblement.

Troubles de la parole. — Au reste, même chez l'a-
dulte qui a entendu normalement pendant longtemps, la
surdité, lorsqu'elle atteint une certaine intensité, peut
amener des modifications dans la parole. Le sourd qui
n'entend plus sa propre voix ne sait plus en régler l'intonation ni la force. Tantôt il crie, tantôt il parle bas,
tantôt sa parole devient monotone et acquiert certains
caractères de la voix du sourd-muet resté sourd, mais
démutisé.

Modification du caractère. — Et ces défauts, dont il
ne tarde pas à se rendre compte, ne sont pas sans contribuer à l'influence que son infirmité a sur son caractère.
Alors que l'aveugle, surtout l'aveugle-né, est d'ordinaire

gai, peut-être même optimiste, recherche toujours la présence d'autrui et sa conversation, le sourd est triste et s'isole. L'impossibilité pour lui de suivre le discours de ceux qui l'entourent, d'en connaître le sujet, dont il devine ou suppose l'intérêt, la nécessité où il se trouve d'avoir un interprète, de faire répéter pour lui-même ce que chacun a déjà compris et entendu, la crainte qu'il nourrit d'être plaisanté à son insu ou celle d'être importun, la peur du ridicule enfin, l'idée qu'il se forge d'« avoir l'air bête », tout cela rend le sourd timide, inquiet, susceptible, et fait qu'il fuit le monde et recherche la solitude.

Conséquences professionnelles. — Enfin, combien de professions sont interdites à ce malheureux et combien de carrières sont brusquement brisées par l'apparition inattendue d'une surdité! Fatale au musicien à qui elle enlève ses moyens d'existence, et surtout qu'elle atteint dans son génie. — tout le monde connaît l'infortune de Beethoven — cette infirmité n'est pas moins redoutable pour le médecin, qui ne peut plus ausculter, pour le magistrat, qui ne peut plus suivre les débats d'un procès, pour l'avocat, pour l'homme d'affaires, pour le financier, pour le soldat, pour le commerçant, pour bien d'autres encore. Bien longue serait la liste de ce que le sourd ne peut tenter ni faire ; bien courte serait celle des moyens qu'il possède de gagner sa vie sans difficulté.

Importance du traitement de la surdité organique. — Il est donc superflu d'insister sur la nécessité qu'il y a non seulement de prévenir mais de traiter une infirmité dont les conséquences sont aussi désastreuses. Or est-il, parmi les cas pathologiques qui sont du ressort de l'auriste, une maladie plus négligée d'ordinaire que la surdité, au moins la surdité chronique, celle pourquoi vient consulter « le sourd » ? Parce que, comme nous le verrons, on a inventé une foule de traitements plus ou moins inactifs, on en est arrivé souvent à se désintéresser de l'hypoacousie, et à considérer l'infortuné qui en souffre comme un paria pour qui l'on ne peut rien, qu'on examine par acquit de conscience, à qui l'on donne une ordonnance aussi vague que peu rassurante, accompagnée surtout de bonnes paroles et d'exhortations à la patience !

C'est là un préjugé dont je voudrais pouvoir démontrer toute l'inexactitude et aussi tout le danger.

Toutefois je limiterai cette étude à celle de la surdité organique, c'est-à-dire la surdité qui est le résultat et le symptôme d'une malformation ou d'une lésion des organes de l'audition : seule elle est du ressort de l'otologie ; elle est d'ailleurs de beaucoup la plus fréquente.

Division de l'ouvrage. — Avec quoi peut-on confondre cette hypoacousie et comment l'en distinguer ? Quels sont ses caractères ? Quelles sont ses causes ? Comment l'empêcher, la guérir ou la pallier ? Telles sont les questions qui feront le sujet de cet ouvrage, auquel j'aurais pu donner pour titre : « De la méthode d'examiner un sourd et de la manière de le traiter. »

DEUXIÈME PARTIE

EXAMEN DU SOURD

CHAPITRE PREMIER

INTERROGATOIRE DU SOURD

Importance de cet interrogatoire. — L'examen de toute personne consultant pour surdité devra être précédé d'un interrogatoire méticuleux et qui, pour être complet, ne comportera pas seulement une série de questions posées au sourd lui-même, mais aussi, quand c'est possible, à son entourage.

Si, en effet, l'histoire de l'hypoacousie varie avec un certain nombre de facteurs inhérents à l'individu même, comme le terrain, le tempérament et dont on doit tenir compte; si, d'autre part, il est possible que le sourd ait oublié ou n'ait pas remarqué certains symptômes susceptibles d'importance, il n'en est pas moins vrai qu'avec l'habitude et l'expérience l'auriste peut tirer de l'anamnèse de la surdité, des renseignements et une impression suffisants pour conjecturer avec grandes chances d'exactitude un diagnostic dont l'examen direct sera le contrôle.

Age, profession, habitat. — On s'enquerra donc de l'âge, de la profession, de la manière de vivre du sujet, du climat du pays qu'il habite.

Antécédents héréditaires. — On s'inquiétera de ses

antécédents héréditaires, non seulement recherchant l'existence d'une infirmité du même ordre chez ses parents, mais dépistant une tare familiale possible.

Antécédents personnels. — L'enquête portera ensuite sur les antécédents personnels du malade, sur les incidents ou accidents de sa naissance, sur ses maladies antérieures, sur les diathèses pour lesquelles on a pu le traiter, sur les traumatismes qu'il a pu subir. On lui fera confesser, si elle existe, son intempérance d'alcool ou de tabac, voire même le surmenage génital si l'influence en semble probable. On recherchera les intoxications dont il sera susceptible d'avoir été victime. On prendra connaissance des médicaments qui, pour une raison ou une autre, auront été prescrits et absorbés.

Histoire et caractères de la surdité. Accidents simultanés. — Enfin on interrogera le malade sur le début et l'évolution des symptômes auriculaires dont il se plaint. Les troubles de l'ouïe ont-ils été accompagnés ou précédés, lors de leur apparition, par des phénomènes douloureux, par de la fièvre ?

Douleur. Fièvre. — Cette douleur, si elle a existé, était-elle spontanée ou seulement provoquée, constante ou intermittente ou continue avec des accès paroxystiques ? Quel en était le siège? Quelle a été sa durée, si elle a disparu ?

Suppuration. — Avec la douleur ou après sa disparition, y a-t-il eu écoulement d'oreille? De quelle nature était-il? Au bout de combien de temps a-t-il tari, ou persiste-t-il encore ?

Bourdonnements. — Existe-t-il, ou a-t-il existé des bourdonnements ? Quels sont leurs caractères? Quel est leur timbre? A quel moment de la journée sont-ils le plus violents ? Sont-ils constants, intermittents, influencés ou non par le décubitus, par la digestion, par le changement de pression barométrique? Quelle est leur localisation dans l'oreille ou dans la tête ?

Vertiges. — Y a-t-il eu des vertiges? A quel moment? Quel a été leur degré? Sont-ce de simples étourdissements sans chute, sans perte de connaissance, ou bien celle-ci a-t-elle été abolie et le malade est-il tombé? Ont-ils ou n'ont-ils pas été accompagnés de nausées, de vomissements?

Marche. Intensité. — Enfin cette surdité, pourquoi le sujet consulte, est-elle venue brusquement, ou s'est-elle installée insidieusement, progressivement, sans arrêt? Est-elle d'intensité variable? Disparaît-elle même par moments? A quoi le malade a-t-il deviné qu'il entendait moins bien? Perçoit-il mieux les sons aigus que les sons graves, ou vice versa? L'audition est-elle améliorée par le bruit? Le silence au contraire favorise-t-il la bonne compréhension des paroles?

Traitements antérieurs. — Et l'interrogatoire se terminera par la demande du récit des traitements que le malade aura déjà subis et des résultats qu'ils lui auront donnés.

Tel est le schéma du questionnaire que devra faire subir au sourd l'auriste consulté. Celui-ci ne devra négliger aucun détail, poussant son investigation aussi loin que possible ; et ainsi, comme je l'indiquais plus haut, il arrivera, avant même d'examiner le malade, à établir des bases solides pour son diagnostic de la dysacousie.

Importance de l'interrogatoire pour le diagnostic différentiel de la surdité organique. — Je dirai même davantage: l'interrogatoire du sourd est le seul moyen que nous possédions de distinguer la surdité organique des états morbides avec quoi l'on peut la confondre, de faire en d'autres termes le diagnostic différentiel de cette surdité. A cela on objectera qu'il suffit, pour connaître la nature organique et la cause d'une hypoacousie, d'examiner l'oreille et de constater la santé ou l'altération de cet ensemble d'organes. Mais cette objection n'a pas de valeur, et cela pour deux raisons. La première est que, l'oreille étant, dans ses parties principales, inaccessible à la vue, l'examen physique seul peut ne donner dans beaucoup de cas que des renseignements sommaires insuffisants ou même négatifs. On doit alors déterminer l'état anatomique par l'examen de la fonction. Or, diminution ou abolition de la fonction auditive ne veut pas signifier forcément altération anatomique de l'appareil auditif. De plus, cet examen fonctionnel exige la collaboration du sujet examiné, et il est des cas où cette collaboration est impossible.

En second lieu, la coexistence peut survenir d'une surdité organique et d'un état morbide de nature différente, mais donnant des symptômes subjectifs semblables. La constatation de ces symptômes, seule, est donc insuffisante pour faire le départ de la double origine de la dysacousie.

Bien entendu je ne prétends pas diminuer par là l'importance de l'examen du malade, ce qui serait absurde. Et ce n'est pas le faire que de déclarer que les diverses épreuves constitutives de cet examen valent surtout comme moyen de contrôler, de confirmer le diagnostic de l'hypoacousie organique.

Je n'affirme pas davantage que le diagnostic est toujours infailliblement déduit de l'interrogatoire ou de l'examen du malade. S'il s'impose souvent, quand, par exemple, la surdité n'est qu'un élément secondaire d'un tableau symptomatique complet comme celui de l'otite aiguë, il reste parfois hésitant et ne peut être établi solidement qu'après une série d'examens ou même par un traitement d'épreuve. Et cette hésitation implique la réserve du pronostic, réserve qui met à l'abri de la surprise désagréable d'un optimisme non confirmé.

CHAPITRE II

EXAMEN PHYSIQUE DE L'OREILLE

L'exploration objective des régions de l'oreille accessibles à ce moyen d'investigation constitue le second temps de l'examen du sourd. De ces régions, les unes peuvent être explorées à la vue : ce sont l'oreille externe et la membrane du tympan, dont l'état est révélé par l'otoscopie; et le pavillon de la trompe d'Eustache visible par la rhinoscopie postérieure. Les autres, trompe d'Eustache et caisse tympanique, sont examinées physiquement par le cathétérisme et l'auscultation.

1.— OTOSCOPIE

Sources lumineuses. — L'otoscopie nécessite une source lumineuse et une instrumentation spéciale.

La lumière naturelle, le rayon solaire, soit direct, soit réfléchi par un mur blanc, peuvent être utilisés si on se trouve pris au dépourvu, loin du cabinet médical, pour examiner un malade d'urgence. Le seul avantage de la lumière naturelle est de ne pas modifier la couleur du tympan, mais elle n'est pas assez pratique pour qu'on ne lui préfère pas une source lumineuse artificielle.

Celle-ci peut être de même employée par réflexion ou directement.

Je ne mentionnerai que pour mémoire un appareil qui n'est plus employé et qui fut surtout préconisé par E. Menière; c'est l'otoscope de Brunton, sorte de lunette munie d'une lentille grossissante et d'un entonnoir latéral destiné à recueillir les rayons lumineux.

On n'emploie plus maintenant que les miroirs frontaux.

Fixé à la tête de l'auriste par un ruban ou par un ressort antéro-postérieur, le réflecteur frontal est constitué par un miroir concave de dix centimètres de diamètre et de quinze centimètres de longueur focale. Son centre est percé d'un trou pour le passage d'un rayon visuel. La lumière du bec Auer, d'une lampe à gaz, à pétrole, à huile, voire d'une simple bougie, est réfléchie par ce miroir sur la région examinée.

L'appareil de choix et qui donne l'éclairage le plus intense est le miroir de Clar. Ce miroir, plus concave que le réflecteur dont nous venons de parler, porte en son centre une petite lampe électrique fixée à l'extrémité d'une tige mobile et dont la disposition permet de faire varier la distance focale, et partant de se servir de l'appareil pour la vision de près ou de loin.

Deux trous ovalaires, percés dans le miroir sur son diamètre horizontal, livrent passage aux deux rayons visuels.

Quelques auristes utilisent la lumière artificielle directe donnée par une simple ampoule électrique placée sur le front et dont les rayons lumineux sont concentrés par une lentille. L'appareil de ce genre le plus connu est le photophore de Helot. L'intensité de sa lumière est moindre que celle du miroir de Clar.

Examen de l'oreille externe. — Muni de l'un de ces instruments, l'auriste pratiquera d'abord l'examen de l'oreille externe et du tympan.

A cet effet, il fera asseoir le malade devant lui, également assis, mais un peu plus haut. Le patient inclinera légèrement la tête du côté sain, de façon à mieux présenter la région à explorer.

En premier lieu, le pavillon, les régions mastoïdienne cervicale et tragienne seront inspectés soigneusement et palpés. Puis le méat auditif sera examiné sans le secours

d'instrument. Enfin, le médecin portera son investigation plus profondément, sur le conduit auditif externe
et sur le tympan, et il se servira pour cela d'un spéculum auri, cylindro-conique, métallique, dont il existe
deux modèles courants : celui de Politzer et celui de Toynbee, celui-ci différant de celui-là par son extrémité légèrement aplatie et sa coupe ovalaire.

Le spéculum, dont l'emploi a pour but de rendre les
parois du conduit aussi rectilignes que possible, sera
tenu par le bord de son pavillon entre le pouce et l'index de la main droite s'il s'agit de l'oreille droite, de la
main gauche si l'examen porte sur l'oreille gauche. Préalablement chauffé à la flamme d'une lampe à alcool ou
d'un bec Bunsen, tant pour assurer son asepsie que pour
éviter le contact désagréable au malade du métal froid,
le spéculum sera introduit dans le conduit doucement,
sans force, par glissement et par rotation, et sous le
contrôle de la vue. On se souviendra alors que la longueur moyenne du conduit est de 25 millimètres, mais
que cette dimension peut varier de beaucoup selon les
individus, qu'en tout cas chez l'enfant elle est beaucoup
plus réduite. On évitera ainsi de trop enfoncer l'instrument et de blesser les parois de l'oreille externe ou la
surface du tympan.

L'auriste constatera alors l'état de ces parois, leur coloration, leur inflammation si elle existe, le calibre du conduit, son état de vacuité ou de plénitude. L'obstruction
de ce canal par des masses cérumineuses ou épidermiques constituant un obstacle à l'examen de la membrane
tympanique, ces corps étrangers seront extraits selon la
technique appropriée et que nous décrirons dans une
autre partie de cet ouvrage.

Examen du tympan. — Le tympan étant visible et
bien éclairé dans toutes ses parties deviendra à son tour
l'objet de l'exploration. L'étude de ses modifications est
très importante, et l'on a pu dire avec raison que « si la

langue est le miroir de l'estomac, le tympan est le miroir
de l'oreille moyenne » (Courtade).

A l'état normal, la membrane tympanique se présente
avec une coloration gris nacré. Elle est translucide, mais
non transparente, et laisse percevoir ou deviner plutôt
le promontoire et l'apophyse verticale de l'enclume. Le
manche et l'apophyse externe du marteau forment une
saillie plus blanche à la surface du diaphragme. Cette surface est lisse, polie et l'éclairage y détermine, en raison
de la forme en entonnoir de l'organe, un reflet triangulaire lumineux de forme variable avec les individus et la
direction des rayons lumineux projetés, reflet dont la
valeur séméiologique est nulle.

Cette coloration normale du tympan disparaît à l'état
pathologique. Le gris nacré et brillant peut faire place
au blanc mat en cas d'épaississement au rose ou au rouge
localisés ou généralisés en cas d'inflammation. La présence de liquide dans l'oreille moyenne donne une couleur jaune ou vert-bouteille selon qu'il s'agit d'un épanchement purulent ou séreux. On peut observer enfin à la
surface une ou plusieurs petites phlyctènes à contenu
rouge brun et qui font place, après siccité, à une croûte
brunâtre.

On notera ensuite le degré d'enfoncement de la membrane, et on se basera pour l'évaluer sur la proéminence
de l'apophyse externe et sur la direction du manche du
marteau. Normalement cette apophyse est assez saillante,
mais, en cas de rétraction prononcée du tympan vers la
paroi interne de la caisse, elle semblera avoir perforé la
membrane. Quant au manche de l'osselet, sa direction
normale, oblique de haut en bas et d'avant en arrière,
forme avec l'horizontale un angle de 45° environ. Par
suite de l'enfoncement plus marqué du tympan, cet
angle diminue d'ouverture et le manche du marteau
tend à se placer horizontalement, en même temps qu'il
se présente davantage en raccourci, son extrémité om-

bilicale se portant en haut en arrière et en dedans.

Au contraire, le tympan pourra présenter une voussure anormale, refoulé en dehors par un liquide pathologique intratympanique. Cette voussure coïncidera toujours avec un changement de coloration.

On recherchera à la surface du tympan la présence de traces cicatricielles ou de dépôts calcaires, témoins indélébiles d'une affection antérieure et guérie. Ces cicatrices sont de formes variables, linéaires ou étoilées. Les dépôts crétacés sont tout aussi polymorphes, se présentent sous l'aspect de taches d'un blanc crayeux tranchant nettement sur la coloration générale de l'organe, faisant saillie à sa surface. On ne devra pas confondre avec ces altérations pathologiques la tache jaune que l'on voit normalement autour de la spatule du manche du marteau et que Politzer attribue à la présence de cellules cartilagineuses.

L'auriste constatera, si elles existent, les perforations du tympan, perforations qui peuvent avoir des dimensions variables, siéger soit sur cette membrane proprement dite, soit sur la membrane de Shrapnell, exister à l'état isolé ou multiple.

Si la perforation est petite et coexiste avec un épanchement dans l'oreille moyenne, elle se diagnostiquera par un reflet lumineux et pulsatile caractéristique, donné par la goutte de liquide qui la comble. Si l'oreille est sèche, la petite perforation apparaît comme une tache sombre sur le tympan éclairé.

Quand les dimensions en seront plus grandes et que la membrane aura disparu en grande partie ou dans sa totalité, on pourra voir le fond de l'oreille moyenne. On ne devra pas confondre cette surface avec celle d'un tympan rose et bombant dans le conduit. La présence en avant d'elle de l'anneau tendineux tympanal, qui disparaît rarement complètement, servira de base à ce diagnostic.

Par ces grandes perforations on constatera la présence

ou l'absence de brides cicatricielles, d'adhérences plus ou moins développées, plus ou moins denses, reliquats de suppurations guéries.

On reconnaîtra l'existence de pus dans le conduit auditif et dans la caisse tympanique et l'on en cherchera l'origine. Ce pus est parfois en quantité très minime et la vue seule est insuffisante alors à affirmer sa présence. Il faut dans ce cas le rechercher à l'aide d'un bourdonnet d'ouate hydrophile monté sur un stylet porte-coton, trempé dans l'alcool et flambé. On déterminera le caractère de ce pus, sa consistance, sa couleur, son odeur.

On a recommandé de rechercher la consistance du tympan au moyen d'un petit stylet boutonné. C'est là une manœuvre qui est très souvent inutile et demande à être pratiquée avec prudence et légèreté en raison de la douleur qu'elle risque de provoquer. Elle ne devient nécessaire que dans le cas de suppuration, pour le diagnostic des points d'ostéite des parois de l'oreille moyenne.

L'examen de la membrane tympanique se terminera par l'appréciation de sa mobilité. Cette recherche se pratiquera au moyen d'un petit appareil nommé spéculum de Siegle, spéculum pneumatique muni d'une poire destinée à modifier la pression de l'air du conduit auditif, et fermé à son pavillon par une glace oblique permettant d'observer les mouvements du tympan dus à ces changements de pression, sans que l'observateur soit gêné par la réflexion des rayons lumineux. Pour évaluer l'amplitude de ces mouvements, on se basera sur les oscillations d'un point de la membrane bien visible, comme le manche du marteau ou le triangle lumineux. On notera enfin si la mobilité est normale dans toutes les régions du diaphragme, ou si celui-ci est immobilisé en partie ou dans sa totalité.

Cette recherche sera le terme des divers examens qui constituent l'otoscopie. L'auriste dirigera alors ses regards sur la seule autre région de l'appareil de l'ouïe qui soit accessible à la vue : le pavillon de la trompe d'Eustache.

2. — RHINOSCOPIE POSTÉRIEURE

La rhinoscopie postérieure est une manœuvre délicate, parfois difficile et qui nécessite une certaine habileté et quelque légèreté de main pour être exécutée convenablement.

Instrumentation et technique. — Elle est pratiquée au moyen de deux instruments : un abaisse-langue et un petit miroir circulaire ou ovalaire (nos o ou 1).

Le malade sera placé assis devant le médecin et plus haut que lui de telle façon que, sa tête étant légèrement inclinée en avant, sa bouche soit au niveau des yeux de l'observateur. Celui-ci abaissera la langue avec prudence sans enfoncer l'instrument jusqu'au V lingual, ce qui déterminerait des nausées infailliblement et mettrait ainsi obstacle à l'expérience. Le patient sera prié de respirer très tranquillement, sans effort, sans à-coups, très librement et par le nez. Quand il sera bien habitué à cette respiration, l'auriste saisira le petit miroir, le chauffera légèrement au-dessus d'une flamme de lampe à alcool ou de bec Bunsen et l'introduira sûrement, sans toucher aucune paroi de la bouche ni du pharynx jusqu'en arrière du voile du palais. Ainsi que le recommande G. Laurens, le miroir ne doit toucher à rien ni dans son trajet ni à son point d'arrivée, il doit être constamment dans le vide.

La glace du miroir sera tournée en haut et dirigée par des mouvements successifs du manche, de telle façon que les détails du rhinopharynx apparaissent à la vue les uns après les autres. L'ensemble de ces images formera ce qu'on a appelé l'image rhinoscopique postérieure, qu'il est rare d'ailleurs de percevoir en même temps et en totalité.

Difficultés. — Malgré toute l'habileté et toute l'expé-

rience du praticien, la rhinoscopie postérieure sera parfois rendue fort difficile, voire même impossible par l'hyperesthésie pharyngée du malade. Le voile du palais, se
relevant par réflexe, cachera les régions à explorer, et il
deviendra nécessaire de le relever, après forte anesthésie
à la cocaïne, à l'aide de crochets spéciaux, dont les
modèles les plus pratiques et les plus usités sont le rele-
veur du voile du palais de Moritz Schmidt et celui de
Mahu.

Pharyngoscopes. — Pour obvier à cette difficulté de
la rhinoscopie postérieure au moyen de l'abaisse-langue
et du miroir, on a inventé des pharyngoscopes destinés à
être maniés dans le pharynx comme le cystoscope l'est
dans la vessie. Valentin donna son nom à un salpyngos-
cope que l'on introduit dans le cavum en passant par le
méat inférieur des fosses nasales. Harold Hays a fait
construire un pharyngoscope d'un maniement très simple et pour l'usage duquel on emprunte la voix buccale.

Examen du rhino-pharynx. — Quel que soit le procédé employé, l'auriste se rendra compte par cette
manœuvre de l'état du rhino-pharynx en général et des
pavillons tubaires qui l'intéressent en particulier. Ces
pavillons, ou orifices pharyngés des trompes, sont vus
dans le miroir de chaque côté de l'image rhinoscopique,
légèrement de profil, et apparaissent en conséquence
avec l'aspect d'une fente, bien que leur forme exacte la
plus fréquente soit celle d'une cavité triangulaire. Cette
fente est limitée par une lèvre antérieure ou repli sal-
pingo-palatin, et par une lèvre postérieure plus volumi-
neuse, plus saillante, qui est le repli salpingo-pharyngien
ou bourrelet tubaire.

À l'examen on notera l'état de la muqueuse des pavillons, sa coloration, ses ulcérations possibles. On recherchera les stigmates de lésions anciennes ayant pu l'intéresser, la présence d'adhérences immobilisant le jeu des
replis salpingiens, ou obturant l'orifice des trompes. Puis

on se rendra compte de l'aspect des régions avoisinantes inspectant le rhino-pharynx dans ses moindres parties. On décélera l'hypertrophie de la queue des cornets inférieurs, les altérations morbides des choanes, les formations polypoïdes si elles existent. Enfin et surtout on examinera l'amygdale de Luschka, dont l'hypertrophie et l'infection sont un si grand danger pour les oreilles moyennes. On délimitera son étendue et l'on constatera ses rapports normaux ou anormaux avec les pavillons des trompes.

Examen du pharynx et de la bouche. — On terminera cet examen par celui de la paroi postérieure du pharynx, du voile du palais, des amygdales palatines, de la bouche, ensemble d'organes dont les altérations pathologiques peuvent avoir un retentissement sur les oreilles, donc sont intéressantes pour l'otologiste.

3. — EXPLORATION DES TROMPES D'EUSTACHE

Cathétérisme tubaire. — La rhinoscopie postérieure ne révèle que l'état de l'orifice pharyngé des trompes. Pour connaître celui de ces canaux proprement dits, inaccessibles à la vue, on utilisera des explorateurs spéciaux, sondes ou bougies dont l'introduction dans la trompe par son pavillon en constitue le cathétérisme.

Le modèle des sondes uniquement employé à cet effet a été inventé par Itard. Cette sonde en ébonite ou, de préférence, en métal (maillechort ou argent), est un tube creux cylindrique long de 15 à 16 centimètres. Une de ses extrémités présente une courbure d'environ 135°, cette partie courbée ayant une longueur maximum de vingt millimètres. L'autre extrémité est élargie en forme de pavillon et présente un anneau-index placé dans le plan de courbure de la sonde et du côté de la concavité.

Il existe quatre calibres de cette sonde numérotés de 1 à 4 et correspondant aux numéros 7 à 10 de la filière Charrière.

Technique. — Le cathétérisme tubaire au moyen de la sonde d'Itard doit être pratiqué avec dextérité et légèreté de main, deux conditions essentielles pour que cette manœuvre soit supportée par le malade. On peut poser comme principe que si les fosses nasales du patient ne présentent pas d'obstacle très important et si le cathétérisme est fait correctement et avec douceur, celui-ci doit être indolore.

Plusieurs procédés ont été inventés et décrits pour l'exécution de cette petite opération. On les désigne souvent sous le nom des auristes qui les ont imaginés. Castex, avec raison et pour plus de commodité, les distingue d'après leur point de repère anatomique. C'est cette classification que nous adopterons.

Procédé du cornet inférieur. — Le procédé du cornet inférieur (Triquet, Duplay, P. et E. Menière) est basé sur ce fait anatomique que l'orifice tubaire se trouve en arrière et au niveau de l'insertion du cornet inférieur. Après introduction de la sonde dans la fosse nasale, on insinue son bec sous le cornet et on la fait glisser en suivant sa ligne d'insertion. Quand le cathéter est arrivé à l'extrémité postérieure de cette ligne, il franchit un léger obstacle, puis perd contact avec le cornet. A ce moment on le pousse encore de quatre ou cinq millimètres : le bec se trouve alors en regard du pavillon de la trompe où on l'introduit par un mouvement de rotation de 90° en dehors. Cette méthode, qui trouve sa principale indication dans la présence d'éperon de la cloison, est la plus difficile et de l'usage le moins courant.

Procédé du voile du palais. — Le procédé du voile du palais a été préconisé par Kramer, Schwartz, Tillaux. La sonde est dirigée en arrière, le bec suivant le plancher nasal et se guidant sur lui, jusqu'à ce qu'on le sente tomber dans le vide, derrière le voile. Le cathéter doit subir alors un mouvement de rotation pour tourner le bec en dehors et le faire entrer dans la trompe d'Eustache.

Procédé de la cloison. — Dans le procédé de la cloison ou procédé de Frank, l'introduction de la sonde jusqu'au pharynx se pratique de la même manière que dans celui qui précède. Mais au lieu de tourner le bec en dehors, on le dirige en dedans. Puis on retire l'instrument jusqu'à ce qu'il soit accroché par le bord vomérien de la cloison. Il ne reste plus alors qu'à imprimer un demi-tour à la sonde. C'est là une méthode très sûre, mathématique pour ainsi dire, mais qui a le désavantage d'être assez pénible pour le malade.

Procédé du pharynx. — Le procédé de choix, celui qui est le plus généralement employé, est celui du pharynx ou procédé de Kuh, recommandé aussi par Politzer. Le cathéter est également enfoncé bec en bas, en suivant le plancher de la fosse nasale, jusqu'à la paroi postérieure du pharynx premier point de repère. Le bec est alors tourné en dehors vers la fossette de Rosenmüller. On retire alors la sonde d'environ un centimètre. Dans ce mouvement on accroche et dépasse le bourrelet tubaire. Le bec, dont la rotation externe est accentuée pénètre directement dans le pavillon. Avec l'habitude et chez un malade docile et à nez normal, on peut arriver à pratiquer ce procédé avec rapidité et sans douleur. Le seul moment où l'instrument soit un peu désagréable est celui où le bec dépasse le bourrelet de la trompe. En manœuvrant très légèrement et très doucement, il est facile de diminuer, voire même de supprimer cette sensation.

Obstacles au cathétérisme. — Mais le cathétérisme de la trompe est rendu parfois fort difficile ou même impossible par une malformation ou une lésion des fosses nasales. L'obstacle peut être constitué par une déviation ou un éperon de la cloison : le procédé du cornet trouve dans ce cas sa véritable indication. L'hypertrophie de la tête du cornet inférieur est rarement gênante par ce fait qu'elle est facilement réduite par la cocaïne ou l'adréna-

line. Une queue de cornet, surtout lorsqu'elle est développée en arrière et qu'elle empiète sur la pavillon tubaire, est un obstacle plus sérieux. Si la cloison n'est pas
déformée, on peut avec la sonde suivre cette cloison et
tenter de contourner le cornet. Enfin il peut exister des
néoformations, comme des polypes muqueux, qui s'op-
posent au passage du cathéter.

Avec de la patience, en utilisant des sondes de petit
calibre et de courbure différente, en cherchant à contourner les obstacles d'une main légère, on arrive souvent
malgré eux à cathétériser la trompe. Si non, on en est
réduit à essayer le cathétérisme croisé à l'aide d'une
sonde à grande courbure et en passant par la fosse
nasale opposée ou à faire l'ablation de l'obstacle.

Accidents. — Quant aux accidents consécutifs à l'introduction de la sonde d'Itard dans la trompe d'Eustache, ils ne doivent pas exister. Les seuls possibles sont :
l'hémorrhagie nasale due au passage trop brutal de l'instrument blessant la muqueuse du cornet ou de la cloison
et l'inoculation d'une maladie contagieuse, de la syphilis
en particulier. L'habileté du médecin sera le meilleur
palliatif du premier accident; sa propreté et son asepsie
rendront le second impossible.

La sonde d'Itard permet l'exploration de la trompe
d'Eustache de deux façons : par l'insufflation d'air con-
trôlée au moyen de l'auscultation et par le bougirage.

Insufflation d'air. — L'insufflation tubaire se pratique en adaptant au pavillon du cathéter mis en place
une soufflerie de Richardson. Celle-ci donne un courant
d'air continu et de pression à peu près constante et assez
modérée.

Auscultation. — Le bruit de ce souffle intratubaire
est ausculté par l'intermédiaire d'un tube otoscope, long
tube de caoutchouc souple muni d'une olive à ses deux
extrémités. L'une de ces olives est introduite dans le
conduit auditif du malade, du côté examiné, l'autre dans

l'oreille du médecin. Ainsi, celui-ci constate la présence de ce souffle, preuve que le bec de la sonde est en bonne place dans la trompe, et en analyse les caractères dont il tire des déductions logiques sur l'état de l'organe. La hauteur de ce bruit de souffle en effet est fonction du calibre du conduit. Normalement ce bruit est assez grave, mais il devient plus ou moins aigu selon l'atrésie plus ou moins prononcée de la trompe; avec l'habitude on arrive à évaluer le degré du rétrécissement d'après la hauteur du souffle. D'autre part, quand la trompe est libre, le bruit de souffle s'accompagne toujours d'un claquement dû au refoulement du tympan sous l'influence de la douche d'air; si elle est atrésiée, ce claquement est diminué d'intensité, ou même fait défaut. Cette absence se produit également en cas d'épaississement et d'immobilité pathologique de la membrane tympanique.

Les caractères du souffle peuvent encore être modifiés par la présence d'une perforation du tympan. Cette modification est d'autant plus nette que cette perforation est plus petite, et l'on entend alors un bruit caractéristique de tonalité aiguë, produit par la vibration des lèvres de la perforation, et pathognomoniques de celle-ci. On conçoit toute l'importance de ce signe quand les dimensions de la perte de substance sont trop petites pour permettre d'affirmer l'existence de celle-ci par la simple otoscopie.

Enfin, le bruit de souffle produit par la douche d'air peut être accompagné de râles muqueux d'intensité variable et qui sont le symptôme de la présence d'exsudat dans la trompe ou dans la caisse. Fins, nombreux, rappelant plutôt les râles crépitants quand la sécrétion est liquide, ils deviennent plus rares, plus gros et ressemblent plus à un gargouillement lorsque l'exsudat est épais et visqueux.

Accidents de l'insufflation tubaire. — Les accidents dus à l'insufflation tubaire au moyen de la sonde d'Itard et de la soufflerie de Richardson sont rares et sont toujours le fait d'une manœuvre maladroite ou brutale. Si le cathéter a fait fausse route et si le bec en a été placé non dans le pavillon de la trompe, mais sous un repli de la muqueuse érodée, l'air peut s'infiltrer sous cette muqueuse et produire un emphysème. Cet emphysème peut se limiter à la paroi du pharynx ou au voile du palais. Mais il peut envahir le vestibule laryngien et devenir ainsi une menace d'asphyxie. On l'a vu se propager au cou, à la face même, où sa gravité est moindre. Sa résorption est la règle en quelques jours.

Les désordres provoqués par la douche d'air dans l'oreille moyenne, la rupture du tympan même sont rendus presque impossibles par l'emploi d'une soufflerie de Richardson maniée non brutalement; et c'est pour cela que nous préférons de beaucoup cet appareil à un autre, d'un emploi plus fréquent pourtant, qui est la poire de Politzer, poire en caoutchouc, munie ou non d'une soupape, de taille assez variable selon les fabricants, d'une capacité moyenne de 200 centimètres cubes. Cette poire s'adapte, par un embout, dans le pavillon de la sonde d'Itard mise en place. Après chaque insufflation, il est prudent de la retirer pour l'aspiration, afin d'éviter l'introduction de mucosités dans le cathéter.

Quant à la pompe à compression que l'on a recommandé parfois d'utiliser pour la douche d'air dans les cas de rétrécissement très prononcé de la trompe ou de son obstruction, elle doit être absolument proscrite en raison même de l'excès de pression qu'elle donne et qui constitue un danger sérieux pour le tympan et la chaîne des osselets.

Politzérisation. — La poire de Politzer est encore l'instrument le plus employé pour l'examen des trompes par insufflation sans cathéter. Car la sonde d'Itard n'est pas indispensable à cette opération et différents procédés se passent de son secours.

La « politzérisation des trompes » s'effectue de la façon
suivante. On munit la poire d'un embout olivaire et
aplati d'un côté, canule qui s'adapte directement ou par
l'intermédiaire d'un court tube de caoutchouc. Cet embout
est placé dans la narine du malade correspondante à la
trompe examinée. La main gauche de l'auriste ferme
d'une part la narine du côté opposé et en même temps
maintient la canule en place en appliquant sa face aplatie sur la cloison. On prie alors le malade soit de faire
un mouvement de déglutition, à vide ou en avalant une
gorgée d'eau, soit de prononcer fortement la voyelle *a*
ou la syllabe *ack*, ceci à seule fin de provoquer le relè-
vement du voile du palais et la fermeture de la cavité
naso-pharyngienne. Simultanément, on presse la poire
d'un coup sec : l'air, chassé sous pression dans les fosses
nasales closes, pénètre dans les trompes.

Politzer modifia récemment ce procédé et recommanda
comme lui étant supérieure la méthode suivante. Au lieu
d'ordonner au malade d'exécuter un mouvement de
déglutition, on le prie de resserrer les lèvres comme
pour siffler, et de faire à travers l'ouverture buccale
ainsi rétrécie une inspiration profonde et prolongée. Au
même moment le médecin presse sur la poire, comme
dans le procédé décrit précédemment. Les avantages que
Politzer attribue à cette manière de faire sont d'obtenir
une béance plus grande du pavillon tubaire et de la
trompe elle-même en même temps que l'isthme pharyngo-
nasal se trouve aussi bien fermé que par la déglutition.
En second lieu, la douche d'air donnée pendant une
« inspiration aiguë » le serait avec une pression moindre,
d'où moindre danger pour l'oreille moyenne.

Deux autres procédés ne nécessitent aucune instrumentation, le malade établissant lui-même un courant
d'air dans ses trompes d'Eustache.

Procédé de Valsalva. — Celui de Valsalva consiste à
faire entrer dans celles-ci l'air du naso-pharynx dont on

augmente la pression par une expiration forcée, tandis
que le nez et la bouche sont maintenus fermés. Inoffen-
sive quand le calibre des trompes est normal et qu'elle
est pratiquée rarement, cette méthode devient dangereuse soit que sa répétition trop fréquente entraîne le
relâchement du tympan, soit que l'effort nécessaire à
vaincre un rétrécissement tubaire produise la congestion
céphalique redoutable surtout pour les artérioscléreux.

Procédé de Toynbee. — Le procédé de Toynbee a
pour but de faire circuler l'air dans la trompe dans un
sens contraire, non plus du nez vers l'oreille, mais de la
caisse tympanique vers le pavillon. Au lieu de comprimer l'air du naso-pharynx on le raréfie. Pour cela, fermant les lèvres et pinçant les narines comme pour le
Valsalva, on fait un mouvement de déglutition, qui a
pour résultat d'aspirer le contenu des trompes.

Que l'auriste ait recours à la Politzérisation, au Valsalva ou au Toynbee, il contrôlera et analysera le bruit
de souffle tubaire par l'auscultation comme lorsque l'insufflation est donnée au moyen de la sonde d'Itard.

Mais, et c'est là un grave reproche à adresser à ces
trois méthodes et leur infériorité sur cette dernière, tandis que le souffle prolongé de l'appareil de Richardson
permet une auscultation facile et un examen minutieux
de ses différents caractères, le bref courant d'air provo-
qué par le brusque coup de poire de Politzer ou par la
compression ou l'aspiration naturelles de l'atmosphère
tubaire et tympanique, n'autorise qu'une analyse stétoscopique trop rapide pour ne pas être sommaire et insuffisante.

Mesure de la pression de la douche d'air. — Comme
complément de l'insufflation tubaire, Arthur Hartmann
proposa, en 1877, une méthode d'exploration tombée
aujourd'hui dans l'oubli, et qui consistait à mesurer la
pression nécessaire pour faire pénétrer l'air dans les
trompes soit par le Politzer, soit par le cathéter, soit par

le Valsalva. A cet effet, Hartmann se servait d'un flacon de Woolf, de six litres de capacité, servant de réservoir d'air, et communiquant avec une soufflerie, avec un manomètre à mercure [et enfin avec un tube de caoutchouc destiné à l'insufflation tubaire. De la lecture du degré de pression sur le manomètre au moment de la douche d'air, on déduisait le degré de perméabilité de la trompe, cette pression étant d'autant plus forte que le canal tubaire est moins perméable. Cette méthode, en réalité, n'offre aucun avantage sur la simple auscultation du souffle tubaire. C'est là sans doute la raison de son abandon.

Bougirage. — Lorsque l'insufflation et l'auscultation du souffle dans la trompe ont prouvé l'existence d'un rétrécissement très étroit ou d'une oblitération de ce canal, il est intéressant et utile de chercher à connaître la situation et l'étendue de cette atrésie, et ce diagnostic peut être établi par le moyen d'exploration qu'on nomme bougirage.

Ainsi que son nom l'indique, celui-ci consiste à introduire dans la trompe une fine bougie par l'intermédiaire d'une sonde d'Itard de calibre suffisant, laquelle sert de guide jusqu'au pavillon. Les bougies utilisées dans ce but le plus habituellement sont en gomme, comparables à ce point de vue à celles dont on se sert pour l'exploration uréthrale. On en fabrique également en celluloïd, en os de poisson, en argent femelle, en étain, en corde à boyau. Leur longueur est de 25 centimètres environ ; leur calibre varie de un tiers de millimètre à deux millimètres. Elles doivent être parfaitement cylindriques et leur extrémité est très légèrement renflée en olive. Elles sont parfois graduées en demi-centimètres, ce qui rend plus aisé et plus précis l'examen de la trompe.

Le bougirage s'opère de la façon suivante : une sonde d'Itard est mise en place dans le pavillon tubaire, sous le contrôle de l'insufflation et de l'auscultation quand ils

sont possibles, c'est-à-dire quand la lumière du canal
n'est pas complètement fermée. Le cathéter ainsi maintenu on enlève la soufflerie qui lui est adaptée et l'on
introduit la bougie choisie jusqu'au trait préalablement
marqué ou jusqu'à la graduation correspondant au moment où l'extrémité parvient au bec de la sonde. On pousse
alors délicatement la bougie pour la faire pénétrer dans
la trompe, en aidant au besoin cette pénétration par de
petits mouvements de torsion. On l'arrête quand l'extrémité arrive sur l'obstacle, sur le rétrécissement dont la
place est déterminée d'après la longueur du trajet effectué par la bougie dans le canal tubaire, longueur qui
peut être lue sur la graduation quand elle existe, ou évaluée par la distance au pavillon du cathéter d'un index
situé sur l'explorateur, à trois centimètres et demi du
premier. Ce chiffre de trois centimètres et demi correspond à la dimension des trompes.

Accidents du bougirage. — Les accidents du bougirage sont peu graves, d'ordinaire. Il peut être d'abord
mal effectué et la bougie peut glisser dans le rhino-pharynx au lieu de pénétrer dans le canal exploré. Cela tient
à ce que le cathéter-guide a été ou déplacé ou mal placé.
On est certain de l'introduction normale de la bougie
dans la trompe quand la sonde maintenue par elle est
immobilisée.

En second lieu, la muqueuse tubaire peut être érail-
lée, blessée. C'est là un accident fréquent lorsqu'on utilise des bougies métalliques, en argent ou en étain, et
qui rend celles-ci peu recommandables bien qu'elles
soient plus facilement stérilisables. Enfin l'explorateur
peut casser dans la trompe. Au contraire de ce qu'on
pourrait croire *a priori*, ce n'est pas là chose bien grave,
le fragment resté dans le trajet tubaire étant toujours
expulsé spontanément. Cette rupture est d'ailleurs très
rare et peut être évitée par l'examen préalable de la
bougie utilisée et par l'épreuve de sa solidité.

Malgré la bénignité de ces complications, le bougi-rage, par lui-même, n'est pas un procédé absolument inoffensif; et, si bien exécuté soit-il, il ne laisse pas de déterminer sur la muqueuse tubaire, si fragile, une cer-taine irritation. Aussi doit-on réserver son application à une indication très précise et exceptionnelle il fautledire, celle où l'insufflation et l'auscultation pratiquées correc-tement n'ont pu donner de renseignements exacts par suite d'une oblitération complète ou d'un rétrécissement très étroit de la trompe. Et Chavanne a raison de con-damner l'habitude qu'ont certains auristes de faire le bou-girage dans tous les cas où l'on pratique le cathétérisme. Ce procédé d'exploration complète l'examen physique, objectif de l'oreille, il en marque le terme, mais il en est le complément rarement indispensable.

CHAPITRE III

EXAMEN FONCTIONNEL DE L'OREILLE

SON BUT

L'examen fonctionnel de l'oreille a pour but de diagnostiquer la présence et le siège des altérations pathologiques de cet organe, inaccessibles aux moyens d'investigation objective, d'après les troubles déterminés par elles dans l'audition.

Il contribue en outre à la détermination de leur nature, par la comparaison établie entre ses résultats et ceux de l'examen objectif, et par l'analogie entre ces mêmes résultats dans le cas observé, d'une part, et dans un cas suivi d'autopsie, d'autre part.

Cet examen comporte deux séries d'épreuves, dont la valeur diagnostique n'est pas égale, mais qui se complètent et se confirment.

Les unes constituent l'étude des variations de l'audition d'un même son dans un certain nombre de conditions données, et la comparaison de ces variations chez le sujet examiné avec celles que l'on constate chez un individu sain. Ce sont elles que l'on désigne le plus habituellement sous le nom d'*épreuves de l'ouïe*. Ce terme, d'ailleurs, prête à confusion. Et il serait préférable à mon avis, de comprendre ces expériences sous celui plus précis d'*examen qualitatif de l'ouïe*. Les autres ont pour objet la recherche et l'évaluation des reliquats d'audition, c'est-à-dire la mesure de l'acuité auditive pour les différentes sortes de sons. C'est là *l'examen quantitatif de l'ouïe* ou *acoumétrie.*

EXAMEN QUALITATIF DE L'AUDITION

Définition. — L'examen qualitatif de l'audition réside, avons-nous dit, dans l'étude de ses variations pour un même son dans certaines conditions préétablies. Selon l'une ou l'autre des épreuves qui le constituent, il porte soit sur l'audition cranio-tympanique, soit sur l'audition aérienne, soit enfin sur les deux à la fois et par comparaison.

Diapason. — Pour plus de commodité, et pour en assurer la précision autant qu'il est possible, on se sert pour ces épreuves des vibrations sonores simples et régulières données par le diapason. Tout le monde connaît cet instrument, formé d'une tige d'acier recourbée en forme d'U et portant un pied cylindrique au sommet de sa convexité. Un diapason ne donne qu'une note, qui est invariable pour le même instrument. Ce son, émis par un diapason à note grave, est complexe : le son fondamental qui correspond à cette note s'accompagne alors de ses harmoniques, dont la présence peut créer une difficulté lors des épreuves. Ces harmoniques existent aussi avec le son fondamental des diapasons à note élevée, mais sont dans ce cas peu intenses et négligeables. Dans le but de les supprimer, Bonnier a recommandé d'épaissir les branches de l'instrument progressivement vers leur extrémité. Politzer dans le même but fixa à chacune de ces branches un étau métallique maintenu par une vis.

Choix du diapason. — Quoi qu'il en soit, il est préférable d'utiliser, pour les différentes épreuves de l'examen qualitatif de l'ouïe, un diapason donnant un son de hauteur moyenne. Quant à l'intensité de ce son, elle importe peu pour ces recherches, — au contraire de ce qui aura lieu quand il s'agira d'acoumétrie — et la manière dont on fera vibrer l'instrument peut être quelconque à condition toutefois d'éviter la production d'harmoniques. On attaque d'habitude le diapason avec un petit marteau garni de caoutchouc. On peut encore le mettre en vibration en frappant l'une de ses branches sur la paume de la main ou sur le genou, ou en les écartant brusquement avec un cylindre d'un diamètre un peu supérieur à la distance qui les sépare.

Epreuves de l'ouïe. — Les épreuves auditives qui nous occupent sont connues et désignées pour la plupart sous le nom de leur inventeur. Ce sont, dans l'ordre où nous les étudierons :

> L'épreuve de Rinne ;
> L'épreuve de Weber;
> L'épreuve de Gellé;
> L'épreuve de Bartsch;
> L'épreuve de Bing ;
> L'épreuve de Corradi ;
> L'épreuve de Gruber;
> L'épreuve des réflexes binauriculaires;
> L'épreuve de Politzer;
> L'épreuve d'Eitelberg.

De ces dix épreuves (1) la première a pour objet l'étude comparée de l'audition aérienne et de l'audition cranio-tympanique, les cinq suivantes portent sur l'audition cranio-tympanique, et les quatre dernières sur l'audition aérienne exclusivement.

Epreuve de Rinne. — C'est Polawsky qui le premier eut l'idée de comparer l'audition par conduction solidienne à l'audition par conduction aérienne dans le but d'établir le diagnostic entre les lésions de l'oreille interne et celles de l'oreille moyenne (1842). Il se servait, à cet effet, d'une simple montre comme source sonore.

Cette idée fut reprise plus tard par Rinne qui, en 1855, décrivit l'épreuve qui porte son nom, faite au moyen du diapason. Cette épreuve repose sur ce fait, considéré

---

(1) Nous omettons à dessein de comprendre dans cette liste l'épreuve de Schwabach, qui est une épreuve quantitative et sera étudiée au chapitre « Acoumétrie ».

comme une loi par son inventeur, qu'à l'état normal un diapason vibrant est entendu plus longtemps par la voie aérienne que par la voie osseuse. De cette loi, et d'expériences faites sur des oreilles saines et sur des oreilles malades, Rinne, puis Lucœ, défenseur et promoteur de la même idée, énoncèrent les conclusions suivantes pour le diagnostic topographique des lésions auriculaires :

« Dans les lésions de l'appareil de réception (oreille interne, nerf et centres acoustiques), la durée de l'audition aérienne l'emporte sur celle de l'audition cranienne tout comme dans les conditions normales.

« Dans les lésions de l'appareil de transmission (conduit, caisse et trompe d'Eustache), la durée de l'audition aérienne est inférieure à celle de l'audition cranienne.

« Dans le cas où les deux départements anatomiques sont lésés, mais en proportion inégale, le résultat de l'épreuve est ce qu'il serait si le moins lésé était normal (1). »

Technique du Rinne. — La technique de l'expérience de Rinne est des plus simples : le pied du diapason vibrant est placé tout d'abord sur la mastoïde et y est maintenu jusqu'à ce que le son n'en soit plus perçu par l'oreille examinée. Alors on porte le pied du diapason devant le méat auditif ; si les vibrations sont de nouveau perçues, l'épreuve est dite positive (Rinne +) et l'on note en secondes le temps durant lequel le son est entendu. Si au contraire l'audition aérienne n'existe plus au moment où l'instrument est présenté au méat, l'épreuve est dite négative (Rinne —) : le surplus de l'audition cranio-tympanique constaté par l'expérience renversée indique alors le degré de celle-ci. Enfin, quand l'audition par perception solidienne et aérienne est de même durée, le Rinne est dit Rinne égalité (Rinne =).

Critique de l'épreuve de Rinne. — Tout cela semble à priori très simple, et est très beau en théorie. Malheu-

(1) Lucœ, cité par Pietri.

reusement il n'en est pas de même en pratique et la valeur de l'épreuve de Rinne n'est pas telle que la croyait son inventeur, tant s'en faut.

Cette épreuve, en effet, pêche par sa base, et le reproche le plus grave qu'on puisse lui faire, mais qui suffit à lui seul à en établir l'inutilité pour le diagnostic, est que le fait considéré par Rinne et par Lucœ comme une règle n'est vrai, en réalité, que dans la majorité des cas, mais souffre de très fréquentes exceptions. Non seulement le résultat du Rinne dépend de la hauteur du son donné par le diapason utilisé, mais il est variable même chez des individus sains. On peut constater un Rinne positif avec une oreille atteinte manifestement de lésions de l'appareil de transmission, et il arrive qu'une oreille saine donne un Rinne négatif.

Certes, si l'on exécute cette expérience, comme beaucoup le font, en présentant au méat les branches du diapason et non son pied, après avoir appliqué celui-ci sur la mastoïde, on constatera toujours un résultat positif si l'oreille moyenne est indemne. Mais comme l'a fait remarquer Bonnier, c'est là une manière tout à fait incorrecte de pratiquer cette épreuve, et l'audition aérienne est alors de plus longue durée pour la simple raison que les vibrations présentées au méat sont d'une amplitude plus grande, donc d'une plus grande intensité que celles perçues par la mastoïde. Il en est de même si, dans la seconde partie de l'expérience, le son est transmis à l'oreille par l'intermédiaire d'un tube otoscope.

On pourrait à la rigueur donner plus d'exactitude et plus de valeur au Rinne en l'appliquant non plus avec un seul diapason, mais comme le recommandait Bezold, avec une série de diapasons. Mais il faudrait pour cela que le même diapason donnât toujours un résultat identique dans le cas d'intégrité de l'appareil de transmission du son et toujours le résultat contraire en cas de lésion de ces organes. Or, il n'en est pas ainsi en réalité.

Rinne paradoxal. — On a donné le nom de « Rinne paradoxal » au Rinne positif coexistant avec une otite moyenne, au Rinne négatif chez un labyrinthique. Certains auteurs ne voient là qu'un simple paradoxe dont ils reconnaissent la fréquence, mais qui ne diminue en rien la valeur du Rinne. Dans sa thèse inspirée par Moure, Pietri l'attribue à la coexistence de lésions de l'oreille moyenne et de lésions de l'oreille interne, ou encore à une manifestation hystérique. Que de choses n'explique-t-on pas par l'hystérie ? Cependant, sont-ce bien là les raisons d'un Rinne négatif observé chez une oreille saine ?

Lermoyez et Hautant ont étudié le faux Rinne négatif de la surdité labyrinthique unilatérale totale. Ils en ont donné une explication exacte en l'attribuant à l'oreille saine et en le considérant comme un Weber recherché sur la mastoïde de l'oreille sourde. Mais c'est là un cas tout particulier, et les recherches de ces auteurs établissent davantage la valeur de l'épreuve de Weber qu'elles ne diminuent celle des critiques légitimes méritées par l'épreuve de Rinne. Celle-ci donne des résultats trop variables pour qu'on puisse la considérer comme de quelque utilité clinique.

Épreuve de Weber. — Weber remarqua que lorsqu'on applique le pied d'un diapason vibrant sur un point de la ligne médiane du crâne, les deux oreilles, si elles sont normales et libres, perçoivent le son avec la même intensité. Si l'on obture alors l'une des deux oreilles avec le doigt, la perception du côté de celle-ci est exagérée ou seule subsiste. Dans le premier cas, le Weber est dit « médian » ; dans le second, « latéralisé ».

Tout obstacle à la fonction normale de l'appareil de transmission donne le même résultat que l'obstruction du conduit auditif externe et latéralise le Weber de son côté. Diverses explications ont été données de ce phénomême. Pour les uns (Mach) il est dû à la difficulté ou à l'impossibilité qu'ont les ondes sonores de s'écouler au dehors et qui en accroissent l'intensité. Pour Stein-brügge, il est le résultat d'une plus grande sensibilité sensorielle sous l'influence de l'obstruction ou de la lésion. Pour Politzer le mécanisme est multiple, et la cause du renforcement du son réside autant dans l'obstacle apporté à l'expansion des ondes au dehors qu'à la modification de la résonnance du conduit auditif et de la tension du tympan et de la chaîne des osselets.

Weber paradoxal. — Tout comme le Rinne, mais avec une fréquence moindre, le Weber peut être paradoxal et donner des renseignements erronés. A part ces exceptions, on peut considérer que :

Indications. — Dans le cas de lésion de l'appareil de transmission du son, le Weber est latéralisé du côté malade si la lésion est unilatérale, ou du côté le plus atteint si elle est bilatérale.

Dans le cas de lésion labyrinthique, le Weber est latéralisé du côté sain ou du côté le plus respecté.

Technique. — Cette épreuve se pratique le plus souvent en plaçant le diapason sur le vertex. Dans les cas de surdité prononcée, il peut arriver qu'ainsi il ne soit pas perçu. On aura alors la ressource de le faire vibrer sur les dents.

Il sera nécessaire en tous cas d'empêcher le malade examiné de se laisser influencer dans sa réponse par l'idée préconçue que l'oreille la moins sourde doit entendre le mieux ; et une grande attention sera nécessaire de sa part.

Weber rotulien. — Bonnier a proposé de rechercher le Weber par le diapason rotulien, en se servant d'un gros diapason à son grave. Cette méthode serait d'après lui susceptible de diagnostiquer des altérations de l'appareil de transmission tout à fait à leur début, avant même l'apparition d'une surdité manifeste et gênante, et

cela par ce fait que l'oreille examinée perçoit encore le
son du diapason rotulien alors qu'elle ne l'entend plus
par la voie aérienne à la même distance.

L'épreuve de Weber peut rendre des services en faisant soupçonner ou en confirmant le diagnostic topographique d'une lésion auriculaire, mais elle est insuffisante
à elle seule pour établir ce diagnostic.

Épreuve de Gellé. — L'épreuve de Gellé ou des pressions centripètes a une valeur plus grande et une exactitude plus rigoureuse. Elle est basée sur le phénomène
suivant : Si, tandis que le pied d'un diapason vibrant
est appliqué sur le vertex, on augmente par le doigt
(Lucœ) ou par un spéculum pneumatique (Gellé) la pression de l'air contenu dans le conduit auditif externe, le
son du diapason cesse d'être perçu, ou l'est moins au
moment où cette pression se trouve accrue. Ce phénomène est explicable par l'accroissement de la pression
intralabyrinthique sous l'influence du refoulement du
tympan et de la chaîne des osselets en dedans. Le résultat positif de cette épreuve est donc subordonné à la
mobilité de ces organes et en particulier à celle de la
platine de l'étrier. Un Gellé négatif peut donc être considéré comme le symptôme pathognomonique de l'ankylose du stapédius.

A cela on a fait quelques objections. Politzer a soutenu
qu'en pareil cas l'excès de pression de l'air du conduit
pouvait se transmettre au labyrinthe par l'intermédiaire
de la fenêtre ronde et qu'en conséquence un Gellé positif pouvait coexister avec l'immobilité de la chaîne. Mais
il faudrait supposer alors que l'atmosphère intratympanique soit augmentée de pression en même temps que
celle du conduit et que cet air comprimé ne puisse s'é-
chapper par la trompe d'Eustache. Un Gellé positif
deviendrait alors un signe d'obstruction tubaire. Or il est
d'observation courante de le constater avec une trompe
libre.

L'objection de Bonnier semble plus sérieuse qui fait remarquer la possibilité d'une amélioration de l'audition sous l'influence de la compression de l'air du conduit auditif, quand par des adhérences ou la sclérose le tympan ou la platine de l'étrier se trouvent attirés au dehors. Mais l'observation même de cette amélioration, c'est-à-dire, en définitive, d'une modification de l'audition sous l'influence de l'expérience, suffit à éviter cette cause d'erreur.

On peut donc considérer l'épreuve de Gellé comme ayant une valeur clinique très importante et comme un moyen de diagnostic assez fidèle. Et c'est, en réalité, le seul moyen que nous ayons de reconnaître l'ankylose stapédienne dont le Gellé négatif restera le signe chaque fois que la mobilité de la membrane du tympan aura été constatée de visu au spéculum de Siegle.

Épreuve de Bartsch. — L'épreuve de Bartsch est identique à celle de Gellé, mais l'aspiration du tympan par décompression de l'air du conduit y remplace la compression. Un Bartsch négatif coïncidant avec l'amélioration de l'audition pendant l'épreuve de Gellé fera reconnaître la cause d'erreur que Bonnier objecte à celle-ci et dont nous avons parlé plus haut.

Épreuve de Bing. — L'obstruction du conduit auditif faite au moment où le son d'un diapason vertex cesse d'être entendu fait renaître la sensation sonore dans l'oreille sur laquelle porte l'expérience. Telle est l'épreuve de Bing ou épreuve de la sensation secondaire. L'absence de celle-ci serait pour Bing le signe d'une lésion de l'appareil de transmission. Sa présence coexistant avec des lésions manifestes de l'oreille moyenne prouverait l'existence d'altérations labyrinthiques.

L'épreuve de Bing s'explique de la même façon que celle de Weber. Elle ne donne pas de résultats assez constants pour être de quelque utilité.

Épreuve de Corradi.— L'épreuve de Corradi, de Vérone, connue encore sous le nom d'épreuve des sensations renaissantes, consiste en ceci : Quand un diapason vibrant sur la mastoïde cesse d'être perçu, si l'on éloigne l'instrument quelques secondes et qu'on l'applique à nouveau sur la même région, la sensation sonore réapparaît chez l'individu dont l'oreille est normale. Il en est de même dans le cas de lésions auriculaires ayant respecté le labyrinthe. L'absence des sensations renaissantes serait donc le symptôme d'une maladie de l'oreille interne.

Épreuve de Gruber. — Si, dans le cas de Rinne négatif, au moment où le diapason cesse d'être perçu par la voie ostéo-tympanique, on applique son pied sur un doigt obturant le méat, le son peut être à nouveau entendu par la voie aérienne. Il est en effet renforcé ainsi par la caisse de résonnance formée par le conduit auditif fermé. Le but de cette épreuve serait, d'après son inventeur, de dévoiler des restes d'audition dans un cas de surdité absolue en apparence. Il existe, pour arriver à ce but, d'autres moyens plus simples et beaucoup plus précis que l'expérience de Gruber et celle-ci n'offre que très peu d'intérêt.

Épreuve des réflexes binauriculaires. — Comme l'épreuve de Gellé, celle des réflexes binauriculaires sert à rechercher l'immobilité de l'appareil de transmission du son. Pendant qu'un diapason vibre devant le méat auditif, on exerce une pression du côté opposé soit avec le doigt, soit avec le spéculum pneumatique. Cet excès de pression diminue notablement la sensation sonore de l'oreille examinée. Ce phénomène est expliqué par l'action réflexe du muscle du marteau qui, par sa contraction, tend la membrane tympanique et détermine une augmentation de la pression labyrinthique. Moins sûre que celle de Gellé, cette épreuve ne peut qu'en confirmer le résultat.

Épreuve de Politzer. — L'épreuve de Politzer, qui n'a pour intérêt que son originalité, est un moyen d'ex-

ploration de la trompe d'Eustache. Elle est basée sur
ce fait que normalement, quand ce canal est libre, un
mouvement de déglutition accroît la perception du son
d'un diapason vibrant devant l'orifice narinaire correspondant ce mouvement provoquant l'ouverture de la
trompe.

Epreuve d'Eitelberg. — Je terminerai cette énumération en citant l'épreuve d'Eitelberg, qui prétend que le
fait pour une oreille d'entendre avec des variations d'intensité un son continu est le signe d'une lésion labyrinthique.

Valeur d'ensemble des épreuves de l'ouïe. — En
résumé, de toutes ces épreuves, une seule a une réelle
valeur et une indiscutable utilité pour le diagnostic topographique des lésions auriculaires, c'est l'épreuve de
Gellé. Encore son rôle est-il fort limité, et ne nous ren-
seigne-t-elle que sur une très petite région de l'oreille,
importante, il est vrai.

L'examen qualitatif de l'ouïe est utile en ce sens qu'il
confirme un diagnostic, mais il est incapable à lui seul
de l'établir.

EXAMEN QUANTITATIF DE L'AUDITION

1. -- SON BUT ET SON UTILITÉ

But. — L'examen quantitatif de l'audition a pour
objet et pour but la mesure de son acuité pour les différentes sortes de son. On le désigne plus habituellement
sous le terme synonyme d'*acoumétrie*.

Diversité des vibrations sonores. — L'oreille peut
être impressionnée par trois sortes de vibrations : les
bruits, les vibrations musicales et les vibrations vocales.
Elles se distinguent les unes des autres d'après la forme
de la courbe obtenue par leur inscription graphique, ou
en d'autres termes par certains caractères qui sont : la
continuité, la régularité et la périodicité.

Bruits. — « Si l'on inscrit le bruit provenant de la chute d'une canne, d'une planche ou d'un objet quelconque, on obtient une ligne ondulée, continue tout à fait irrégulière ; l'amplitude des oscillations, d'abord très grande, va peu à peu en diminuant, le bruit est donc produit par une vibration continue irrégulière et non périodique.

Musique. — Dans la seconde catégorie, nous rangeons les vibrations musicales, dont le type est donné par le diapason : une plume placée à l'extrémité d'un diapason en vibration inscrit sur une feuille de papier mobile une courbe tout à fait régulière qu'on appelle une sinusoïde. Si plusieurs vibrations sinusoïdales se produisent ensemble elles se superposent pour donner naissance à des courbes de plus en plus compliquées ; leur superposition produira sur l'oreille une impression plus ou moins agréable. C'est ce qui donne lieu au timbre des divers instruments de musique ; c'est ce qui fait que le *la* donné par une flûte ne ressemble pas au *la* donné par un violon ; les vibrations musicales sont donc continues régulières et périodiques. » (Marage.)

Voix. — Enfin dans la troisième catégorie se trouvent les vibrations vocales. Beaucoup plus complexes que les précédentes, les vibrations de la parole comprennent d'abord celles qui sont données par le larynx, organe phonateur, qui constituent les vibrations vocales fondamentales et que l'analyse révèle comme étant discontinues, périodiques et régulières. A ces vibrations fondamentales qui donnent naissance aux voyelles s'en ajoutent d'autres, qui sont fournies par les différents résonnateurs supralaryngiens et qui donnent à chaque voix sa caractéristique.

Variations normales de l'audition pour les vibrations sonores. — Une oreille normale n'entend pas également bien toutes ces vibrations. S'il était possible de faire parvenir à cet organe, dans des conditions identi-

ques et avec une intensité égale, tous les sons qui sont
susceptibles de l'impressionner, ces sons ne seraient pas
tous perçus avec la même netteté, ou à la même distance
maximum. L'acuité auditive normale varie avec les sons
perçus non seulement à cause des différences de leur
intensité, mais aussi en raison de celles de leur hauteur,
de leur timbre, de tous les caractères, en un mot, des
vibrations qui les constituent.

Variations pathologiques. — Ces variations seront
encore plus accentuées à l'état pathologique qu'à l'état
normal. Il est très rare qu'une altération de l'appareil
auditif diminue l'acuité auditive parallèlement pour toutes les vibrations sonores. On pourrait même affirmer,
je crois, que cela n'arrive jamais. Tel sourd aura conservé
une audition meilleure pour les bruits que pour la parole
ou la musique. Tel autre entendra mieux la voix que la
musique et les bruits, etc... Ce fait, et aussi celui dont
nous reparlerons plus tard, à savoir que l'audition d'un
sourd ne se développe pas parallèlement pour les trois
genres de son — phénomène contraire et confirmation du
précédent — ont fait émettre l'hypothèse quasi-certaine
de l'existence de centres auditifs différents dont chacun
correspondrait à un genre de son.

**Variations de l'audition pour une même sorte de
vibrations sonores.** — D'autre part, envisageant séparément l'audition pour la parole, pour la musique et pour
les bruits, on constate que chez un sourd l'acuité auditive n'est pas diminuée dans la même proportion, soit
pour toutes les voyelles, soit pour toutes les notes musicales, soit pour tous les bruits. Il existe au contraire des
différences qui peuvent être considérables. Le cas peut se
présenter où la surdité est localisée sur telle voyelle, sur
telles notes, sur tels bruits.

Rapport entre ces variations et l'état de l'oreille. —
Or, ces variations ne sont pas dues au hasard; mais il
existe entre elles et le siège des lésions auriculaires déter-

minant la dysacousie, une relation intime de cause à effet. On voit dès maintenant quelle importance a cette relation au point de vue du diagnostic topographique des lésions de l'oreille par l'examen quantitatif de l'ouïe.

Acoumètre idéal. — De ces considérations résulte aussi que le meilleur acoumètre, ou appareil destiné à mesurer l'acuité auditive, l'acoumètre idéal serait celui qui serait susceptible de donner, avec une graduation précise et toujours la même, toutes les vibrations capables d'impressionner le nerf acoustique normal. Cet acoumètre n'existe pas. La multiplicité des vibrations sonores semble même s'opposer à sa possibilité.

Acoumètre pratique. — On a donc dû, pour rendre l'acoumétrie pratique, faire un choix parmi les vibrations. Et, selon la préférence des inventeurs, ce choix a porté sur l'un ou l'autre des trois genres de son. Presque toutes les méthodes, presque tous les appareils acoumétriques imaginés jusqu'ici — et ils sont nombreux — peuvent être rangés en trois catégories : les uns utilisant comme source sonore les bruits, les autres, les vibrations musicales, les derniers, les vibrations vocales. Un petit nombre d'inventeurs se sont ingéniés à se rapprocher davantage de l'acoumètre idéal en transmettant par leurs instruments un bruit, quelques sons musicaux et la voix.

C'est là la classification que, pour plus de clarté, nous adopterons dans l'étude de ces différentes méthodes.

2. — MÉTHODES D'ACOUMÉTRIE UTILISANT LES BRUITS

Montre. — La vulgaire montre, que chacun possède sur soi, est certainement l'appareil d'acoumétrie le plus employé. C'est en écoutant sa montre que le malade s'est aperçu qu'il était sourd ou « légèrement dur d'oreille », et, pour contrôler son dire, le premier geste de son médecin est de lui présenter la sienne.

Certains, appliquant d'abord la montre sur l'oreille

examinée et l'éloignant progressivement notent comme limite de l'audition, la distance à laquelle le tic-tac cesse d'être entendu.

En raison de la persistance de l'impression sonore, il est plus exact de pratiquer l'expérience contraire. On place d'abord la montre à une distance telle qu'elle ne peut être perçue et on la rapproche peu à peu jusqu'à ce qu'elle le soit. La mesure métrique de ce point limité à l'oreille constitue le numérateur d'une fraction dont le dénominateur sera le nombre correspondant à la distance d'audition de l'oreille normale.

Pour éviter la confusion de la perception par l'une et l'autre oreille, on a soin de fermer celle qui n'est pas examinée, pendant l'épreuve. Celle-ci doit être en outre pratiquée dans les mêmes conditions, dans le même local; et la montre qui sert à l'expérience aura été au préalable remontée avant le service pour empêcher l'erreur due à la variabilité de la tension du ressort.

Malgré toutes ces précautions, la montre est un mauvais instrument d'acoumétrie, pour l'unique et suffisante raison que toutes les montres n'ont pas un tic-tac de même intensité. Il est donc avec la montre impossible d'avoir une mesure étalon, terme de comparaison, ou de comparer entre elles plusieurs mesures prises avec des montres différentes.

D'autre part, le bruit de cet instrument, bruit monotone et familier, est de ceux dont on a coutume de faire abstraction. Si intense soit-il le bruit d'une pendule, d'une horloge passe inaperçu parce qu'on n'y fait pas attention spontanément. De là un effort plus grand nécessaire pour écouter ce genre de son, effort qui naturellement nuit à l'audition.

Toutefois, il faut bien le dire, la montre, si imparfaite soit-elle comme moyen de mesure, peut rendre quelque service et donner quelque renseignement susceptible de compléter un examen. L'auriste, habitué à sa propre montre pourra comparer approximativement par elle, deux mesures de l'acuité auditive pour les bruits, prises soit chez deux malades différents, soit chez le même malade à deux époques d'un traitement ou de l'évolution d'une otopathie.

Acoumètre de Wolcke. — Wolcke semble avoir été le premier inventeur d'un acoumè-
tre à bruit (1802). Son appareil était des plus simples et consistait en un petit marteau métallique tombant d'une hauteur déterminée et toujours la même sur une planchette en bois.

Acoumètre d'Itard. — L'appareil d'Itard est un peu plus perfectionné (1821). Il est en tout cas le premier en date qui permit la mesure de l'acuité auditive non d'après la distance, mais d'après l'intensité du son émis. L'acoumètre d'Itard se composait essentiellement d'un cer-
cle de cuivre, qui « confectionné sur les mêmes dimensions, donnait tou-
jours, percuté à force égale, le même son ». L'appareil percuteur était

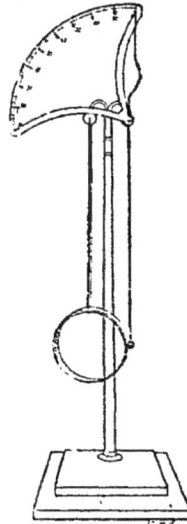

Fig. 1. — Acoumètre d'Itard.

constitué par un pendule formé d'une sphère métallique montée sur une tige également en métal. La mesure de la percussion, donc du son donné par l'appareil, était calculée d'après les degrés d'écartement de ce balancier, marqués sur un cadran par un index fixé à celui-ci (fig. 1).

Acoumètre de Lévy. — En 1892, Lévy présenta devant la Société allemande d'otologie un acoumètre ima-
giné par lui, constitué par une plaque métallique vernie sur laquelle on faisait tomber, d'une hauteur variable et réglable à volonté, une goutte de 1 décigramme d'eau. Pour l'examen on plaçait cet appareil à la distance fixe

de o m. 25. L'acuité auditive était mesurée d'après la
hauteur de chute de la goutte d'eau au moment où le
bruit de cette chute commençait d'être perçu. Lévy con-
sidérait qu'une oreille normale pouvait entendre ce bruit
quand cette hauteur était égale à 7 centimètres.

Acoumètre de Zoth. — Cette idée fut reprise plus
récemment par Zoth. Avec son appareil, très simple, on
laisse tomber sur un bloc d'acier, et de hauteurs variables, de petites balles d'acier de poids différent. La chute
s'opère au moyen d'un déclanchement pneumatique ou
électro-magnétique. On éva-
lue l'énergie de chute en
ergs. L'acuité auditive est
mesurée d'après l'intensité
du son minimum perçu, in-
tensité qui est calculée
d'après la hauteur de chute,
la grosseur de la balle et la
distance.

Acoumètre de Henry. —
L'audiomètre de Ch. Henry
(fig. 2) se composait d'un

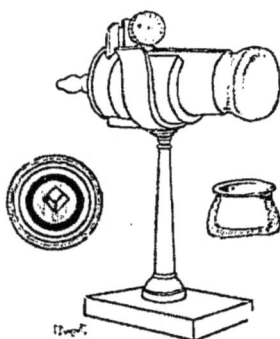

Fig. 2. — Acoumètre d'Henry.

cylindre horizontal monté sur un pied, fermé à l'une de
ses extrémités, muni à l'autre d'un embout destiné à
s'adapter à un tube otoscope. A sa partie moyenne, ce
cylindre portait un diaphragme dont le degré d'ouverture était indiqué sur un cadran extérieur. Une montre
était placée dans l'acoumètre du côté de son extrémité
fermée, montre qui constituait la source sonore de
l'appareil. L'intensité de son perçu par l'oreille examinée était évaluée d'après le diamètre de l'ouverture du
diaphragme.

Acoumètre de Hélot. — L'acoumètre de Hélot est
basé sur le même principe.

Acoumètre de Hughes. — L'Anglais Hughes eut

recours à l'électricité pour établir son appareil à mesurer l'acuité auditive. Cet appareil était constitué par deux bobines, l'une de 100 mètres de fil, l'autre de 9 mètres, fixes toutes deux et reliées par une tige de fer doux divisée en 200 millimètres et sur laquelle était mobile une troisième bobine. Le courant passant dans les bobines fixes, et la bobine mobile glissant sur la tige, on notait la position de cette dernière bobine qui déterminait l'équilibre des courants d'induction de sens inverse produits. Alors le téléphone relié à l'appareil restait muet. Si l'on rapprochait la bobine mobile de la plus longue ou de la plus courte bobine fixe, on obtenait un son croissant dans le premier cas, diminuant dans le second. Ce son, bruit donné par un interrupteur, servait à apprécier l'acuité de l'audition.

Acoumètre de Hartmann. — C'est encore le téléphone dont Hartmann se servit comme appareil de mesure acoumétrique, en en faisant varier le son à volonté par des résistances plus ou moins grandes intercalées dans le circuit.

Critique des acoumètres à bruit. — Comme il est facile de s'en rendre compte, ces différents appareils ne présentent sur la montre que de très minimes avantages. Peut-être permettent-ils de régler plus exactement l'intensité du bruit, partant de constater des différences d'audition plus petites. Mais, comme la montre, ils ont l'inconvénient de ne fournir qu'un seul son, toujours le même il est vrai, mais choisi arbitrairement et dont l'audition importe peu au point de vue pratique. Enfin ils sont, par leur volume, moins commodes que le simple chronomètre et cet inconvénient n'est pas racheté par les quelques avantages que nous leur avons reconnus.

3. — MÉTHODES D'ACOUMÉTRIE UTILISANT LES VIBRATIONS MUSICALES

Diapason. — Nous avons défini les vibrations musicales des vibrations continues périodiques et régulières,
et nous avons vu que la source sonore musicale la plus
simple, celle qui donne le type de ces vibrations, était le
diapason. Aussi est-ce cet instrument qui est de beaucoup le plus employé pour la mesure quantitative de
l'audition, bien qu'il soit loin d'être le plus précis, comme
nous le prouverons. Quoi qu'il en soit, son application
acoumétrique est très variable selon les auteurs et les
techniques proposées sont très nombreuses.

Gamme et notation musicale. — Toutes ou presque toutes ces méthodes utilisent en totalité ou en partie
la série des diapasons correspondant à la gamme musicale, chaque diapason donnant une note de cette gamme.

Ces notes sont désignées d'une façon différente suivant les pays, et c'est là en vérité une source de confusion que les auristes ont cherché à dissiper dans différents congrès sans jamais s'entendre à ce sujet. Alors
qu'en France on utilise les vocables *ut, ré, mi, fa, sol,
la, si*, en Italie *ut* est remplacé par *do*. En Angleterre
et en Allemagne on désigne les notes par des lettres, *c,
d, e, f, g, a, b*, correspondant aux notes de la notation
française *ut, ré, mi*, etc...

Et ce n'est pas tout : l'indice de l'octave n'est pas
représenté de la même manière partout. Ici on désignera
l'octave par un chiffre romain, là par un chiffre arabe ;
tantôt on la notera par une lettre majuscule ou par une
minuscule avec ou sans indice.

Enfin, pour compliquer encore les choses, on compte
dans certains pays, comme en France, par vibrations
simples ; ailleurs, par vibrations doubles.

Cette absence d'entente est très regrettable et il est
indispensable de connaître les équivalences entre les

notations musicales employées dans les différents pays.
Je ne saurais mieux faire à ce sujet que de reproduire le
tableau suivant, établi par Chavanne :

France........		ut	ré	mi	fa	sol	la	si
Italie.........		do	ré	mi	fa	sol	la	si
Allemagne....		c	d	e	f	g	a	b
Angleterre....								

France....	V. S.	ut-2 32	ut-1 61	ut1 128	ut2 256	ut3 512	ut4 1024	ut5 2048	ut 4096
Allemagne	Vd	16	32	61	128	256	512	1024	2048
et		C-2	C-1	C	c	c1	c2	c3	c4
Angleterre.		C1	C2	C	c	c1	c11	c111	c1V
Italie........		Do-2	Do-1	Do	do	do1	do2	do3	do4

Conditions de précision de l'acoumétrie musicale.
— Ce point étant réglé, il est un fait bien évident c'est
que, pour obtenir une mesure précise de l'acuité auditive
à l'aide des diapasons, ou une série de mesures comparables entre elles, il est indispensable que les diapasons
utilisés vibrent toujours d'une manière identique.

On a proposé deux solutions de ce problème. L'une
consiste à avoir un point de repère invariable pendant la
durée des vibrations du diapason : c'est la méthode optique. L'autre, ou méthode mécanique, consiste à frapper
l'instrument avec une force d'intensité constante.

Méthodes optiques. — *Méthode de Gradenigo.* — La
méthode optique fut vulgarisée surtout par Gradenigo.
Cet auriste eut l'idée de fixer à l'extrémité de l'une des
branches du diapason une image triangulaire se détachant
en noir sur un fond blanc et présentant sur les côtés six
ou dix dentelures (fig.3). Lorsque l'instrument, sous l'influence du choc, entre en vibration et tant que ces vibrations ont une grande amplitude, il est impossible à l'œil
de l'observateur de distinguer les limites du triangle noir
et de la surface blanche. Ces limites deviennent de plus
en plus précises au fur et à mesure que l'oscillation des
branches devient moins intense : le moment où elles
apparaissent avec netteté sert de point de repère.

Méthode de Bonnier. — Le procédé de Bonnier diffère
très peu de celui de Gradenigo. Il consiste à fixer à l'extrémité de l'une des branches du diapason une tige métallique flexible qui vibre en même temps que cette branche et dont le dessin n'apparaît nettement à l'œil que
lorsque les vibrations sont suffisamment petites.

Dans l'une et l'autre de ces méthodes optiques, on
évalue l'acuité auditive en mesurant la durée du temps
écoulé entre le moment choisi comme repère, dit « O
acoumétrique » et celui où l'oreille cesse
d'entendre le diapason ; ou bien, si la
surdité est plus grande, en calculant cette
durée entre la fin de la perception auditive et le moment repère. La pointure
acoumétrique est ainsi exprimée par un
nombre de secondes précédé du signe +
dans le premier cas, et du signe — dans
le second.

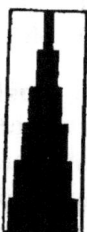

Fig. 3. — Image
de Gradenigo.

Les méthodes optiques ont deux incon-
vénients. Le premier est qu'elles laissent une part trop
grande à l'appréciation de l'observateur. Si exercé soit
cet œil, il est difficile d'affirmer que le moment jugé par
lui comme repère correspond toujours exactement à la
même amplitude vibratoire.

En second lieu ces procédés ne sont applicables qu'aux
diapasons graves. Au-dessus de l'ut_3, les vibrations de
l'index sont trop petites pour être perçues à aucun
moment par l'œil.

Méthodes mécaniques. — Les méthodes mécaniques
ont pour but d'établir la constance de l'intensité du choc
qui fait vibrer le diapason. Eitelberg, puis Chavanne,
Escat proposèrent l'emploi d'un petit marteau percuteur
à course limitée. Le marteau d'Eitelberg est mû par un
ressort, ce qui implique une inexactitude possible due à
l'inégalité de tension de ce ressort. Chavanne y a pallié

en laissant le marteau tomber par son propre poids d'une hauteur toujours égale pour venir frapper une des branches du diapason placée au point précis où se termine sa course.

Méthode des poids de Stefanini et Gradenigo. — Stefanini et Gradenigo inventèrent une méthode de mesure de l'intensité du son des diapasons, qu'ils ont nommée « méthode des poids ». Gradenigo lui-même la définit ainsi : « Elle consiste essentiellement dans l'excitation du diapason à l'aide d'un poids, appliqué par le moyen d'un fil à l'extrémité de l'une ou des deux branches de l'instrument (excitation unique et excitation double). Si l'on brûle ou coupe le fil, le diapason entre en vibration et l'intensité initiale du son ainsi obtenu est proportionnelle au poids employé : par exemple le son obtenu avec un poids de 500 gr. est, au début de la vibration, 50 fois plus intense que le son obtenu avec un poids de 10 gr. On voit qu'avec cette méthode on peut exprimer en grammes l'intensité minimum du son, intensité nécessaire pour exciter une oreille normale et une oreille malade, et que l'acuité auditive d'un malade peut être très exactement comparée à l'acuité auditive normale pour ce son déterminé (1). »

Extenseur d'Ostmann. — Ostmann, enfin, est l'inventeur d'un extenseur de diapasons dont il se sert pour les faire vibrer. Cet extenseur est assez comparable comme forme et comme articulation à un ouvre-bouche. On place les deux branches de cet instrument entre celles du diapason comme on le ferait de celles d'un ouvre-bouche entre les deux maxillaires, avec cette différence que l'extenseur doit être dans le même plan que le diapason ; et l'on tend celui-ci en rapprochant l'un de l'autre les deux anneaux de l'extenseur. Une règle graduée indique l'effort donné et partant le degré de cette ten-

(1) GRADENIGO, XIIe Congrès de la Soc. ital. d'oto-rhino-laryngologie, à Turin.

sion du diapason. Celui-ci étant maintenu solidement
par son pied on tire l'extenseur dans le sens des branches. Le diapason entre en vibration au moment où les
deux instruments sont séparés, et l'amplitude des vibrations de l'un est proportionnelle, ou considérée comme
telle, à la tension de l'autre.

Comparaison avec une audition normale choisie
arbitrairement. — Certains auristes se contentent, pour
mesurer l'acuité auditive d'une oreille malade, de comparer cette acuité à celle de leur propre oreille considérée
comme normale et prise comme terme de comparaison.
Cette mesure est alors exprimée par la durée, évaluée
en secondes, du temps écoulé entre le moment où le malade cesse d'entendre tel diapason et celui où l'observateur ne le perçoit plus. Utilisée en particulier par
Natier, cette méthode, sans jamais être d'une exactitude
mathématique, peut, grâce à certaines précautions et
une grande habitude, devenir assez précise pour être
vraiment utile. Nous reviendrons à son sujet dans un
instant.

Choix des diapasons. — Et maintenant quels diapasons emploiera-t-on pour mesurer l'audition ? La méthode qui semble a priori donner les résultats les plus
précis et les plus utiles pour le diagnostic est celle qui
utilise la série continue des sons musicaux. C'est celle
qu'a réglée le premier Bezold et à laquelle il a donné
son nom. C'est en réalité le seul procédé d'acoumétrie
musicale qui permette de révéler l'existence exacte des
trous et des îlots auditifs, particulièrement dans les cas
d'hypoacousie très intense, chez les sourds-muets, par
exemple.

Bezold. — Pour obtenir la série des onze octaves de
sons musicaux que l'oreille peut distinguer, Bezold utilisa
des diapasons, au nombre de 8 seulement, mais munis
de curseurs glissant sur chacune de leurs branches, et
dont le déplacement modifie la hauteur du son, sans y

ajouter d'harmoniques. Il avait ainsi à sa disposition toutes les notes depuis C_2 avec 16 vibrations doubles jusqu'à a" (880 v. d.)—Au-dessus de cette note, Bezold employait des sifflets d'orgue à piston mobile et le sifflet de Galton.

Muni de ses diapasons, qu'il se contentait de frapper avec un petit marteau élastique, Bezold présentait tour à tour chacun d'eux à l'oreille examinée, recherchant celles des notes qui étaient perçues et celles qui ne l'étaient pas. Comme on le voit, cette méthode, qui s'applique surtout aux cas de surdités graves avec trous auditifs, ne donne pas la mesure de l'acuité auditive proprement dite, mais renseigne plutôt, qualitativement, sur les caractères de la surdité.

Elle est utilisée surtout dans les Institutions de Sourds-Muets où l'on applique les exercices acoustiques selon les procédés d'Urbantschitsch ou de Bezold. Barth, Schwendt, Wagner, Lucher, Lindt, et bien d'autres ont contribué à généraliser son emploi.

Natier. — La méthode de Natier se rapproche de celle de Bezold. Il emploie lui aussi la série continue des sons depuis ut-2 jusqu'à ut 7, et mesure l'acuité auditive d'un sourd en comparant le temps pendant lequel celui-ci entend un diapason à la durée de perception de ce même diapason par l'oreille de l'observateur considérée comme normale. La vérification de cette normale se fait par l'examen du tracé, rectiligne ou ondulé, inscrit sur un tambour par un style dont on munit un diapason vibrant, et qui est mis au contact de l'appareil enregistreur au moment où ce diapason cesse d'être entendu par l'oreille saine. On constate ainsi la presque simultanéité de l'arrêt de perception et de l'arrêt de vibration, ou l'écart possible entre les deux.

Les diapasons sont attaqués par un archet. Grâce à l'habitude, Natier arrive à toujours faire vibrer chacun d'eux pendant une durée sensiblement égale.

La représentation graphique d'une acuité auditive s'établit en inscrivant sur une abcisse la liste des sons utilisés pour l'enquête et en élevant sur chacune de ses divisions une ordonnée proportionnelle au temps de per-

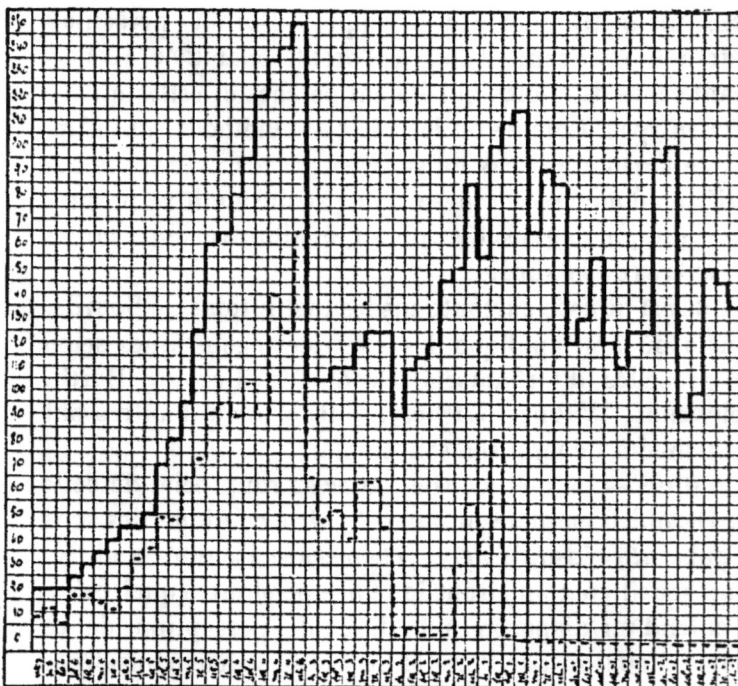

Fig. 4. — Graphique de Natier.
Trait plein : Limite du champ auditif normal.
Trait pointillé : Limite d'un champ auditif pathologique.

ception; une ligne brisée, réunissant les extrémités supérieures de ces ordonnées, passe par les limites du champ auditif de l'oreille examinée (fig. 4).

La grande majorité des auristes qui emploient l'acoumétrie musicale par les diapasons ne se servent que de certains sons, choisis dans la série des tons, chacun faisant porter ce choix sur tel ou tel diapason, selon ses préférences.

Hartmann. — Hartmann se sert uniquement des six diapasons la_1, ut_3, ut_4, sol_4, ut_6 et sol_6. — A l'aide de ces instruments il mesure l'audition cranio-tympanique d'une part et, d'autre part, l'audition aérienne du malade, et exprime cette mesure en établissant un rapport entre la durée de perception par le malade et la durée de perception normale. Celle-ci est assez approximative et n'est autre qu'une moyenne obtenue en prenant l'acuité de plusieurs individus considérés comme normaux.

Cette durée de perception normale variant avec chaque diapason, Hartmann, pour éviter la complication dans les rapports numériques, eut l'idée d'exprimer le degré acoumétrique d'une oreille non par une fraction, mais par une proportion. Supposons qu'une oreille malade entende pendant 6 secondes un diapason qu'une oreille normale perçoit durant 50 secondes. Au lieu de dire que cette oreille a l'acuité $\frac{6}{50}$, Hartmann note cette acuité en centièmes et fait le calcul suivant :

$$\frac{x}{100} = \frac{6}{50}, \text{d'où } x = \frac{6 \times 100}{50} = 12$$

x étant l'acuité auditive cherchée et de 12 pour cent.

Et pour représenter graphiquement cette mesure il inscrit sur un diagramme les résultats obtenus avec les six diapasons pour l'une et l'autre oreille, et pour l'audition aérienne et l'audition cranio-tympanique. Notons que le pourcentage de l'audition osseuse est établi dans cette méthode par comparaison avec l'audition aérienne normale. Chavanne fait remarquer avec raison que c'est là une source d'erreurs, et, modifiant en cela la méthode d'Hartmann, qu'il adopte dans ses grandes lignes, compare l'audition cranio-tympanique du malade à l'audition cranio-tympanique normale.

Chavanne et Baratoux. — Chavanne donne sa préférence dans le choix des diapasons à la série des ut, de
ut_1 à ut_6, suivant en cela Baratoux. Il les fait vibrer à
l'aide du percuteur que nous avons décrit plus haut, et
représente graphiquement les résultats obtenus dans ses
mesures par des diagrammes comparables à ceux d'Hartmann (fig. 5).

Gradenigo et Stefanini. — Nous avons vu comment,
à l'aide de la méthode des poids, Gradenigo et Stefanini
font vibrer les diapasons qu'ils utilisent en acoumétrie.
Ils se contentent de trois de ces instruments : un grave
donnant le do avec 64 vibrations doubles, un moyen, le
do_2 (512 v. d.) et un aigu le do_4 (2048 v. d.) Et pour
exciter ces diapasons ils emploient successivement des
poids de 20, 160 et 640 grammes, choisis dans la progression géométrique 2,50 — 5 — 10 — 20 — 40 — 80
— 160 — 320 — 640.

Ils mesurent alors la durée de perception par l'oreille
normale du son de chacun des trois diapasons vibrant
successivement sous l'influence de ces trois poids, et
pour représenter graphiquement le résultat obtenu, ils
construisent la droite logarithmique qui permet « par son
inclinaison d'établir les durées du son qui correspondent
aussi aux poids intermédiaires ou supérieurs non expérimentés (1) ».

Ce diagramme s'obtient de la façon suivante : sur une
abscisse on marque les nombres de la progression géométrique 2.50 — 5 — 10, etc., en espaçant les nombres
de 10 millimètres. Sur une ordonnée on inscrit les secondes, de 10 en 10 à partir du bas, chaque millimètre représentant une seconde. « On marque sur les ordonnées correspondant aux trois poids employés le nombre respec-
tif de secondes trouvé pour la durée du son et on mène
une ligne qui, si les résultats sont exacts, passe par les

(1) GRADENIGO, *loc. cit.*

Perception cranio-tympanique

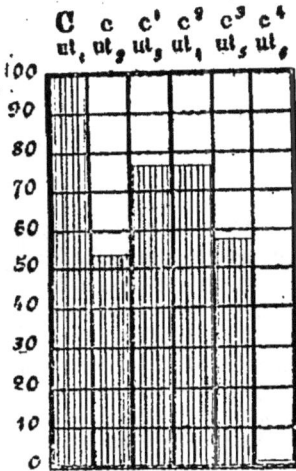

Oreille droite   Oreille gauche

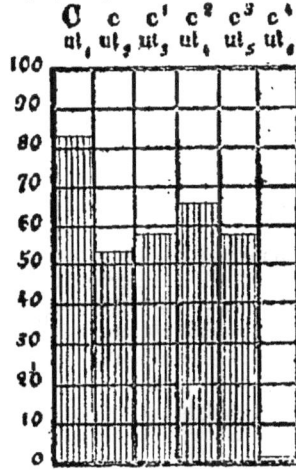

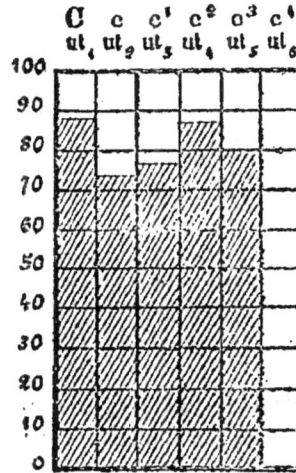

Perception aérienne

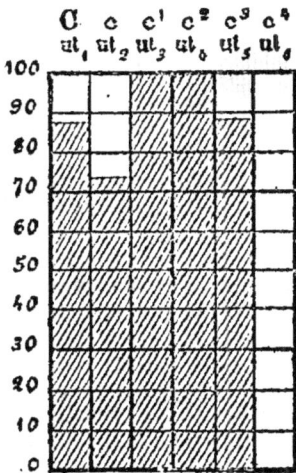

Oreille droite   Oreille gauche

Fig. 5. — Diagrammes dè Chavanne.
(Duo à l'obligeance de M. Chavanne.)

points marqués. » C'est la droite logarithmique dont l'inclinaison varie selon le diapason employé (fig. 6).

Pour établir le rapport entre l'acuité auditive d'une
oreille malade et celle d'une oreille normale, on détermine
la durée de perception du diapason excité par un poids
donné; on inscrit sur l'ordonnée correspondante à ce

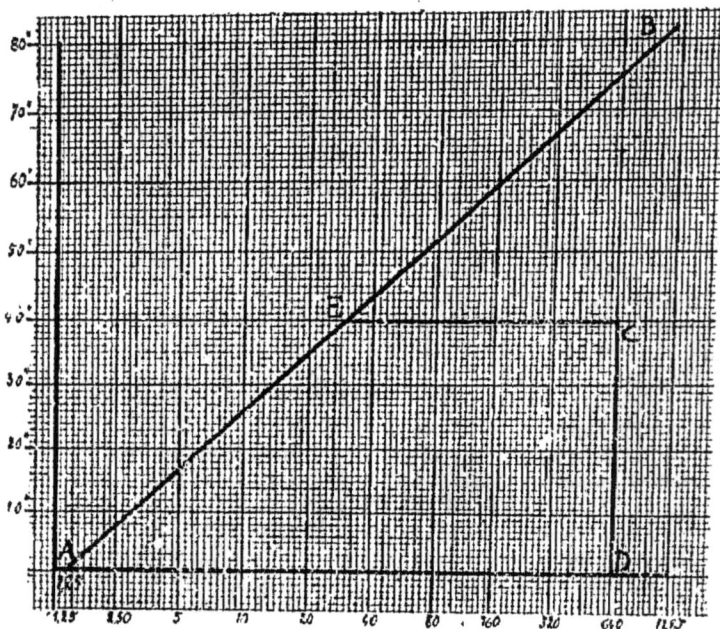

Fig. 6. — Diagramme de Gradenigo.
A B. Droite logarithmique.
C D. Ordonnée correspondant à la durée de perception du diapason par
l'oreille malade examinée, avec le poids de 640 gr.
C E. Abcisse dont la longueur correspond à la valeur de l'acuité auditive
du malade, par rapport à l'acuité auditive normale.

poids le temps trouvé; on mène une horizontale du point
où se termine cette ordonnée jusqu'à la droite logarithmique. Connaissant la longueur de cette horizontale, on
se reporte à un tableau indiquant l'acuité auditive correspondante par rapport à la normale.

Cette méthode, intéressante par les précautions qu'ont

prises ses auteurs pour la rendre mathématiquement
exacte, a l'inconvénient d'être d'une application longue
et compliquée, encore qu'elle ne renseigne que sur l'audition pour trois sons seulement.

Ostmann. — J'en dirai tout autant du procédé d'Ostmann inventé d'ailleurs antérieurement à celui de Gradenigo et Stefanini. Ostmann recherche lui aussi la sensibilité logarithmique de l'oreille. Il emploie pour son
examen les diapasons C, c, c^1, c^2, c^3, c^4 (série des *ut*).
Nous avons vu comment il les fait vibrer, les excitant à
l'aide de l'extenseur spécial inventé par lui. Pour éviter
toute erreur causée par la variabilité de la distance de
l'instrument sonore à l'oreille, il fixe les six diapasons
par des sellettes sur un bâti en bois, de telle façon que
les extrémités de leurs branches soient sur une même
ligne horizontale et dans un même plan. Parallèlement à
cette horizontale fictive se trouvent, fixées au châssis,
deux minces baguettes métalliques distantes l'une de
l'autre de 2 centimètres et éloignées de 3 centimètres
du plan des diapasons. L'oreille du sourd s'appuie à ces
baguettes pendant l'examen et se trouve ainsi maintenue
à une distance constante de la source sonore.

L'acuité auditive mesurée est exprimée en pourcentage
par rapport à l'audition normale, et calculée d'après la
durée de perception du son du diapason et le degré de
tension de celui-ci. Supposons qu'une oreille entende pendant 70" le diapason C sous la tension 5, étant donné
que ce diapason est perçu normalement pendant 180" sous
la même tension, l'acuité auditive sera obtenue par le
calcul proportionnel :

$$180 : 70 = 100 : x$$
$$x = \frac{7000}{180} = 38,9 \text{ o/o}$$

38,9 o/o est l'acuité de l'oreille examinée pour le diapason C sous la tension 5.

Escat. — En 1910, au congrès de la Société française
d'oto-rhino-laryngologie, Escat présenta une méthode
nouvelle et fort intéressante d'acoumétrie par les diapasons. Cette méthode est inspirée des travaux de Max
Wien, de Zwaardemaker et de Quix sur l'audition normale de l'oreille pour les divers tons. Ces travaux ont
prouvé que si l'on mesure la durée de perception par une
oreille normale de la série des sons musicaux depuis sa
limite inférieure théorique qui est ut^{-2} jusqu'à sa limite supérieure théorique qui est ut^{10} (8 $v. d.$ et 32.768 $v. d.$);
cette durée augmente progressivement depuis la limite
inférieure jusqu'à la note sol^6 (3072 $v. d.$), summum
d'audibilité, puis diminue progressivement jusqu'à la
limite supérieure. Il résulte de là que, si l'on inscrit sur
une abscisse le clavier auditif, si l'on élève sur chaque
point de cette abscisse correspondant aux notes du clavier, une ordonnée de longueur proportionnelle à la
durée de perception de cette note par l'oreille normale,
et si enfin on réunit par une ligne les extrémités supérieures de ces ordonnées, on obtient une courbe à forme
parabolique dont le sommet correspond à la note sol^6
(fig. 7).

La méthode d'Escat consiste à appliquer ce procédé
de recherche et d'inscription graphique à l'oreille sourde,
en d'autres termes à établir la courbe accoumétrique de
l'audition pathologique et à baser le diagnostic de la
maladie sur la comparaison établie entre la courbe ainsi
obtenue et la courbe de l'audition normale.

Pour éviter la complication et la longue durée de l'examen par tous les tons de la série musicale, Escat fit une
sélection parmi eux et choisit la série des ut de ut-2 à
ut^{10}, à quoi il ajouta le la^3 (435 $v. d.$), le sol^6 (3072 $v.$
$d.$) et le fa^9 (21.845 $v. d.$).

Reprenant le schéma que nous avons décrit, il divisa
chaque ordonnée correspondant aux tonalités choisies,
et, représentant l'audition normale de celles-ci, en dix

parties égales, le o de cette échelle répondant à l'abscisse.
Chacune de ces divisions correspondit alors à un dixième
d'acuité auditive normale. Dans ces conditions, pour
inscrire la courbe d'une audition pathologique, il suffit
de repérer sur chaque ordonnée « la division correspondante à la capacité auditive du sujet, pour chacun des

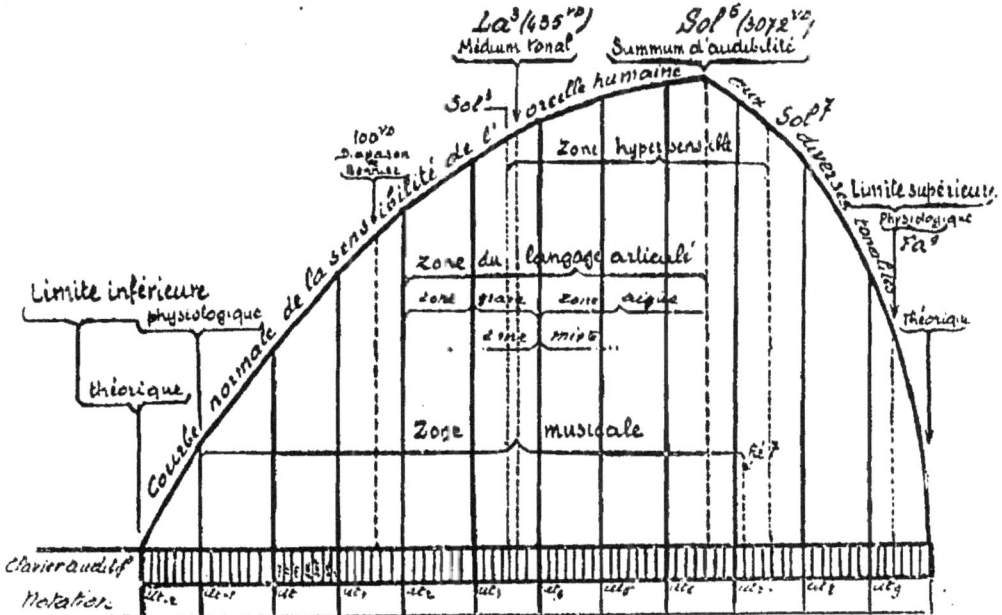

Fig. 7. — Champ auditif tonal normal
(d'après Escat).

tons sur lesquels il sera examiné ». Escat donne cet
exemple : « Si le diapason employé est perçu pendant 60
secondes par une oreille normale, chacun des degrés des
ordonnées du schéma vaudra 6 secondes. Si, par exemple, ce diapason est perçu pendant 48 secondes par le
malade soumis à l'examen, la courbe sera abaissée de 2
degrés et passera par la division répondant au chiffre 8.

Appliquant cette méthode de mesure sur plus de 300
cas d'otopathies diverses, Escat remarqua qu'il existait

un rapport constant entre la forme de la courbe de l'a-
cuité auditive et le siège de la lésion auriculaire. Et il
établit quatre catégories de courbes.

Le type I (fig. 8) est caractérisé par « l'intégrité des
limites inférieure et supérieure et par l'uniformité et la
concentricité résultant de ce que le déficit auditif est
proportionnel sur toute l'échelle des sons ». Cette courbe
est pathognomonique de l'obstruction du conduit ou de
la trompe.

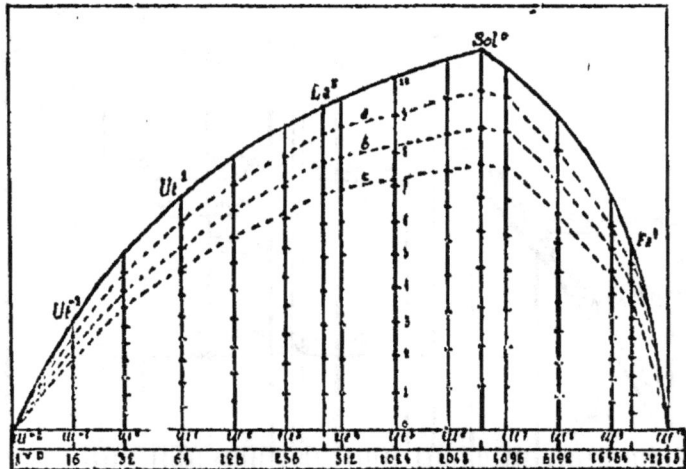

Fig. 8. — Courbes d'Escat
(type I).

Le type II (fig. 9) est caractérisé par « l'élévation précoce et progressive de la limite inférieure ; l'intégrité de
la zone hypersensible et de la limite supérieure pendant
les périodes de début et d'état; par l'altération tardive de
la zone hypersensible et celle plus tardive encore de la
limite supérieure ». C'est là la courbe des lésions de l'appareil de transmission.

Le type III, caractérisé par « l'intégrité de la limite
inférieure, l'affaissement primitif et rapide du plateau
hypersensible (tache jaune de Quix) et par l'abaissement

secondaire, mais relativement précoce, de la limite supé-

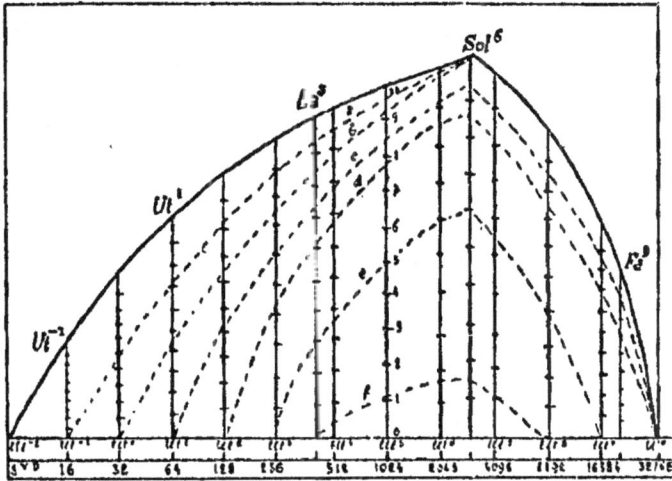

Fig. 9. — Courbes d'Escat
(type II).

rieure », correspond aux troubles ou lésions de l'appareil de perception (fig. 10).

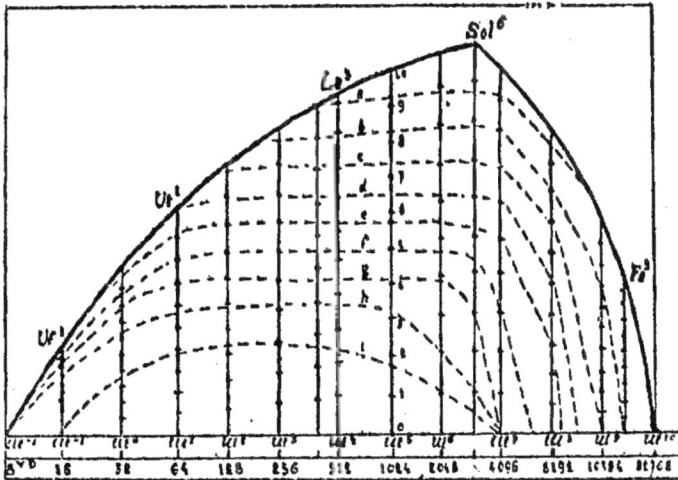

Fig. 10. — Courbes d'Escat
(type III).

Enfin le type IV (fig. 11) comprend des courbes irrégulières, avec trous et flots auditifs. Il est observé dans les cas de lésions centrales. Il peut l'être aussi dans le cas d'hiatus auditif « par absorption d'un son extérieur, par un bourdonnement unisonnant ou consonnant plus intense » (1), ou même dans certaines otopathies qu'Escat n'avait pas encore classées au moment de sa publication.

Cette simple description de la méthode d'Escat suffit à faire comprendre l'utilité que peuvent avoir ces courbes au point de vue du diagnostic topographique des lésions auriculaires. Cette méthode est certainement celle qui donne à ce sujet le plus de garanties, parmi les procédés d'acoumétrie musicale, et cela tout en restant peu compliquée et très pratique.

Corradi et Schmiegelow. — Je citerai maintenant les méthodes de Corradi et de Schmiegelow qui se distinguent des précédentes en ce qu'elles consistent à mesurer non plus la durée pendant laquelle le son de tel ou tel diapason est perçu par l'oreille, mais la distance maximum à laquelle cette perception existe. Ces procédés manquent de précision pour cette raison sur laquelle Bezold, Edelmann, Chavanne ont insisté, qu'il existe à l'état normal des différences très grandes entre la distance d'audition des diapasons aigus et celle des sons graves, celle-ci étant beaucoup plus petite et ses variations bien plus difficiles à constater exactement.

Diapason non musical. — Toutes les méthodes que je viens de passer en revue emploient des diapasons en plus ou moins grand nombre, mais qui donnent tous un son appartenant à la gamme musicale. Certains auristes ont prétendu qu'il était préférable de se servir d'un diapason étalon, non musical, donnant 100 vibrations doubles : ce sont Baratoux, Schiffers, et surtout Bonnier,

(1) Escat, *Soc. belge d'oto-rhino-laryngol.*, juin 1900.

qui s'est fait le défenseur le plus ardent de cette opinion.
A l'aide de ce seul diapason, Bonnier prétend trouver
exactement la « pointure acoumétrique » du sourd, suffisante pratiquement. Ce serait possible si, dans tous les
cas de surdité, sans exception, l'audition était diminuée
d'une quantité égale pour tous les sons, ce qui est le
contraire de la vérité. Bonnier n'obtient donc, avec son

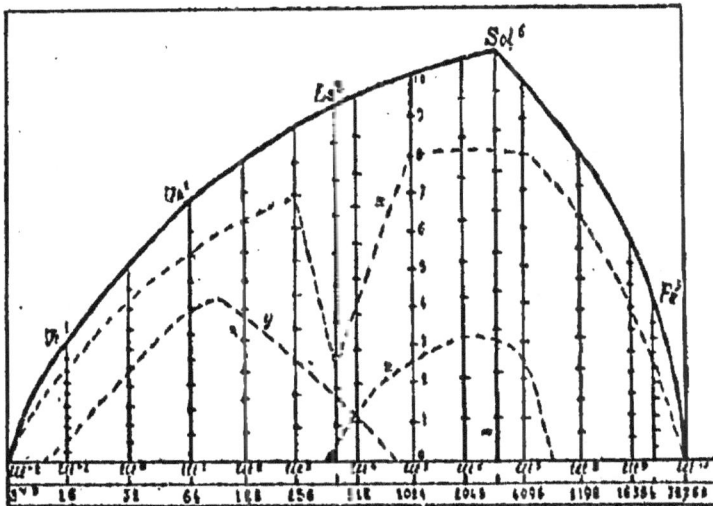

Fig. 11. — Courbes d'Escat
(type IV).

diapason, dit « diapason international », que la pointure
acoumétrique pour ce diapason, c'est-à-dire pour un son
grave. Au reste on ne voit pas très bien les avantages de
cet instrument donnant un son de 100 vibrations doubles, c'est-à-dire un son non musical, souvent désagréable à l'oreille. Le système décimal dans cette question
n'est d'aucune utilité, au moins pour l'auriste.

En décrivant la méthode optique inventée par Bonnier
pour rendre ses mesures précises, j'ai indiqué sa technique dans cet examen. Je n'ai donc pas à y revenir.

Acoumètres musicaux. — Nous avons vu jusqu'ici
l'acoumétrie musicale pratiquée à l'aide de diapasons
nus pour ainsi dire, dont le son était perçu par l'oreille
examinée directement, sans autre intermédiaire que l'air
ambiant.

Un certain nombre d'acoumètres ont été inventés, où
le diapason sert de source sonore, mais où les vibrations
sont transmises à l'oreille par un appareil plus ou moins
compliqué.

Acoumètre de Ceuta. — L'un des plus simples et en
même temps des plus anciens de ces acoumètres est celui
qu'imagina de Ceuta. Celui-ci faisait entendre un diapason dont la tige était introduite dans un tube de caoutchouc muni à son extrémité d'un embout placé dans
l'oreille : il attaquait le diapason en le frappant sur
son genou.

C'était là évidemment un moyen d'une précision relative.

Acoumètre de Magnus. — Magnus eut l'idée de frapper l'instrument sonore au moyen d'une petite bille de
bois fixée à l'extrémité libre d'un pendule dont l'écartement donnait la mesure de l'intensité du son. Celui-ci
était transmis à l'oreille par un tube acoustique muni
d'un pavillon collecteur.

Acoumètre de Molinié. — D'autres acoumètres musicaux sont munis de résonateurs. Le plus récent de ces
appareils dont il peut servir de type est celui de Molinié
(fig. 12). Il se compose essentiellement :

1° D'un diapason fixé au devant d'un résonateur, dont
l'orifice de sortie est muni d'un tube de caoutchouc terminé à son extrémité libre par un embout auriculaire;

2° D'un appareil à la fois de percussion et de mise en
marche ;

3° D'un chronographe à secondes.

Pour pratiquer un examen, on procède de la façon suivante : Après avoir eu soin de ramener à sa position de

départ l'aiguille du chronographe, on met l'embout du
tube de caoutchouc dans l'oreille du patient.

On abaisse le levier du percuteur jusqu'à ce qu'il vienne
au contact de la tablette qui supporte l'appareil. Ce mouvement a pour effet de mettre en marche le chronographe
grâce à une tige coudée qui vient presser le bouton du

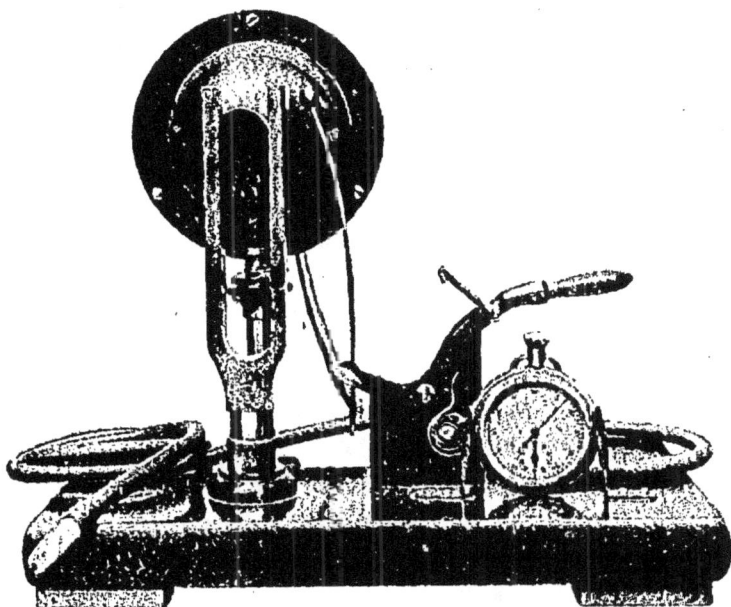

Fig. 12. — Acoumètre de Molinié
(dû à l'obligeance de M. Molinié).

chronographe au moment seulement où le levier est à sa
position *maxima* d'abaissement. On abandonne alors le
levier et aussitôt après le marteau percuteur vient frapper le diapason. Le patient est invité à faire connaître le
moment où il cesse d'entendre le son produit par cet instrument.

A cet instant précis, on arrête le chronographe : une
lecture indique la durée de la perception du son du dia-

pason. Comme ce son a une intensité initiale toujours la même et décroît ensuite dans des conditions identiques, on a des termes de comparaison et des points de repère précis pour apprécier l'audition comparative des divers patients ou les variations d'audition d'un même sujet. Si on a calculé au préalable le décrément des intensités sonores du diapason, soit par la méthode optique, soit par la méthode des poids, et si on a noté sur une table les intensités correspondantes à chacun des divers temps écoulés depuis le commencement jusqu'à l'extinction des vibrations, la durée de perception propre à chaque malade indiquera la valeur de son audition exprimée en fonction des intensités sonores.

Cet appareil étant à diapasons interchangeables munis chacun de leur résonateur, on peut, grâce à ce dispositif apprécier la valeur de l'audition pour diverses tonalités de l'échelle musicale » (Molinié) (1).

Acoumètres musicaux électriques. — Des acoumètres musicaux fonctionnant électriquement furent aussi inventés et préconisés. Boudet de Paris, Helmoltz, Gellé, Ladreit de Lacharrière en firent construire des modèles où l'intensité du son du diapason électromagnétique, transmis ou non à l'oreille par un résonateur, était évaluée d'après les résistances introduites dans le circuit à l'aide d'un rhéostat.

Acoumètre de Kessel. — Mais le diapason n'est pas la seule source sonore musicale qui ait été utilisée. Kessel fut l'inventeur d'un acoumètre que l'on peut comparer à une boîte à musique. Cet appareil se composait d'un cylindre tournant sur son axe et muni de languettes métalliques entrant en vibration par déclanchement.

Harmonica d'Urbantschitsch. — L'harmonica d'Urbantschitsch, sorte d'accordéon, lui servit surtout à rechercher les reliquats auditifs chez les sourds-muets.

(1) Le Larynx, 1911, n° 5.

Les sons donnés par cet instrument sont trop violents pour qu'il soit utilisable dans la mesure des surdités modérées.

Acoumètre de Politzer. — Politzer construisit des acoumètres qui eurent une certaine vogue, et sont encore parfois employés aujourd'hui. Ces acoumètres (fig. 13) ne donnent qu'un seul ton, et celui dont l'usage a été le plus courant est accordé avec l'ut^1 de 512 v. d. Ces appareils sont constitués par un petit cylindre en acier mis en vibration par un petit marteau qui le frappe en tombant d'une hauteur constante. Par l'intermédiaire d'une petite plaquette placée latéralement, il est possible d'examiner le mode de transmission du son par la voie osseuse. L'expérience lui ayant montré que le son donné par son acoumètre était perçu par une oreille normale à la distance de quinze mètres, Politzer proposa de désigner

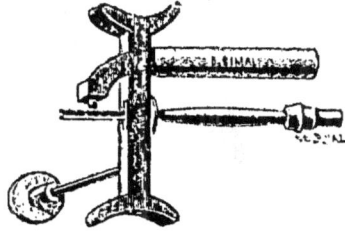

Fig. 13. — Acoumètre de Politzer.

l'acuité auditive d'une oreille sourde par une fraction dont le numérateur était égal à cette portée de l'ouïe normale. Le reproche le plus souvent formulé contre cet appareil est de n'émettre qu'un son, inconvénient que reconnut l'inventeur lui-même.

Cylindres de König. — Les cylindres de König, utilisés par Blake en acoumétrie, ne donnent que des sons élevés de 20.000 à 100.000 vibrations. Leur emploi doit donc être restreint à la recherche de la limite supérieure de l'audition.

Sifflet de Galton. — De même pour le sifflet de Galton (fig. 14), qui donne les sons aigus du la^6 (3.680 v.d.) au fa ^{10} avec 44.193 v.d.

Monocorde de Schulze. — Le monocorde de Schulze (fig. 15) est un acoumètre musical donnant une plus grande variété de sons, bien qu'il ne donne également que des tons aigus. Il consiste en une corde métallique tendue entre deux pitons curseurs et montée sur une planchette en bois. On modifie la hauteur du son en déplaçant l'un des curseurs. Une graduation marquée sur la planchette indique le nombre de vibrations et la note correspondant à la place du curseur. Pour la faire vibrer, on frotte la corde dans le sens longitudinal avec un chiffon colophané.

Acoumètre de Stefanini. — Je terminerai cette longue énumération des acoumètres musicaux en citant celui de Stefanini. C'est un acoumètre électrique. Il se compose de vibrateurs au nombre de trois donnant l'un l'*ut* (64 v.d.), l'autre le *si₂ bémol*, le troisième une note aiguë donnant 750 vibrations doubles, intermédiaire entre le *fa dièze* et le *sol* de la seconde octave. Ces vibrateurs sont mus par un courant donné par des piles. En outre, il est constitué par un solénoïde neutre, à noyau de bois. « Dans le circuit inducteur est lancé le courant interrompu

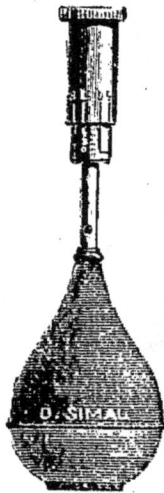

Fig. 14. — Sifflet de Galton.

des vibrateurs : autour du circuit inducteur sont enroulés de nombreux systèmes de spires, qu'on peut insérer à volonté dans le circuit, où sont introduits deux téléphones. La tonalité du ton est donnée en proportion du nombre des interruptions du courant déterminées par le vibrateur, l'intensité est mesurable parce qu'elle est proportionnelle au nombre de spires que l'on a introduites chaque fois dans le circuit téléphonique » (Gradenigo). On considère comme normale une oreille qui perçoit le son produit avec un seul système de spires. Si, examinant une oreille sourde, on ne peut impressionner celle-ci qu'en introduisant 50 systèmes de spires dans le circuit, c'est que cette oreille a une acuité auditive de $\frac{1}{50}$.

L'appareil porte deux téléphones, l'un pour le sujet examiné, l'autre pour l'auriste et permettant le contrôle.

Valeur comparative des méthodes acoumétriques musicales. — Si nous jetons un coup d'œil d'ensemble sur toutes ces méthodes acoumétriques, si nous les comparons, nous voyons immédiatement combien leur valeur est différente. Et si les qualités indispensables sont, pour un bon procédé de mesure de l'audition, d'être précis et d'être pratique, c'est à-dire rapide; si, d'autre part, on considère que le but de l'acoumétrie est non seulement de renseigner sur le degré exact de l'acuité auditive morbide, mais d'aider le diagnostic topographique du processus pathologique de l'oreille, voire même de l'établir, on admettra que de toutes ces méthodes bien peu sont suffisantes et parviennent à ce but. Et s'il fallait faire un choix parmi elles, je ne vois guère que le procédé d'Escat qui offre les conditions que nous venons d'exprimer.

4. — MÉTHODES D'ACOUMÉTRIE UTILISANT LES VIBRATIONS VOCALES

Division. — Les méthodes d'acoumétrie vocale peuvent se diviser en deux catégories, en deux écoles: celles qui utilisent la voie nue et celles où l'on emploie la parole artificielle ou des sons vocaux synthétiques. C'est la classification que j'adopterai pour leur étude.

Fig. 15. — Monocorde de Schulze.

Voix nue. — Beaucoup d'auristes se contentent pour évaluer l'audition d'un malade pour la voix de lui adresser la parole, de lui poser une question banale et arbitraire, à voix haute, puis à voix basse, en s'éloignant de lui jus-

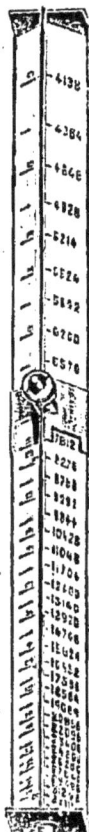

qu'à ce que la perception soit insuffisante pour permettre la compréhension des mots. C'est évidemment là un
moyen des plus commodes, à la portée de tous, ne néces-
sitant aucune instrumentation. Mais elle est en réalité
d'une exactitude plutôt négative, le médecin n'ayant
aucune possibilité de mesurer l'intensité de sa propre voix
ni aucune certitude de l'exprimer toujours avec la même
intensité. Ce peut être à la rigueur un procédé de contrôle, au cours d'un traitement dont une méthode acoumétrique plus précise a révélé le résultat positif, mais
c'est tout ce qu'on peut demander à cette technique sommaire.

Mesure de l'intensité de la voix nue. — On a cherché à lui donner plus de valeur, en établissant un rapport entre l'intensité de la voix émise et la force d'expiration nécessaire pour l'émettre. C'est là le but de
différents appareils, dont le spiromètre de Guillet, le
pneumographe de Lennox-Browne et Behnke, et le pho-
nomètre à maxima de Lucœ. Mais ce rapport entre la
pression expiratoire et l'intensité vocale n'est pas assez
constant pour que ces instruments soient d'une grande
utilité en acoumétrie.

Champ auditif de Castex et Lajaunie. — Castex et
Lajaunie, dans le but de posséder un terme de comparaison entre l'audition pathologique et l'audition normale de la voix nue, firent un certain nombre de recherches pour établir ce qu'ils désignent sous le nom de
« champ auditif », réservant ce nom au champ auditif spa-
tial par opposition avec le champ auditif tonal (Escat).
Ils sont arrivés, au bout d'expériences faites dans un
grand espace, en pleine campagne, à établir un graphique reproduit par la fig. 16. « Ce graphique est constitué par deux ellipses se superposant en partie et passant
par les points extrêmes de la perception acoustique, en
avant et en arrière, à droite et à gauche du sujet. » A la
voix haute la limite de perception à l'extrême droite et à

l'extrême gauche est, d'après ces recherches, d'environ
50 mètres. Elle est de 450 mètres pour la voix criée et
se réduit à 20 mètres pour la voix chuchotée.

Mais, comme le dit lui-même Castex, ce sont là des
moyennes qui varient non seulement d'après les sujets,
mais aussi d'après les conditions atmosphériques et le
lieu d'expérimentation.

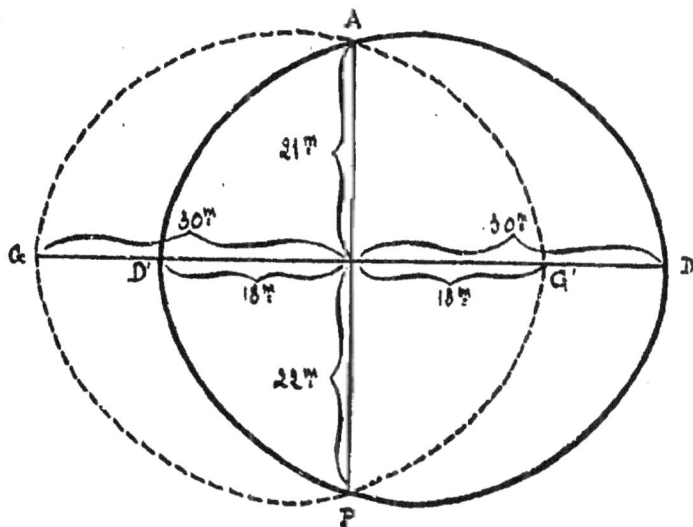

Fig. 16. — Champ auditif de Castex et Lajaunie.

Classification des phonèmes. — L'audition normale n'étant pas la même pour tous les sons vocaux, on
a cherché quelle était la limite extrême de perception
normale pour chacun d'eux, et l'on s'est ingénié à établir entre eux une classification, une échelle plutôt,
comparable à celle des sons musicaux. Kœnig, Wolf,
Bezold, Helmoltz, Donders, Willis, Hermann tentèrent
tour à tour de déterminer les équivalences des sons vocaux et des sons musicaux, mais leurs résultats sont loin
de concorder.

Méthode de Quix. — Quix, d'Utrecht, a classé les

phonèmes en trois catégories. La première comprend les
sons graves entre *ut* et *ut²* et forme la zona gravis ; la
seconde, ou zona mixta, va de *ut* à *fa³* ; la troisième ou
zona acuta comprend les sons de *ut³* à *fa⁴*. Dans chacune
de ces catégories Quix range ce qu'il appelle des mots
isozonaux et isoexistants, c'est-à-dire des mots qui à
voix chuchotée (la seule qu'il utilise) ont un degré de
pénétration équivalent et sont composés de sons de hauteur à peu près égale. Quix a noté ainsi que ces mots
étaient perçus selon la catégorie à laquelle ils apparte-
naient à 6 mètres, à 14 mètres et à 30 mètres. Il emploie
des vocables de la langue hollandaise. D'autres auteurs
ont fait des recherches pour utiliser sa méthode avec
d'autres langues.

Le plus gros reproche que l'on puisse faire à ces
méthodes, et à celle de Quix en particulier, c'est de vouloir établir entre les sons vocaux et les sons musicaux
une équivalence impossible en réalité. Si les diapasons
varient entre eux d'après le nombre de leurs vibrations
par seconde, c'est-à-dire d'après la hauteur de leur
son, et seulement d'après elle, les sons vocaux, constitués non plus par des vibrations régulières, continues,
périodiques, mais par des vibrations périodiques, régulières, discontinues, diffèrent entre eux par la forme
même de leurs vibrations plus que par leur hauteur.
Et si l'audition varie, même à l'état normal, pour les
voyelles, c'est plus à cause de cette première différence
entre elles qu'à cause de la seconde. Prenez deux voyelles, O et A, par exemple. Supposez qu'on puisse les
chanter sur la même note avec une intensité mathématiquement égale, elles ne seront pas perçues par une
oreille normale avec la même acuité ni à la même distance. Et il pourra exister entre ces deux degrés de
perception des différences beaucoup plus grandes si, au
lieu d'une audition normale, le sujet examiné présente
une dysacousie.

Acoumètre de Mink. — Je ne parlerai que dans un intérêt historique des acoumètres inventés pour régler l'intensité de la voix nue. Ils ne sont pas très nombreux et je citerai seulement celui de Mink. C'est un appareil que chacun peut improviser et qui est formé d'un morceau de carton en forme de cône tronqué et doublé de flanelle dans lequel glisse à frottement un entonnoir de corne portant sur sa petite ouverture une couche de soie très mince. Cet appareil est destiné en réalité à réduire la distance à laquelle la voix est entendue et à permettre l'examen d'oreilles peu sourdes dans un local exigu. Il

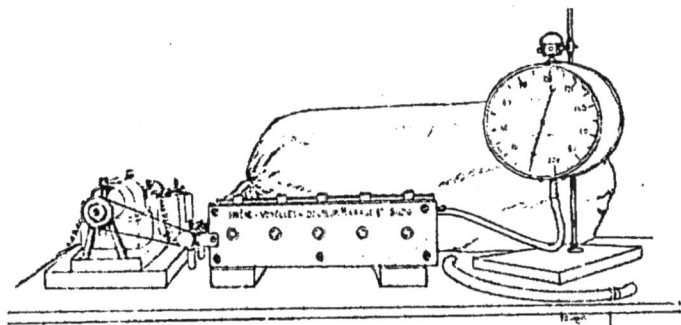

Fig. 17. — Sirène à voyelles de Marage

n'offre aucun autre avantage sur les procédés utilisant la voix nue.

Voix artificielle. Sirène à voyelles de Marage. —La voix humaine naturelle étant trop variable et impossible à régler dans son intensité, dans sa hauteur et dans son timbre pour donner une mesure précise de l'audition, le problème de l'acoumétrie vocale ne pouvait être résolu que par un appareil susceptible de donner des vibrations sonores de même nature, sans les altérer en aucune façon. La découverte de cet acoumètre fut le résultat des travaux de Marage sur la synthèse des voyelles, travaux qui aboutirent à la construction de la sirène à voyelles (fig. 17). Je ne relaterai pas en détail l'histoire

des expériences qui précédèrent cette invention, ce qui
serait sortir de mon sujet.

Je dirai seulement que Marage, analysant les voyelles
par divers procédés, soit par des méthodes mécaniques
(capsule manométrique, appareil à ressort, phonographe),
soit par des méthodes électriques (oscillographe de Blon-
del), soit par la photographie de la voix, est arrivé dans
chaque cas aux mêmes conclusions, à savoir que : quelle
que soit la méthode employée, les tracés sont tous comparables entre eux. Chaque voyelle a son tracé caractéristique : OU et I sont constituées par des vibrations
isolées, O, et E par des vibrations groupées par deux, A
est constitué par un groupe de trois vibrations.

Partant de là, Marage fit construire un appareil permettant de reproduire les vibrations par groupe de une,
deux ou trois, suivant que l'on désire obtenir I et OU, E
et O puis A. Cet appareil est la sirène à voyelles qui
porte son nom.

Il se compose de cinq sirènes couplées ensemble, dont
les plateaux mobiles tournent ensemble à l'aide d'un
moteur électrique. Ces plateaux sont percés de fentes
triangulaires (OU, O, A) ou rectangulaires et très étroites
(E et I). Ces fentes sont disposées par groupes de trois
(A), de deux (O et E) ou de une (OU et I) (fig. 18).

Chacune de ces sirènes, traversée par un courant d'air
pendant qu'elle tourne, donne un son dont le tracé est le
même que celui de la voyelle naturelle correspondante.
Ce son est le son laryngé; c'est la voyelle produite par
le larynx seul, non renforcée et non transformée par les
cavités de résonnance supralaryngiennes (bouche, pharynx, fosses nasales et annexes).

L'air traversant les sirènes provient d'un sac gonflé
et dont la pression, variée à l'aide de la main, est men-
surée par un manomètre. Un rhéostat règle et mesure la
vitesse du moteur. Il suit de là que la sirène à voyelles
donne des sons vocaux de timbre constant, de hauteur

variable et connue, d'intensité variable et également connue, proportionnelle à la pression de l'air, celle-ci étant mesurée par le manomètre et évaluée en millimètres d'eau.

Mesure de l'acuité auditive par la sirène à voyelles. — Pour mesurer l'acuité auditive d'un sourd, on procède de la manière suivante : l'oreille à examiner est

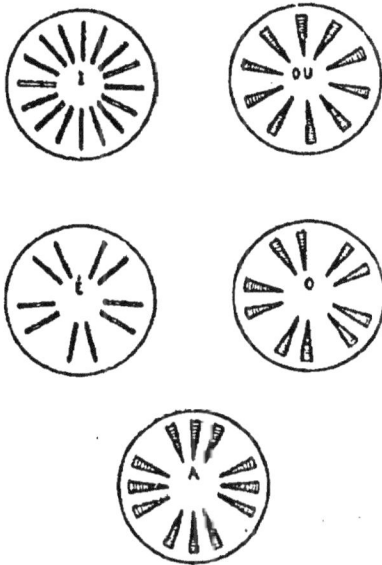

Fig. 18. — Plateaux mobiles des sirènes à voyelles.
(Schéma.)

placée à la distance constante de 50 centimètres de l'appareil, et on augmente l'intensité du son en faisant croître la pression de l'air, jusqu'à ce que le sujet commence à entendre la vibration sonore. On note à ce moment précis la pression correspondante indiquée par le manomètre.

Toutes les oreilles normales n'ont pas la même finesse. Et la distance à laquelle elles peuvent percevoir le son émis par les sirènes sous la pression de 1 millimètre est variable, souvent supérieure à 0ᵐ50. Mais l'expérience démontre que toute oreille susceptible d'entendre les cinq sirènes voyelles sous la pression de 1ᵐᵐ d'eau et à cinquante centimètres de distance, n'est pas sourde, peut suivre une conversation générale, peut, en définitive, être considérée comme normale. En d'autres termes, s'il y a plusieurs degrés dans la normale, cette audition est la normale-minimum : c'est elle qui sert de terme de comparaison dans la méthode de Marage.

Notation acoumétrique. — Si donc pour une oreille sourde la pression doit être portée à n millimètres pour que le son soit entendu, on pourra dire que l'acuité auditive est $\frac{1}{n}$.

Le manomètre est gradué de 0 à 200 millimètres d'eau. Si le malade n'entend pas par l'air le son produit sous cette dernière pression, on dispose entre l'oreille et la sirène un tube de caoutchouc de 50 centimètres de longueur, muni d'une membrane vibrante qui empêche l'arrivée de l'air à l'oreille, mais transmet à celle-ci toutes les vibrations sans les altérer, sans ajouter ni supprimer aucun harmonique. Si le malade entend la voyelle par l'intermédiaire de ce tube sous la pression de 50 millimètres, on dira que l'acuité auditive est de $\frac{1}{250}$, le nombre de 200 indiquant que l'audition ne se fait plus par l'intermédiaire de l'air, mais par celui du tube renforçateur. Au delà de $\frac{1}{400}$ l'audition est nulle pratiquement.

On prend ainsi successivement la mesure de l'acuité auditive pour les cinq voyelles, et il ne reste plus qu'à représenter graphiquement le résultat de cette mesure.

Représentation graphique. — Pour cela, sur une abscisse, on inscrit les cinq voyelles dans l'ordre OU, O,

A,E,I. Au-dessous de chacune d'elles on abaisse une ordonnée divisée de 1 à 400. Ces divisions représentant les pressions indiquées par le manomètre au moment où la voyelle est perçue.

On note alors sur chaque ordonnée la mesure de l'audition pour la voyelle correspondante. On réunit par un trait les chiffres trouvés. La courbe ainsi obtenue est la courbe graphique de l'acuité auditive de l'oreille examinée.

Valeur des courbes acoumétriques. — Cette courbe a une forme variable selon le siège de la lésion déterminant la surdité. De même que les courbes d'Escat en acoumétrie musicale, es courbes de Marage en acoumétrie vocale sont pathognomoniques du siège du processus pathologique. C'est dire toute leur importance au point de vue du diagnostic topographique de la maladie.

Courbes des otites moyennes. — Les courbes caractérisant les lésions de l'oreille moyenne et limitées à celle-ci ont la forme du V ou d'un U renversés. L'OU et l'I sont moins bien entendus que l'O et l'È, qui sont à leur tour moins bien perçus que A (fig. 19, tracés 1,2). Cependant, quand la maladie a une évolution lente (otite hyperplasique), quand elle s'installe peu à peu, la courbe a au début la forme indiquée par le tracé 3 (fig. 19) et ce n'est que plus tard qu'elle devient celle que je viens d'indiquer. La diminution de l'audition porte d'abord sur OU et O et postérieurement sur E et I.

Au fur et à mesure du progrès de la maladie, l'acuité auditive diminue davantage sur les voyelles graves et en particulier sur l'OU. La courbe devient alors celle du tracé 4.

Otite moyenne avec ankylose de l'étrier. — Enfin, il n'est pas rare de trouver, même au début d'une otite moyenne adhésive, cicatricielle ou hyperplasique, avec surdité relativement peu prononcée, une courbe caractérisée par la chute de l'audition sur l'E et figurée par le

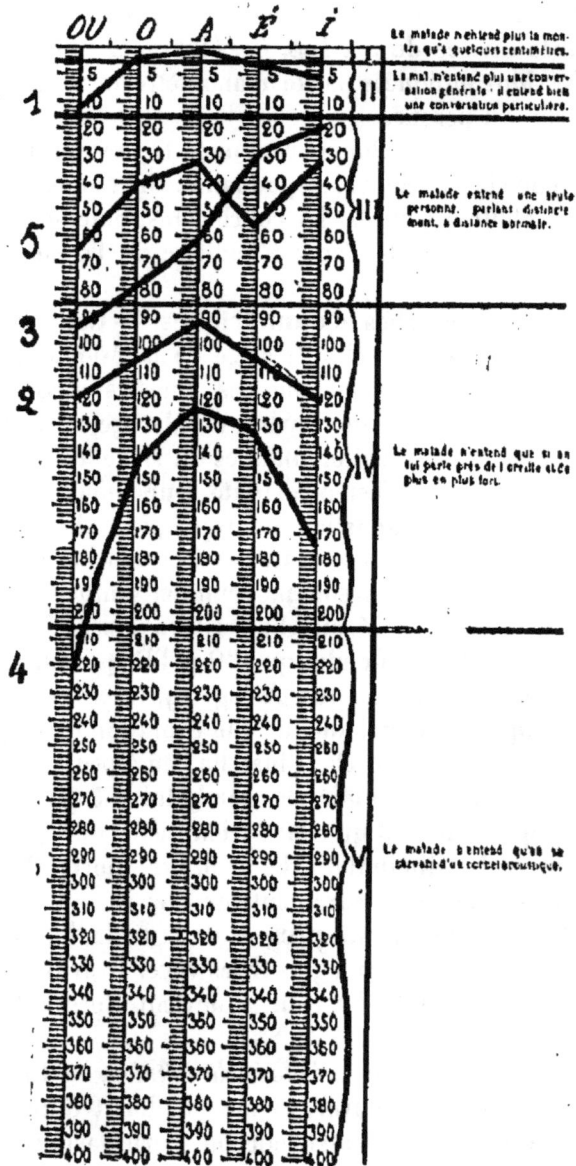

Fig. 19. — Courbes de Marage.
(Otites moyennes.)

tracé 5. Cette courbe indique la diminution ou l'abolition du jeu de l'étrier et s'observe en même temps que le Gellé négatif. C'est celle qui représente en particulier la surdité des évidés. Elle suppose, comme condition, l'intégrité de l'oreille interne (ankylose stapédiale d'origine tympanique).

Otites mixtes. — Quand il s'agit d'otites mixtes, intéressant à la fois l'oreille moyenne et l'oreille interne, que le point de départ des lésions soit dans l'une ou dans l'autre, la courbe acoumétrique prend une forme irrégulière, révélant des trous dans l'audition au niveau d'une ou de plusieurs voyelles (fig. 20). Le type de ces courbes est celui de la capsulite spongieuse avec ankylose de l'étrier et névrite.

Otites internes.Surdité centrale. — Les otites internes et les surdités centrales ont une courbe caractérisée par une chute brusque de l'audition sur l'I, les autres voyelles étant entendues sous une pression sensiblement égale (fig. 21).

Mais on peut trouver aussi, dans les cas de labyrinthite ou de névrite auditive, une courbe irrégulière, incomplète souvent en raison de la disparition totale de l'audition pour une ou plusieurs voyelles : ces courbes sont celles des lésions centrales, compliquant l'otite interne, ou en étant la cause (dégénérescence périphérique), ou existant seules, ce qui est rare (fig. 22). Ce sont là des courbes qu'on rencontre souvent chez les sourds congénitaux, mais qu'on peut rencontrer aussi chez les sourds parlants (méningite, etc.).

Moyenne acoumétrique. — La connaissance de la courbe d'une acuité auditive ne supprime pas l'examen d'oreille. Elle en confirme et contrôle les résultats. Elle donne en tous cas une idée d'une exactitude rigoureuse du degré de cette audition pour les cinq voyelles ; et si, pour plus de commodité, on veut désigner par un seul terme la valeur de cette audition, rien n'est plus simple

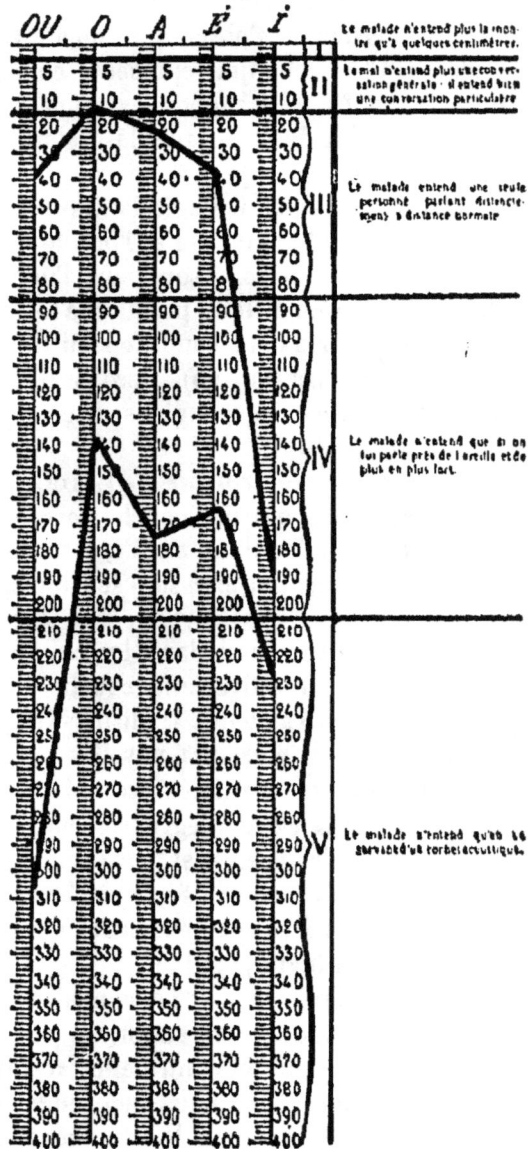

Fig. 20. — Courbes de Marage.
(Otites mixtes.)

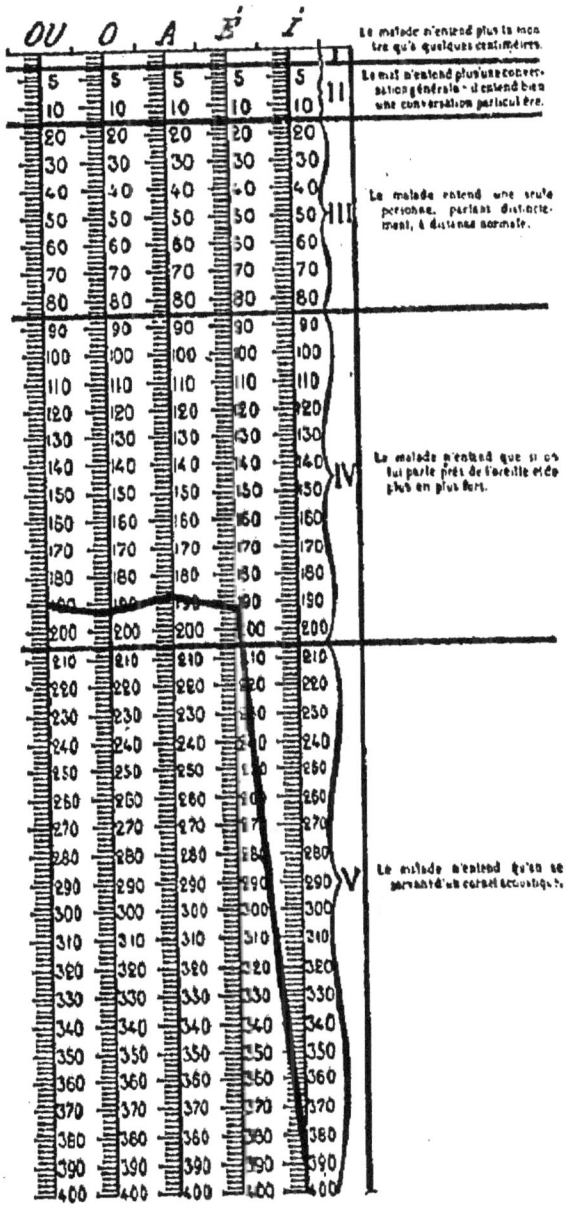

Fig. 21. — Courbes de Marage.
(Lésion de l'appareil auditif nerveux.)

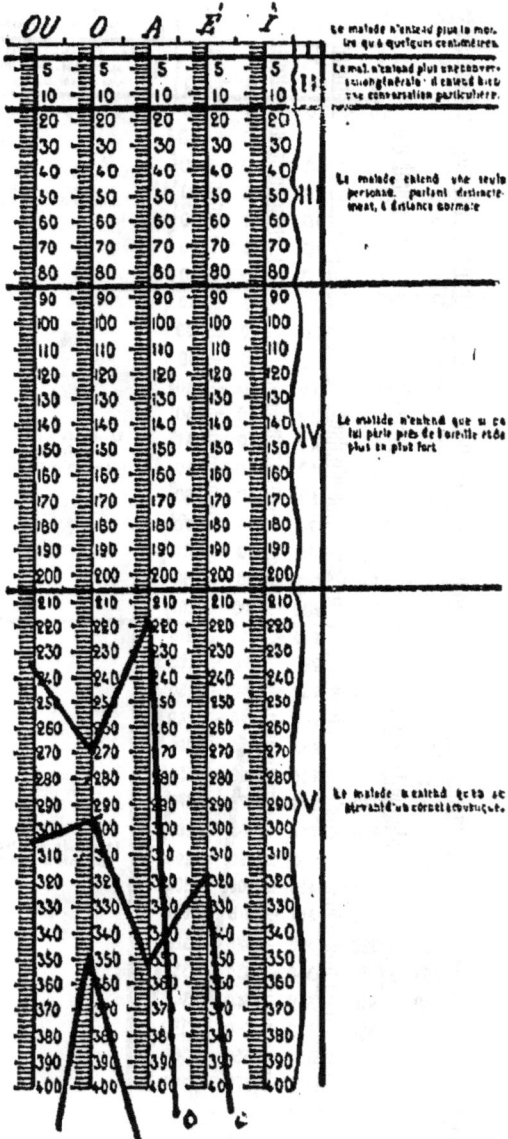

Fig. 22.— Courbes de Marage.
(Lésions graves de l'oreille interne et de l'appareil auditif nerveux.)

que de le faire par une fraction ayant 1 comme numérateur et comme dénominateur la moyenne arithmétique
des cinq nombres correspondant à la mesure auditive
pour les cinq voyelles. C'est ainsi qu'une oreille sourde
qui aura pour acuité :

OU	O	A	E	I
$\dfrac{1}{210}$	$\dfrac{1}{180}$	$\dfrac{1}{144}$	$\dfrac{1}{153}$	$\dfrac{1}{240}$

aura pour audition moyenne $\dfrac{1}{186}$.

Degré d'audition pratique.—C'est par cette moyenne
qu'on peut déterminer ce que j'appellerai « le degré
d'audition pratique » et qu'on peut se rendre compte
de la gêne apportée à chaque sourd dans son existence,
dans ses relations par son infirmité.

L'observation montre que, lorsque l'audition a baissé
seulement jusqu'à $\dfrac{1}{3}$, la surdité est très peu apparente;
et ce n'est guère qu'en constatant la diminution de la
distance de perception de la montre qu'on s'en aperçoit.

Quand l'acuité auditive est entre $\dfrac{1}{3}$ et $\dfrac{1}{13}$, le malade ne
peut plus suivre une conversation générale, ne peut plus
aller au théâtre, suit mal une conférence; mais il entend
bien une conversation particulière.

A partir de $\dfrac{1}{13}$ jusqu'à $\dfrac{1}{80}$, le sourd suit la conversation d'une personne à condition que celle-ci parle lente-
ment et en articulant parfaitement. A ce degré, le malade
ne se sert que de l'oreille la moins sourde.

Après $\dfrac{1}{80}$, la dysacousie force à se rapprocher très
près de l'interlocuteur pour l'entendre. Le sourd « tend »
nettement l'oreille et place sa main en cornet derrière le
pavillon.

Enfin quand l'acuité auditive n'atteint pas $\frac{1}{200}$ un cornet acoustique est nécessaire. Il peut même arriver qu'il soit insuffisant ; et, pratiquement, quand l'audition est, des deux côtés, de $\frac{1}{300}$ à $\frac{1}{400}$ elle ne sert plus à rien, elle est trop faible pour se manifester dans la vie courante.

Cette division des sourds en cinq catégories a déjà son importance au point de vue diagnostic. Elle en acquiert une bien plus grande quand il s'agit d'évaluer un résultat thérapeutique. Mais nous reviendrons plus tard sur ce sujet.

5. — MÉTHODES D'ACOUMÉTRIE UTILISANT A LA FOIS LES BRUITS, LA MUSIQUE ET LA PAROLE

Les méthodes mixtes qui ont cherché à résoudre le problème de la mesure de l'acuité auditive pour les trois sortes de vibrations sonores, semblent a priori devoir donner les résultats les plus complets. Malheureusement les conditions dans lesquelles leurs inventeurs ont dû se mettre, les expédients auxquels ils ont dû recourir pour les rendre possibles n'ont pas été sans diminuer leur valeur clinique.

Acoumètre de Panse. — Elles se pratiquent toutes au moyen d'acoumètres plus ou moins compliqués et perfectionnés, dont le plus simple est peut-être celui de Panse. Celui-ci adapte à l'oreille soumise à son examen une plaque non susceptible de vibrer et traversée par un spéculum, de telle façon que les vibrations sonores ne peuvent parvenir à l'oreille que par cet instrument. Il fait alors tourner devant l'ouverture du spéculum un disque perforé de trous de différents diamètres. Il admet que l'intensité du son arrivant à l'oreille est ainsi proportionnelle à l'ouverture du diaphragme. Cet appareil

permet d'utiliser toutes les sources sonores. Mais quand
il s'agit de la voix nue, par exemple, il n'offre pas une
exactitude plus grande que la recherche de la distance à
laquelle elle est perçue.

Acoumètre de Trétrop. — D'autres de ces acoumètres fonctionnent électriquement et rappellent par leur
principe les acoumètres musicaux ou à bruits de Ladreit
de Lacharrière, Gellé, Hughes, etc., que nous avons
décrits précédemment.

Celui de Trétrop, d'Anvers, peut en être considéré
comme le modèle. Il est composé d'une partie phonique,
placée dans une pièce adjacente à la salle d'examen, et
constituée par une montre, un diapason actionné électriquement, une boîte à musique et la voix humaine ;
d'autre part, de transmetteurs microphoniques ; enfin, de
deux téléphones récepteurs placés dans le cabinet du
médecin. Un jeu de boutons et de manettes commande
à distance la transmission de l'une ou l'autre des sources sonores. Une bobine d'induction permet de diminuer
le son dans les téléphones. Une graduation, mesurant
l'écartement de l'induit par rapport à l'inducteur, permet
en conséquence d'évaluer l'intensité du son, partant le
degré de l'acuité auditive.

Acoumètre de Lichtwitz. — L'invention du phonographe par Edison fit croire à beaucoup d'auristes que
cet appareil pourrait constituer l'acoumètre idéal.
Lichtwitz, en 1889, fut le premier à l'appliquer. Mais ce
n'est que quelques années plus tard que grâce, à Dussaud,
cette application devint vraiment pratique.

Microphonographe de Dussaud. — Quand le phonographe parut, et pendant un certain temps après, le son
de cet appareil fut transmis à l'oreille de l'auditeur au
moyen de deux tubes de caoutchouc. Il n'existait pas,
comme maintenant, de cornet renforçateur permettant
l'audition à distance. Dussaud alors eut l'idée d'amplifier
les vibrations sonores données par l'appareil en y adap-

tant un microphone et en transmettant le son à l'oreille
par un récepteur téléphonique. Il créa ainsi le microphonographe qui porte son nom et qui fut perfectionné
ensuite sur les indications de Laborde, par Berthon,
Dussaud lui-même et Jaubert (1895). Dans cet instrument, l'intensité du son était proportionnelle à celle du
c. rant et réglée par un rhéostat permettant d'évaluer
l'acuité auditive d'après l'intensité minimum du son
perçu. En changeant les cylindres du phonographe on
pouvait varier autant qu'on le désirait la source sonore
et mesurer l'audition pour tous les sons.

Amplificateur audiométrique de Dussaud. — Un
peu plus tard, Dussaud chercha à obtenir le renforcement et la graduation des sons du phonographe sans le
secours de l'électricité et fit construire dans ce but son
amplificateur audiométrique qu'il décrit ainsi : « Deux
petites conques, faites d'un cristal spécialement sonore
par l'addition de substances métalliques voulues, durant
sa fusion, sont encastrées dans une lame flexible qui les
tiendra automatiquement en face des oreilles. A chacune
de ces conques est ajusté un tuyau acoustique souple,
de petit diamètre, d'une substance étanche pour le son
et parfaitement élastique. Ces deux tuyaux aboutissent
à deux tubulures métalliques s'ouvrant dans une tubu-
lure plus grande devant laquelle sont produits les sons
par un phonographe. Chacun d'eux passe en outre dans
une pièce en aluminium composée d'un petit bloc ayant
une partie mobile que rapproche une vis micrométrique
à tête plate graduée; il est possible ainsi de diminuer
plus ou moins la lumière de ces tubes, et dans une proportion connue, partant de diminuer le son d'une manière
progressive et continue, de le graduer et de le mesurer
à volonté. »

L'amplificateur audiométrique de Dussaud offre donc
un avantage sur le microphone : l'absence d'appareil
électrique altérant les vibrations sonores. C'est là en effet

un défaut commun à tous les appareils qui utilisent la transmission téléphonique du son, aussi bien au micro-phonographe qu'à l'acoumètre de Trétrop et aux autres.

Renforcées par le microphone, reproduites par le télé-phone, les vibrations sonores sont altérées, transfor-mées, mélangées à des vibrations étrangères qui modi-fient plus ou moins le timbre du son donné, donc ne per-mettent pas avec certitude la mesure de l'acuité audi-tive pour ce son.

D'autre part, et l'amplificateur audiométrique n'é-chappe pas à ce reproche, il faut, en acoumétrie, je le répète, une source sonore d'intensité constante prise pour unité. Or, pas plus que la voix nue, pas plus qu'un appareil musical quelconque, le phonographe ne donne cette garantie puisque les cylindres phonographiques ont enregistré des vibrations sonores vocales ou musicales dont l'intensité n'était pas réglée ni connue.

Ces deux objections expliquent pourquoi, avant même de les décrire je faisais des réserves sur la précision des acoumètres mixtes. Bonnes en principe, les méthodes qui les emploient sont insuffisantes pratiquement.

6 — CHOIX D'UNE MÉTHODE ACOUMÉTRIQUE

La simple description de ces nombreux procédés d'exa-men quantitatif de l'audition conduit à une conclusion qui sera celle de ce chapitre. Si l'on considère les garan-ties que doit offrir une bonne méthode acoumétrique, garanties déjà indiquées et qui sont la constance ou la variation exactement connue de la source sonore, la pureté des vibrations émises par cette source, la cons-tance des conditions dans lesquelles se pratiquent les examens, la facilité de ceux-ci et enfin la clarté et la briè-veté de la formule qui en indique le résultat, on peut admettre que nous avons à notre disposition deux mé-thodes assurant ces garanties. L'une, méthode d'acou-

métrie musicale, est celle d'Escat; l'autre, méthode d'a-
coumétrie vocale, est celle de Marage.

Au point de vue scientifique, ces deux procédés se
valent. Et si l'on désire connaître exactement l'acuité
auditive d'une oreille pour la musique et pour la parole,
il est nécessaire de les appliquer l'une et l'autre; elles
se complètent alors et se confirment mutuellement pour
le diagnostic topographique que chacune d'elles a fait
porter.

Si, d'autre part, nous envisageons la question sous un
jour plus pratique; si nous songeons que l'auriste, tout
en ne négligeant aucun renseignement, aucun examen
susceptible d'éclairer son opinion, doit chercher à asseoir
son diagnostic le plus rapidement possible; si nous nous
rappelons que l'audition de la voix est la plus utile, et
que le plus grand désir d'un sourd est de la recouvrer;
alors nous nous trouverons suffisamment renseignés par
l'examen de l'acuité auditive pour la parole, et, cherchant
une méthode de choix, nous utiliserons la sirène à
voyelles.

CHAPITRE IV

EXAMEN ÉLECTRIQUE

Expériences de Brenner. — Brenner a démontré que la réaction du nerf acoustique au courant galvanique était la même que celle des autres nerfs.

Si le pôle négatif de ce courant est appliqué sur le tragus de l'oreille examinée et si le pôle positif est placé sur la nuque, on observe, lors des différentes phases du passage du courant, les phénomènes suivants : à la fermeture, le sujet éprouve une sensation sonore assez intense qui diminue progressivement et disparaît pour ne point réapparaître lors de l'ouverture du circuit.

Si l'on intervertit l'ordre des pôles, plaçant le positif au tragus et le négatif à la nuque, la fermeture ne provoque aucune sensation ; à l'ouverture le sujet entend un son, mais beaucoup plus faible que celui perçu lors de la fermeture dans l'expérience précédente.

D'après les recherches de Brenner, Erb, Pollak, Gradenigo, on peut, d'après cette réaction, connaître l'état sain ou pathologique du nerf auditif. Normalement, pour déterminer la sensation sonore, il faut un courant d'au moins 6 milliampères à la première recherche, ce nombre d'éléments pouvant diminuer lors d'une seconde expérience.

Mais si la réaction est obtenue avec moins de 3 milliampères, on peut en conclure qu'on se trouve en présence d'une irritation du nerf auditif et du labyrinthe, irritation déterminée soit par le voisinage d'une inflammation ou suppuration de l'oreille moyenne, soit par une maladie endocranienne.

Malheureusement, outre que ces expériences s'accompagnent souvent de phénomènes très pénibles pour le sujet examiné, et dus à l'action du courant galvanique sur les nerfs voisins (vertige, salivation, douleur), elles ne donnent pas de résultats assez constants pour être très utiles au point de vue diagnostic.

Une réaction normale ne signifie pas forcément absence d'affection du nerf auditif ou de l'encéphale, et vice versa.

Je n'ai cité cette méthode d'examen que pour être complet. Elle est d'ordinaire négligée dans la pratique.

CHAPITRE V

EXAMEN GÉNÉRAL DU SOURD

Importance de l'examen général. — L'interrogatoire du malade venu consulter pour une surdité, l'examen attentif de ses oreilles, celui de son audition, doivent être complétés, pour rendre le diagnostic précis, par l'examen de l'organisme du sujet. Comme nous le verrons, en effet, beaucoup des affections de l'oreille, c'est-à-dire des causes de la surdité organique, sont sous la dépendance d'un état général mauvais. Elles peuvent même être le premier ou l'unique symptôme d'une diathèse méconnue, d'une tare ignorée. D'autre part, au point de vue thérapeutique, la connaissance de cet état général a une grosse importance, tout traitement symptomatique devant être accompagné du traitement étiologique chaque fois que celui-ci est possible et a des chances d'être efficace, ou tout au moins un adjuvant.

L'auriste, comme tout bon spécialiste, devra donc, se doubler d'un médecin général et examiner complètement son malade.

Organes voisins. Nez, Pharynx, Bouche. — Il inspectera tout d'abord les organes voisins de l'oreille et en particulier les fosses nasales, le pharynx, la cavité buccale, la dentition, le larynx, toutes régions qui, par leur voisinage et leur communication avec lui, ont une influence si grande sur l'appareil auditif.

Organes respiratoires. — On s'inquiétera de l'état de

santé de l'arbre respiratoire, auscultant les poumons, dépistant le râle, le signe stétoscopique qui viendra expliquer au besoin la nature d'une suppuration auriculaire.

Appareil digestif. — L'examen de l'appareil digestif ne sera pas négligé, même si le malade prétend « qu'il digère bien et qu'il ne souffre ni de l'estomac ni des intestins ». Nous verrons combien l'auto-intoxication gastro-intestinale a d'influence sur l'oreille et combien de cas de surdité lui sont imputables. On recherchera donc la ptose des viscères abdominaux, l'existence d'une constipation possible, et qui n'inquiète pas toujours, étant habituelle ; enfin, on analysera les urines pour y déceler la présence des principes aromatiques, indol, scatol, phénols, etc.

Analyse des urines. — Cette analyse des urines devra d'ailleurs être complète. Le dosage des éléments normaux (acide urique, chlorures), dont l'excès peut avoir une influence sur l'oreille, celui des éléments anormaux (albumine, sucre) mettront souvent sur la voie de la certitude un diagnostic hésitant.

Appareil circulatoire. — Le cœur et les vaisseaux attireront également l'attention. On auscultera l'un, on palpera les autres. On comptera le pouls, on constatera sa régularité, on prendra enfin la mesure de la pression artérielle, mesure du plus haut intérêt et de la plus grande importance souvent, quand la surdité appartient au tableau symptomatique d'une artério-sclérose, surtout au début de son évolution (présclérose).

Système nerveux. — On étudiera le système nerveux du sujet, on examinera ses réflexes, on notera sa démarche, on recherchera les troubles possibles de sa motilité et de sa sensibilité.

Œil. — L'examen du fond de l'œil, l'inspection de la vision seront parfois utiles et nécessaires.

Antécédents pathologiques. — Enfin on dépistera les

traces de maladies antérieures et guéries, les cicatrices de processus ulcéreux et suppuratifs.

En résumé, et sans vouloir insister davantage sur ce sujet, il faut connaître à fond son malade, physiquement et intellectuellement. C'est la condition sine qua non pour faire un diagnostic convenable et prescrire une thérapeutique opportune.

TROISIÈME PARTIE

DIAGNOSTIC

CHAPITRE PREMIER

DIAGNOSTIC DIFFÉRENTIEL

Diagnostic différentiel et diagnostic étiologique. — Le diagnostic de la surdité organique comporte deux problèmes à résoudre pour le clinicien. En premier lieu, celui-ci doit établir si le sujet qu'il vient d'examiner est bien atteint de cette infirmité, si cette dysacousie existe seule, ou si elle n'est pas accompagnée de quelque autre processus dont le tableau symptomatique ressemble au sien par certains points et risque de prêter à confusion. Ensuite l'auriste devra rechercher la nature de la cause de la maladie.

Etudions donc tout d'abord les états pathologiques qui peuvent être confondus avec la surdité organique, ou qui tout au moins sont susceptibles de la faire présumer à tort dans l'entourage d'un malade ou par le malade lui-même.

Anomalies mentales. — Tout d'abord, l'auriste peut avoir à diagnostiquer cette dysacousie d'une anomalie mentale, à distinguer un « sourd-muet » d'un « anormal », et ce diagnostic sera plus ou moins difficile selon la nature de l'anomalie, et aussi selon l'âge du sujet.

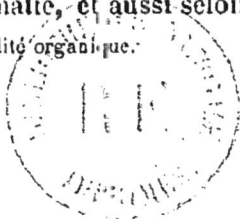

C'est d'ordinaire lorsque l'enfant atteint deux ou trois ans que ses parents, constatant chez lui l'absence de parole, commencent à s'en inquiéter, soupçonnent la surdi-mutité et le conduisent au médecin dont ils désirent connaître l'opinion.

Idiotie. — Or, il peut arriver que cet enfant ne soit pas un sourd-muet, mais un idiot, c'est-à-dire un enfant dont la pseudo-aphasie est due à une déficience intellectuelle, et qui ne peut, pour cette unique raison, « ni exprimer verbalement sa pensée, ni comprendre la pensée verbalement exprimée par d'autres ». (Binet et Simon.) On conçoit facilement l'importance qu'il y a d'établir solidement un tel diagnostic et quelle gravité peut avoir en pareil cas l'affirmation du médecin consulté.

Celui-ci basera d'abord son opinion sur l'examen général de l'enfant et sur les renseignements donnés par les parents interrogés.

Bien qu'elle ne puisse constituer un élément de certitude, l'expression de la physionomie n'est pas entièrement dépourvue de valeur, et cette valeur sera d'autant plus grande pour un auriste qu'il aura davantage l'habitude de regarder, de scruter le facies des enfants. Tandis que le sourd-muet — j'entends le sourd-muet pur, indemne de toute autre tare ou infirmité — a l'air plutôt intelligent, en tout cas attentif à ce qui se passe près de lui, avide de comprendre les gestes, de deviner la pensée de ceux qui l'entourent, l'idiot a le regard morne, absent, indifférent, présente sur son visage cette expression caractéristique qu'il est difficile pour ne pas dire impossible d'analyser, mais qu'on juge instinctivement.

Le sourd-muet, comme tout enfant dont l'intelligence se développe normalement, sait jouer, s'amuser, exerce au moyen de tout objet sa faculté d'observation, son invention naissante même. Il a de la mémoire, témoigne, par ses désirs, sa volonté, d'association d'idées. L'idiot reste inerte ou agit sans but, rit ou pleure sans raison, n'acquiert même souvent aucune fonction de relation.

Mais si le sourd-muet s'intéresse, il ne le fait qu'à ce qu'il voit, et son attention n'est jamais attirée que par un objet situé dans son champ visuel, à l'exclusion de tout autre placé en dehors de ce champ, derrière l'enfant, par exemple. L'idiot, au contraire, pourra réagir à une impression sonore venant d'une source invisible de lui. Et c'est la recherche de cette réaction qui constitue le moyen de diagnostic le plus communément employé chez le jeune enfant soupçonné de surdité. « Placez-vous derrière lui, recommande Castex, et soufflez fortement dans un sifflet à roulette : si l'enfant ne tourne pas la tête, ou n'exprime aucune surprise sur sa physionomie, vous pouvez bien admettre que son audition est sinon nulle, du moins très rudimentaire. »

Cependant il n'est pas nécessaire que la surdité soit très intense pour empêcher l'acquisition de la fonction verbale. Aussi doit-on rechercher si l'audition est conservée pour des sons moins violents, pour la voix haute prononcée derrière l'enfant, pour de simples bruits d'intensité moindre.

Coexistence de la surdité et de l'idiotie. — Cette enquête deviendra plus délicate quand le jeune infirme sera à la fois sourd et idiot, car cette coïncidence peut exister. La recherche de l'hypoacousie en pareil cas peut paraître inutile au premier abord. Elle a son importance cependant et permet de porter un jugement précis sur l'état mental de l'individu et sur la possibilité d'améliorer cet état.

Itard recommande, pour déceler la surdité en de telles circonstances, l'usage d'un stratagème dont l'originalité mérite d'être soulignée : « On enferme, dit-il, l'enfant dans la chambre où il couche et dans laquelle son lit est placé de telle manière qu'il puisse être aperçu par un petit trou fait à la porte. Le matin, on laisse passer l'heure de son lever et de son déjeuner, et quand on l'aperçoit bien éveillé dans son lit on passe brusquement la clef dans la serrure, en examinant l'effet que produit un pareil bruit. Si cet effet est nul, si l'enfant ne fait aucun mouvement pour se lever, il faut le regarder comme sourd ; si, au contraire, il a donné des signes d'audition, on refait l'épreuve les jours suivants, en ouvrant la porte de plus en plus doucement. On parvient même, au moyen de ces épreuves successives, à connaître avec exactitude l'intégrité de l'audition ou le degré de dysécée. »

Imbécillité et arriération. — Parmi les « anormaux » et à côté de l'idiot ou anormal d'hospice, on range l'imbécile et le débile ou arriéré que Binet et Simon désignent sous le nom d'anormaux d'école. Si l'imbécile ne peut apprendre à lire, ni à écrire, si le débile n'acquiert ces notions que très difficilement et avec lenteur en raison d'une déficience intellectuelle, du moins l'un et l'autre peuvent parler, et le diagnostic entre eux et le sourd-muet n'est pas à faire. Toutefois, il peut arriver que leur arriération soit imputée à une surdité supposée et que l'auriste soit consulté à ce sujet. Les moyens d'investigation seront du même ordre que dans le cas précédent, avec cette différence qu'ils seront d'application plus facile. Très souvent même, malgré l'intelligence peu développée de l'enfant, il sera possible de prendre la mesure acoumétrique de son acuité auditive, ce qui lèvera toute hésitation sur l'inexistence d'une dysacousie.

Arriération et surdité simultanées. — Cette mesure aura une importance considérable pour distinguer du sourd-muet l'arriéré-sourd, ce qui n'est pas toujours très facile. L'arriéré-sourd est un enfant imbécile ou débile atteint en outre d'une diminution de l'audition, insuffisante pour produire la mutité chez un normal, mais qui, unie à la déficience intellectuelle, devient chez cet enfant un obstacle à la compréhension et à l'acquisition du langage. La mutité est d'ailleurs souvent incomplète ; l'enfant arrive à comprendre et à répéter en les déformant plus ou moins des mots simples comme « papa » « maman », d'autres encore qu'il retient à la longue parce qu'il les entend plus fréquemment. J'ai connu et traité de ces infirmes qui avaient été placés dans une institution de sourds-muets. A mon avis, ils n'ont que faire dans ces établissements où il est impossible d'améliorer leur sort. Leur place est dans une école d'arriérés, où leur éducation sera d'autant plus facile que leur surdité sera moindre ou que leur audition aura été préalablement développée. Quoi qu'il en soit, ceci démontre pour eux l'importance du diagnostic exact de leur cas, et du départ précis que l'auriste doit faire chez eux entre l'hypoacousie et l'arriération.

Aphasie. — L'audi-mutité, ou aphasie, est en général aisée à diagnostiquer de la mutité consécutive à la surdité organique. Quand elle est acquise, et symptôme d'une hémiplégie infantile, d'une tumeur ou d'une embolie cérébrales, l'anamnèse de la maladie suffit à établir le diagnostic. Lorsqu'elle est congénitale — aphasie congénitale de Küssmaul et d'Oltuszewski, alalie idiopathique de R. Coën, — on la reconnaîtra en constatant que l'enfant examiné obéit à un ordre donné à voix ordinaire prononcé derrière lui et sans qu'un geste ait pu lui faire deviner le sens de cet ordre.

Surdité verbale. — On ne devra pas davantage confondre la surdité organique avec la surdité verbale déterminée par l'anomalie ou la lésion du centre de Wernicke, ou centre de la compréhension des mots. Les moyens de diagnostic entre ces deux états morbides seront différents, suivant que la surdité verbale sera congénitale ou acquise.

La surdité verbale congénitale simule la surdi-mutité : l'enfant ne parle pas, ne prononce que des sons ou des cris incompréhensibles, n'obéit jamais à un ordre ver-

bal, et les parents en concluent qu'il est sourd et le conduisent chez l'auriste. Cependant, si celui-ci, se plaçant
derrière le petit malade, prononce quelques mots, ou
mieux un seul mot bref, même à voix peu élevée, il constate que non seulement l'enfant l'entend, mais répète le
mot prononcé, et le répète correctement. Tandis que le
muet entend, comprend, mais ne peut répéter, que le
sourd-muet n'entend, ni même ne répète, ni ne comprend, le malade atteint de surdité verbale congénitale
entend, répète, mais ne comprend pas. Si l'enfant est
d'un âge suffisant, on devra pousser plus avant l'investigation et on constatera qu'il lui est impossible de lire
ou d'écrire, que la vue d'une lettre n'éveille la mémoire
d'aucune image auditive, que s'il peut copier un caractère comme on copie un dessin, il est incapable de le
tracer après l'avoir entendu prononcer : c'est que l'a-
graphie et la cécité verbale sont deux conséquences inévitables de la surdité verbale congénitale.

Lorsque la surdité verbale aura été acquise au cours
de la première enfance, avant l'acquisition du langage
articulé, de la lecture et de l'écriture, le tableau symptomatique sera identique. La méthode de diagnostic sera
également la même.

Il est facile de distinguer de la surdité organique la
surdité verbale acquise par un individu ayant su parler,
écrire et lire, et compliquée d'aphémie, d'agraphie, de
cécité verbale, le tout constituant l'aphasie complexe et
totale, et coexistant le plus souvent avec une hémiplégie
droite. Même quand, en pareil cas, la surdité verbale est
incomplète et que le malade interprète encore quelques
mots, répond plus ou moins exactement aux questions
posées en devinant leur sens général d'après celui d'un
ou deux mots et d'après l'intonation, le fait qu'il perçoit
des bruits sans signification et de faible intensité mettra
en garde contre une erreur de diagnostic.

La surdité verbale en impose davantage pour une dysa-

cousie organique lorsqu'elle est pure. Il n'y a alors que
perte de la compréhension des mots entendus. La parole
spontanée ou répétée, la lecture à haute voix, le chant,
la lecture mentale, l'écriture sont conservés. Il en est de
même de l'amnésie verbale consécutive à la lésion non
du centre de la perception acoustique des mots, mais du
centre chargé de conserver les images auditives verbales.
Le malade perçoit les bruits, perçoit la voix avec toute
son intensité, mais il n'en comprend pas le sens. C'est le
symptôme unique qu'il présente et dont il peut se rendre
compte lui-même. Il suffit alors de lui faire préciser son
impression pour être certain de la nature de sa maladie.

Au reste, ce sont là des cas très rares dont quelques
observations seulement ont été publiées (Pick, Ziehl, Sérieux et Déjerine, Liepmann). On a prétendu que cette
rareté n'était qu'apparente et provenait de la confusion
de la surdité verbale pure avec des troubles de l'audition (Freund). Il est plus exact, je crois, de dire que si
la surdité ou l'amnésie verbales sont observées exceptionnellement en tant que symptômes uniques, il est bien
plus fréquent de les rencontrer associées à la surdité
organique; et c'est certainement dans ce cas et par le fait
même de cette association que le diagnostic est le plus
difficile entre les deux états morbides qui nous occupent.

On peut même affirmer que ce diagnostic n'est possible que si l'hypoacousie n'atteint pas un degré suffisant
pour empêcher la perception de la voix haute en tant
que son. Le seul moyen que nous aurons alors de soupçonner tout au moins la coexistence d'une surdité verbale sera d'établir la comparaison entre le degré de la
difficulté du malade à comprendre la parole, et le degré
de son acuité auditive pour les voyelles; et chaque fois
que celui-là ne sera pas en rapport avec celui-ci, il faudra se garder d'affirmer l'unique existence de la surdité
organique.

Il serait imprudent de réserver cette investigation au

seul cas de surdité centrale, c'est-à-dire quand il s'agit
d'une lésion ayant pu intéresser à la fois le centre auditif
et le centre de Wernicke. Et ceci pour deux raisons. La
première est que la surdité verbale peut être consécutive à
une surdité organique d'origine périphérique. J'ai observé
ce fait plusieurs fois chez des malades atteints de capsulite spongieuse très ancienne sans que rien ni dans l'a-
namnèse de la maladie ni dans l'examen de l'individu
n'ait pu révéler une affection méningée ou cérébrale primitive. Selon toute probabilité, il s'agit alors d'une dégénérescence nerveuse à point de départ labyrinthique.
J'ajouterai que la surdité verbale compliquant ainsi une
dysacousie organique périphérique peut être unilatérale.
auquel cas l'individu examiné met lui-même sur la voie
du diagnostic en disant : « J'entends les sons et la voix
de la même intensité des deux côtés, mais je ne comprends la parole que d'un seul côté. »

En second lieu, il peut arriver qu'une affection auriculaire pure évolue chez un malade atteint antérieurement d'une surdité verbale pure acquise, et considérée
par lui et son entourage comme une surdité organique,
aucun auriste n'ayant été consulté. L'accident otique
est pris alors pour une simple aggravation de l'état morbide antérieur. Il m'a été donné d'observer ainsi un
homme, très sourd depuis une vingtaine d'années, et qui,
au dire de ses proches, l'était devenu davantage au cours
et à la suite d'otites suppurées. La présence d'otites
adhésives reliquats de désordres graves dans les oreilles
moyennes semblaient confirmer purement et simplement
cette opinion. Mais l'examen plus attentif, l'interrogatoire
serré du malade incapable de correspondre avec moi
autrement que par écrit malgré une acuité auditive suffisante pour percevoir le son de la voix nue, me firent
présumer une surdité verbale surajoutée. L'existence
d'accidents méningitiques anciens révélés par l'entourage convertirent ce soupçon en certitude, et le résultat

du traitement institué, développant l'audition sans que le
malade pût davantage comprendre la parole, confirma
pleinement mon diagnostic.

Mais quand la surdité est très prononcée, quand les
reliquats d'audition sont trop minimes pour être utilisés
pratiquement dans la perception de la voix, ce diagnostic de la surdité verbale, compliquant l'hypoacousie organique ou coexistant avec elle, devient absolument impossible. Le développement de l'acuité auditive seul permet de le poser : ce traitement curateur devient alors un
véritable traitement d'épreuve. Cette impossibilité implique d'ailleurs la réserve du pronostic, réserve prudente
que l'auriste gardera en présence de tout cas de surdité
organique grave pour n'avoir pas la surprise ennuyeuse
de constater l'inutilité du résultat positif d'un traitement
institué.

Hystérie. — L'hystérie, cette « grande simulatrice »,
peut déterminer une dysacousie dont le diagnostic étiologique est souvent fort délicat. Certains auteurs considèrent la surdité hystérique comme une rareté. Cette
rareté est à mon avis toute relative, et ma statistique
personnelle de cas de surdité examinés indique une proportion de 57 pour 1000.

L'hypoacousie hystérique peut exister seule, et être
l'unique symptôme de la névrose. Elle peut être accompagnée d'autres signes, auriculaires — (anesthésie du
conduit et du tympan, bruits subjectifs, algie otique) —
ou généraux — (troubles de la sensibilité générale, etc.).
Enfin elle coexiste ou non avec la surdité organique. Il
est même à remarquer que ces deux causes de dysacousie — névrose et lésion — ont une influence l'une sur
l'autre : si l'hystérie exagère les manifestations d'une
lésion auriculaire, cette lésion à son tour peut exagérer
l'intensité des phénomènes hystériques ou en servir d'a-
gent provocateur (Chavanne). Enfin, la surdité hystéri-

que peut être complète ou incomplète; elle peut être
bilatérale ou se localiser d'un seul côté.

Moyens de diagnostic. — Les moyens de diagnostic
proposés par la majorité des auteurs pour distinguer de
la surdité organique ce symptôme névropathique ne sont
pas toujours très fidèles. On se base d'ordinaire, pour
établir cette distinction, soit sur la coexistence d'autres
manifestations hystériques, soit sur l'élimination de toute
autre cause de surdité. L'apparition spontanée de l'infirmité peut être considérée également comme un élément
de diagnostic.

Mais ce ne sont là que des signes de probabilité. Contrairement à l'opinion de Walton, il n'existe pas de loi
établissant un rapport constant entre l'hypoacousie et
l'hypoesthésie hystériques. La surdité hystérique pure
peut exister seule, et c'est même le cas le plus fréquent.

Variabilité de l'audition dans la surdité hystérique.
— En réalité, le seul caractère important sur lequel on
puisse baser le diagnostic de la surdité névropathique,
isolée ou associée à une surdité organique, est la variabilité exagérée et quasi constante de l'acuité auditive.
Cette variabilité, à mon sens, peut être considérée comme
le symptôme pathognomonique de la dysacousie hystérique.

Dès l'interrogatoire du sujet, on soupçonnera cette
variabilité. Le malade accusera n'entendre pas toujours
le même son avec la même intensité, les circonstances
restant les mêmes, mais constater dans son audition des
variations extraordinaires. Tel sourd entendra bien une
pendule, qui n'entendra pas un instrument de musique
jouant dans la même pièce, au même instant; le lende-
main le phénomène inverse pourra se produire. Tel
autre ne sera sourd que par intermittences, passant sans
raison et avec rapidité de la surdité à l'audition à peu
près normale.

Mais ce n'est qu'à l'acoumètre que l'on pourra se rendre compte exactement de la variabilité de l'acuité auditive d'un sourd hystérique. Il est même à peu près impossible de prendre une mesure exacte et toujours la même de cette acuité. Les différences constatées d'un instant à l'autre peuvent être considérables. Si l'on se sert des sirènes à voyelles de Marage, on observera par exemple que l'oreille examinée a pour telle voyelle une acuité de $\frac{1}{25}$ et deux minutes après une acuité de $\frac{1}{150}$. Je prends ces deux fractions arbitrairement pour donner une idée de ce que peut être la variabilité auditive dont je parle.

Si ces variations sont moins prononcées, insuffisantes pour faire affirmer l'existence de la névrose, si l'émotivité ou même l'inintelligence du malade peuvent être invoquées pour expliquer la difficulté de l'examen et l'incohérence de ses résultats, alors il vaut mieux pratiquer à quelques jours d'intervalle un ou plusieurs examens nouveaux qui viendront confirmer ou infirmer l'opinion première.

Mais, dira-t-on, l'acuité auditive normale varie. Elle varie suivant l'état général, l'état de fatigue, le moment de la journée, et est influencée par de nombreux facteurs — travail cérébral, physique, travail de la digestion, etc. C'est très vrai ; mais ces variations normales ne sont jamais très importantes. Souvent le malade ne s'en aperçoit pas, et elles ne sont révélées que par la mesure acoumétrique. En tous cas, jamais l'audition normale, ou l'audition d'une oreille atteinte d'une affection organique ne varient si rapidement, si fréquemment, et ne présentent d'oscillations aussi prononcées que l'acuité auditive d'une oreille hystérique.

Ce caractère distinctif est donc excellent, pathognomonique, je le répète. Malheureusement, il ne peut être observé que si la surdité est incomplète. Il fait défaut

quand celle-ci est absolue et nous avons vu que l'hypoacousie hystérique pouvait être telle.

Symptômes de probabilité. — Dans ces conditions,
l'auriste en est réduit aux signes de probabilité. Il doit
se contenter de présomptions plus ou moins rapprochées
de la certitude selon les cas. Et, en raison même de ce
doute, le mieux est alors de proposer et d'appliquer le
traitement de la surdité en développant l'audition par
les exercices acoustiques. Si, au cours de ce traitement,
devenu traitement d'épreuve, on observe des modifications irrégulières de l'acuité auditive; quand le résultat
acquis ne va pas en progressant régulièrement, mais va
par à-coups, avec des oscillations ; bref, quand on retrouve dans ce résultat la variabilité auditive dont nous
parlions plus haut, on peut être certain de l'existence
de l'hystérie et de sa participation tout au moins, dans
la genèse de la surdité traitée. La suggestion par un
moyen approprié trouve alors son indication, et par son
succès vient confirmer le diagnostic posé.

Maladies de l'attention. Psychoses. — Je terminerai
cette étude du diagnostic différentiel de la surdité organique, en distinguant celle-ci de certaines psychoses
qu'on peut désigner sous le nom de maladies de l'attention, qui peuvent lui être associées ou qui sont susceptibles d'exister à l'état isolé et d'en imposer pour elle.

*Troubles de l'attention causés par la surdité organi-
que.* — Toute diminution de l'acuité auditive déterminée par une lésion auriculaire s'accompagne d'une diminution plus ou moins grande, mais non proportionnelle,
de l'attention volontaire du sujet. Ceci s'explique facilement par la difficulté même que le sourd éprouve à écouter. Mais ce n'est là que le défaut d'exercice d'une faculté
qui réapparaît spontanément et progressivement quand
la dysacousie causale a disparu ou s'est améliorée suffisamment.

Défaut d'attention primitif. — Par ailleurs, il peut

exister des états psycho-pathologiques où le défaut d'attention volontaire ou sa malformation sont primitifs, constituent une entité bien caractérisée que l'auriste doit connaître et dépister, mais pour lequel il est assez rarement consulté.

Atrophie de l'attention volontaire.— L'atrophie de l'attention volontaire ou sa disparition accompagnent tous les états d'infériorité intellectuelle soit acquis soit congénitaux. Elles sont le plus accusées chez les délirants, les maniaques, les idiots, les imbéciles. A un moindre degré l'inattention existe chez les hystériques, les psychasthéniques, les neurasthéniques, les affaiblis. Elle n'est pas incompatible alors avec la conservation de l'intelligence, permet au sujet un genre de vie à peu près normal, peut être intermittente ou incomplète, ne porter même que sur certains objets. Et ce sont justement ces cas où l'attention n'est que diminuée faiblement qui en imposent le plus pour la surdité.

Si l'atrophie de l'attention est constante quel que soit l'objet sur lequel porte celle-ci, elle peut être vite reconnue et le malade ou son entourage l'accusent eux-mêmes. Mais certains psychopathes « localisent » pour ainsi dire leur inattention sur certains objets, la parole, la conversation, par exemple. Tel individu sera capable de réfléchir, de travailler cérébralement, de faire des études approfondies par la lecture, qui ne pourra suivre un interlocuteur qu'il entendra parfaitement. J'ai examiné et traité un jeune homme intelligent, très instruit, qui était incapable de suivre une conversation, excepté lorsqu'elle portait sur un sujet relevant de sa profession. Et il ne s'agit pas là de surdité verbale, puisque le malade comprend le sens de tous les termes isolés, de tous les mots constitutifs des phrases prononcées devant lui.

Moyen de diagnostic. — Le seul moyen que nous possédions de diagnostiquer ces psychoses est de prendre la mesure de l'acuité auditive du sujet. Si cette acuité est normale le doute n'est plus permis sur la nature de la dysacousie. Si l'on constate une diminution de l'audition et si cette diminution est permanente et invariable, le problème est plus ardu. Il faudra comparer alors à la mesure enregistrée, ce que j'appellerai l'audition pratique du malade. En d'autres termes il sera nécessaire de se rendre compte si la difficulté dont se plaint le sujet pour suivre la parole correspond bien à sa pointure acoumétrique. Tout écart entre ces deux termes devra faire naître le soupçon. Celui-ci deviendra une certitude si, l'acuité auditive ayant été développée et étant redevenue normale, le malade traité ne constate pratiquement aucune modification dans son état.

Conclusions. — Cet exposé, si succinct soit-il, suffit pour démontrer que la surdité organique, contrairement à l'opinion commune, n'est pas d'un diagnostic qui s'impose toujours. Étant donné que, pour les gens du monde, difficulté à entendre équivaut à oreille malade, le rôle de l'auriste est plutôt de contrôler, sans qu'il se laisse influencer lui-même par ce préjugé. Il évitera ainsi des erreurs dont les déboires thérapeutiques sont la conséquence inévitable.

CHAPITRE II

DIAGNOSTIC ÉTIOLOGIQUE

Rapports entre la pathologie auriculaire et la pathologie générale. — La nature organique d'une surdité, le siège de la lésion auriculaire qui la détermine ayant été révélés par l'examen objectif et subjectif du malade, il reste à connaître l'origine de ce processus morbide, autrement dit la cause première de la surdité.

S'il n'est pas rare que la dysacousie soit le symptôme d'une maladie primitive de l'oreille, il arrive, dans la grande majorité des cas, que celle-ci n'est atteinte que secondairement, et que son altération est le témoin, unique ou associé à d'autres, d'une affection générale ou d'une lésion de voisinage. L'appareil auditif, en effet, n'est pas isolé dans l'organisme. Non seulement il présente des rapports de continuité ou de contiguité avec d'autres organes dont l'état pathologique retentit sur lui, mais encore son intégrité peut être compromise par une maladie organique distante ou générale. Il suit de là que la pathologie auriculaire a des rapports étroits avec la pathologie générale et que l'étude de ces rapports poursuit un double but : d'abord préciser l'étiologie des maladies des oreilles ; ensuite, utiliser l'examen de l'oreille et de sa fonction pour établir ou confirmer le diagnostic et le pronostic d'une affection générale ou de l'affection d'un autre organe.

Division. — Dans l'étude de l'étiologie générale de

la surdité organique nous n'adopterons donc pas la
division anatomique, ce qui nous forcerait d'écrire un
traité complet de la pathologie de l'oreille. Nous envi-
sagerons successivement, d'abord les accidents primitifs des appareils de l'audition ; en second lieu, les maladies de voisinage ou générales qui peuvent comprommet-
tre leur état de santé; enfin nous étudierons à part une
lésion fréquente de l'oreille, cause d'une grande partie
des surdités chroniques, mais dont on ne sait pas encore
l'origine exacte et si elle est primitive ou secondaire : je
veux parler de la « capsulite spongieuse » que, depuis
Politzer, on nomme habituellement, mais sans grande
exactitude, « otosclérose ».

1. — MALFORMATIONS DE L'OREILLE

Parmi les maladies primitives de l'oreille pouvant
déterminer la surdité, je citerai d'abord certaines malformations de cet organe.

Pavillon. — L'atrophie ou l'absence du pavillon, celle-
ci beaucoup plus rare que celle-là, diminuent l'acuité
auditive en gênant la collection des ondes sonores et en
supprimant leur réflexion dans le conduit. Cette diminution toutefois peut n'être que légère si les autres
régions de l'oreille sont intactes. L'adhérence du tragus
à l'antitragus, parfois observée, est un obstacle plus
sérieux.

Conduit auditif externe. — Il en est de même des
atrésies du conduit auditif externe. D'origine congénitale ou acquise, la sténose peut être déterminée par une
production osseuse plus ou moins étendue soit par l'hypertrophie des téguments, soit par l'action rétractile
d'une cicatrice. On observe chez les vieillards parfois des
rétrécissements en forme de fente, attribués par Tröltsch
à un relâchement du tissu fibreux qui retient en arrière
et en haut le conduit membraneux. On peut observer

enfin l'atrésie déterminée par le refoulement de la paroi
antérieure par le condyle du maxillaire inférieur (Castex).

L'oblitération complète du conduit auditif est également congénitale ou acquise. Une simple membrane
fibreuse peut la constituer. D'autres fois, l'obstacle est
osseux; il y a absence partielle ou totale de conduit
auditif.

Influence sur l'audition. — Ces malformations de
l'oreille externe ne compromettent gravement l'audition
que si elles sont accompagnées de malformations plus
profondes. Un malade de Moos, dont les conduits étaient
complètement obstrués par une atrésie osseuse, entendait la voix à plusieurs mètres. Toynbee, Ruedi citent
des cas semblables. Ils s'expliquent par le fait de l'intégrité fréquente du labyrinthe dont le développement et
l'origine embryogéniques diffèrent de ceux des oreilles
externe et moyenne.

Oreille moyenne. — Parmi les malformations de
l'oreille moyenne, beaucoup plus rares, on peut citer,
comme susceptibles de diminuer l'audition, la division
verticale de la membrane tympanique, sorte de coloboma,
observée par Troltsch; la perforation congénitale de la
membrane de Shrapnell (Bochdaleck); l'absence de la
trompe d'Eustache (Gruber, Wreden); l'absence partielle
ou totale de la chaîne des osselets; enfin, l'absence de la
caisse tympanique elle-même remplacée par un massif
osseux.

Labyrinthe. — Plus exceptionnelles encore sont les
malformations de l'oreille interne. On a observé l'absence
du labyrinthe dans sa totalité ou en partie. L'appareil
cochléaire peut seul faire défaut; il peut être seulement
atrophié et le limaçon peut ne présenter qu'un tour de
spire : l'organe auditif n'est qu'ébauché et ne sert pratiquement à rien. La surdité totale est la conséquence
fatale de cette agénésie.

2. — TRAUMATISMES DE L'OREILLE

Division. — Avec Urbantschitsch, je diviserai les traumatismes auriculaires en deux catégories : 1° les traumatismes proprement dits ; 2° les traumatismes constitués par les variations brusques de la pression atmosphérique et par ébranlement. A cette seconde classe toutefois j'ajouterai les traumatismes sonores, dus à l'excès de son agissant sur l'oreille, excès en intensité ou en durée.

Plaies du pavillon. — Les plaies du pavillon ne peuvent compromettre l'acuité auditive que si elles entraînent la perte quasi-totale de cet organe, encore la surdité consécutive n'est-elle pas très prononcée.

Plaies du conduit. — Le conduit auditif externe peut être blessé par les manœuvres maladroites pratiquées pour extraire un corps étranger, ou par les instruments plus ou moins primitifs utilisés pour faire la toilette de ce conduit. L'otite externe et l'atrésie sont une conséquence fréquente de ces blessures lorsque celles-ci atteignent un certain degré.

Un coup ou une chute sur le menton projetant brusquement le maxillaire inférieur en haut et en arrière peut amener l'enfoncement par le condyle de cet os, de la paroi antérieure du conduit auditif. En pareil cas, l'ouïe peut être diminuée d'une façon appréciable, surtout si le trait de fracture s'est propagé aux régions plus profondes du rocher.

Traumatismes de l'oreille moyenne et de l'oreille interne. — L'oreille moyenne et parfois aussi le labyrinthe peuvent être atteints par les agents traumatiques dont nous parlions à propos de l'oreille externe : instruments de chirurgie maniés inhabilement, corps étrangers, liquides corrosifs ou bouillants, objets de toilette, épingles à cheveux, aiguilles à tricoter. Les coups de feu, dans les tentatives de suicide ou criminelles, ne sont pas rares dans l'oreille. La balle peut s'arrêter dans l'oreille moyenne ou s'encastrer dans le rocher, déterminant ainsi une blessure non forcément mortelle, mais dont la surdité est la conséquence inévitable. Au reste, la suppuration de l'oreille moyenne, qui risque de se produire à la suite des blessures les plus bénignes en apparence, fait que celles-ci peuvent être cause de troubles prononcés de l'audition.

Le plus souvent les lésions traumatiques du labyrinthe s'observent à la suite de chute ou de coup sur le crâne et de fracture du rocher. Il se produit alors une hémorrhagie labyrinthique qui s'extériorise ou non suivant que la fracture est ouverte ou fermée. Le tableau symptomatique comprend, outre la surdité, des bourdonnements et du vertige. Souvent le facial est paralysé. Parfois aussi il y a écoulement de liquide céphalo-rachidien par le conduit auditif externe.

Commotion labyrinthique. — Il n'est pas nécessaire qu'il y ait fracture du temporal pour qu'un traumatisme direct ou indirect à la tête détermine des troubles de l'oreille interne et une surdité consécutive. Il s'agit alors de ce qu'on a désigné sous le nom de commotion labyrinthique. On explique ces désordres par la transmission de l'ébranlement aux espaces périlymphatiques par les aqueducs du vestibule et du limaçon. La pression intralabyrinthique se trouve brusquement accrue et les terminaisons du nerf acoustique sont commotionnées (Castex). A l'autopsie on trouve des hémorrhagies intralabyrinthiques, la rupture de la membrane de la fenêtre ronde, la destruction des fibres radiales. Si l'accident n'est pas mortel, les terminaisons de l'auditif et le nerf lui-même s'atrophient, et la surdité devient définitive.

Traumatisme sonore. — Un son brusque et très violent peut également déterminer dans l'oreille des troubles semblables, et la commotion labyrinthique est fréquente après une explosion de mine ou un coup de canon.

L'étiologie est alors un peu plus complexe et l'action du son en excès est sans doute complétée par celle du changement brusque de la pression de l'air ambiant dû à la décharge ou à l'explosion.

Si le traumatisme sonore, tout en étant moins intense, est répété, il se produit une commotion chronique du labyrinthe. La surdité s'installe peu à peu progressivement, par épuisement de l'auditif. On rencontre ce cas chez les artilleurs, chez les ouvriers forgerons, chaudronniers, métallurgistes.

Maladie des téléphonistes. — L'action prolongée d'un son de faible intensité est également nuisible pour l'oreille. Ce traumatisme chronique, pour ainsi dire, s'observe chez les employés de chemin de fer et surtout chez les téléphonistes. Les maladies et accidents dus à l'usage professionnel du téléphone ont été l'objet d'études déjà nombreuses, en raison de l'importance médico-légale de cette question. Il est démontré par ces recherches que cet usage prolongé détermine, outre des troubles névropathiques dus à la propagation au système nerveux de l'irritation répétée de l'oreille chez un sujet prédisposé (névrose des téléphonistes), une diminution progressive de la sensibilité de l'auditif par épuisement. Gellé, Lannois, Castex, Zwaardemaker l'expliquent par une fatigue sensorielle. Urbantschitsch pense qu'il y a aussi une crampe d'accommodation des muscles internes de l'oreille, en particulier du muscle de l'étrier, et cet avis est partagé par Politzer.

Enfin l'oreille du téléphoniste peut être soumise par intermittences à des sons plus violents, mais non moins nuisibles, dus à l'appel de l'abonné, à la manipulation connue sous le nom d'« essai », et même aux éclats de voix d'un interlocuteur impatienté. Veis rapporte l'observation d'une jeune fille de Francfort, dont le tympan fut ainsi rompu au cours d'une conversation bruyante.

Traumatismes dus aux changements brusques de

la pression atmosphérique. — Pour que l'oreille fonctionne normalement, il est nécessaire que la tension de ses milieux soit égale. Et, en particulier, la pression de l'air contenu dans la caisse tympanique doit être égale à celle de l'atmosphère; et l'on sait que c'est le rôle de la trompe d'Eustache d'entretenir cette égalité de pression. Or il arrive que, même quand cet organe régulateur n'est pas entravé dans sa fonction, si l'air ambiant subit une modification barométrique trop rapide, l'équilibre entre lui et les milieux auriculaires se trouve rompu et il en résulte pour l'oreille et l'audition des accidents susceptibles de gravité. J'ai cité plus haut ce fait à propos des traumatismes par explosion. Mais les accidents dus à cette cause se rencontrent surtout chez les aéronautes et les alpinistes, chez les travailleurs des caissons, et enfin, plus rarement, chez les nageurs.

Mal des montagnes. — Les troubles auriculaires sont une des manifestations du « mal des montagnes » et se produisent surtout au cours d'une ascension rapide, en ballon, par exemple. Sous l'influence de la diminution rapide de la pression atmosphérique, l'air de la caisse tympanique se dilate, refoule le tympan en dehors et rompt cette membrane avant d'avoir eu le temps de s'équilibrer avec l'air extérieur par la trompe d'Eustache. Pendant une descente trop brusque, le phénomène inverse risque de se produire. Le tympan est soumis sur sa face externe à un excès de pression qui tend à le refouler vers le promontoire et à le rompre. Ces accidents ne sont d'ailleurs pas limités à l'oreille moyenne. Le refoulement excessif de la membrane en dehors ou en dedans a pour effet de produire une décompression ou une compression brusques du liquide labyrinthique. Dans le premier cas, il se produit une anémie momentanée du labyrinthe, dans le second, au contraire, une hyperhémie pouvant aller jusqu'à la rupture des vaisseaux de l'oreille interne, d'où hémorrhagie et surdité grave.

Maladie des caissons. — Le même mécanisme explique les accidents survenant chez les travailleurs des caissons au cours d'un éclusage ou d'un déséclusage trop rapides.

Traumatisme auriculaire par plongeon. — De même encore un nageur peut se rompre les tympans en plongeant, l'immersion brusque déterminant une compression de l'air contenu dans les conduits auditifs externes. Je citerai enfin le même traumatisme survenant à la suite d'une gifle appliquée sur l'oreille, et aussi de ce jeu stupide, cher à certaines nourrices, qui consiste à souffler violemment dans l'oreille d'un enfant ou à y faire le vide avec l'extrémité de la langue.

3. — CORPS ÉTRANGERS

Les corps étrangers de l'oreille y sont introduits soit par le conduit auditif externe, soit par la trompe d'Eustache, ceux-ci étant beaucoup plus rares que ceux-là.

Corps étrangers de la trompe d'Eustache. — Dans la trompe peut séjourner un morceau de bougie rompue au cours d'un cathétérisme. C'est là d'ailleurs un accident bénin, le plus souvent, le corps étranger étant, au bout d'un temps relativement court, expulsé spontanément. Il n'aurait de suites graves au point de vue de l'audition que si le cathétérisme maladroit avait déterminé une blessure profonde des parois tubaires, une fausse route, dont la synéchie fut la conséquence.

Corps étrangers du conduit auditif externe. — Les corps étrangers du conduit auditif externe sont non seulement plus nombreux, mais beaucoup plus variés. Ils sont inanimés ou vivants. Parmi les premiers on peut citer : des petits cailloux, des fragments de crayon (crayon d'ardoise employé par les enfants), des noyaux de cerise, des perles de verre, des graines, des tampons d'ouate. Les corps étrangers animés sont des mouches, des moustiques, des puces, des punaises, des araignées, des perce-oreille, etc. Leur présence dans l'oreille est d'ordinaire intolérable, et Maupassant n'a point exagéré les tortures éprouvées par ce bon Normand dans le conduit auditif de qui une puce s'était fourvoyée. Leur siège est variable, que ces corps étrangers soient vivants ou non. Tantôt ils restent au méat, tantôt ils sont profondément enfoncés, peuvent même rompre le tympan et s'enclaver dans l'oreille moyenne.

Extraits à temps, avec prudence et une bonne technique, ils déterminent rarement des accidents fâcheux et durables. Mais leur séjour prolongé, et aussi les manœuvres inhabiles exercées pour les enlever peuvent être suivis de troubles graves : l'inflammation des parois du conduit, l'otite moyenne suppurée, la labyrinthite, pour ne citer que celles-là, sont des complications qui, après leur guérison, laissent des traces et compromettent l'acuité auditive.

Avec l'étude des corps étrangers de l'oreille, je termine celle des maladies primitives de cet appareil, susceptibles de déterminer la surdité. Il est permis de considérer les autres causes de dysacousie organique comme secondaires soit a un état général morbide, soit à l'état pathologique d'un organe voisin ou distant, états retentissant sur celui des organes de l'audition. Et dans la description des rapports entre la genèse de la surdité et la pathologie générale, je considérerai tout d'abord ceux établis entre les maladies de l'oreille et les

4. — MALADIES DE LA PEAU

A l'inverse des autres conduits naturels, qui sont généralement tapissés par une muqueuse, le conduit auditif externe est recouvert par un revêtement cutané. Et celui-ci n'est pas à l'abri, dans l'oreille, des affections qui l'atteignent dans les autres régions.

Dermite. Eczéma. — Nous avons vu que les corps étrangers, les traumatismes pouvaient déterminer la blessure et l'inflammation de la peau du conduit. Celle-ci est souvent envahie en même temps que celle du pavillon, ou isolément, par l'eczéma. Aigu ou chronique, humide ou sec, il produit à la longue un épaississement du tégument et une diminution du calibre du canal. En outre, cet eczéma, envahissant la membrane du tympan, peut l'altérer à son tour définitivement, et si une crise passagère et de courte durée, rapidement guérie, peut ne laisser aucune trace dans la fonction de l'oreille, l'audition est souvent diminuée à la suite de ces eczémas persistants, récidivant d'une façon désespérante pour le malade et pour l'auriste.

Acné. Impétigo. Ichtyose. Érysipèle. Zona. — L'acné, l'impétigo, l'ichtyose se propagent souvent à l'oreille externe. L'érysipèle peut l'envahir secondairement ou y prendre son point de départ, compliquant une plaie du conduit infectée. Le zona y a été rencontré coïncidant avec une éruption siégeant sur le trajet des filets du trijumeau ou du plexus cervical.

Parasites végétaux. Mycoses. — Enfin, divers parasites végétaux peuvent déterminer une inflammation spécifique de la peau du conduit auditif. Ce sont, pour en citer quelques-uns : l'aspergillus niger, l'aspergillus flavescens, l'otomyces purpureus, l'oïdium albicans, le tricophyton, le pytiriasis, le verticillium graphii, etc. Leur présence se traduit par « l'otite externe mycosique » caractérisée par une desquamation abondante dont les produits, mélangés à un liquide épais, puriforme, ont été comparés à du papier mouillé. Sous cet enduit, la peau est rouge, excoriée. Les conséquences de ces otites mycosiques sur la structure du canal et sur l'audition sont identiques à celles de l'eczéma.

Furoncle. — Au lieu d'être envahie dans toute son étendue, la peau présente souvent, au niveau des glandes sébacées, de petits abcès furonculeux très douloureux, récidivant parfois, mais à évolution toujours rapide et n'ayant qu'une influence temporaire sur l'acuité auditive.

Bouchon de cérumen. — Immédiatement au-dessous de la peau du conduit, la couche glandulaire présente des glandes analogues aux glandes sudoripares, mais d'un volume supérieur : ce sont les glandes cérumineuses. Leur produit de sécrétion, le cérumen, a pour but de protéger les parois du canal contre les influences extérieures et est peu abondant à l'état normal. Mais il arrive que cette sécrétion est considérablement exagérée ; le cérumen s'amasse dans l'oreille et forme alors ce qu'on a appelé le « bouchon cérumineux », masse brunâtre que reconnaît un simple coup d'œil jeté dans le conduit.

La présence de ce bouchon entraîne une surdité toujours assez intense et survenant brusquement, au moment où le cérumen est assez abondant pour obturer toute la lumière du canal. Le plus souvent, la simple expulsion suffit à rétablir l'audition normale. Il faut noter cependant que la récidive fréquente de l'obstruction cérumineuse, et la présence de longue durée d'un bouchon dans l'oreille, peuvent déterminer des altérations du tympan et diminuer, en conséquence, peu à peu l'acuité auditive.

5. — MALADIES DU PHARYNX ET DU NEZ

Rapports anatomiques. — Embryologiquement, l'oreille moyenne n'est qu'un diverticule du pharynx. Elle se développe aux dépens de la première fente branchiale; celle-ci, comme dit Testut, destinée primitivement à la respiration, est passée au service de l'appareil auditif. Anatomiquement ce rapport de continuité persiste et la caisse tympanique communique normalement avec le naso-pharynx par l'intermédiaire de la trompe d'Eustache.

Mécanisme des complications otiques des affections rhino-pharyngées. — En raison même de la fonction de ce canal, nous provoquons à chaque instant, volontairement ou non, des oscillations dans la pression de l'air de la caisse tympanique. Celui-ci se renouvelle constamment et cet échange d'air, pour ainsi dire, entre l'oreille et le pharynx se fait plus ou moins brusquement selon le mouvement qui le provoque : déglutition, éternuement, toux, action de se moucher. Or, quand l'air est lancé dans la caisse par la trompe, il peut entraîner des particules du contenu du naso-pharynx, mucosités, poussières, agents pathogènes.

A l'état de santé, les cavités nasale, pharyngienne et buccale renferment en très grande quantité des bactéries qui restent inoffensives en raison des organes de défense dont ces cavités sont pourvues. Mais que cette « digue protectrice » (Haug) soit insuffisante ou rompue, immédiatement les agents pathogènes trouvent un terrain favorable à leur extension, acquièrent une virulence plus grande : une maladie locale est constituée. Il y a stomatite, pharyngite ou rhinite, et les considérations que nous venons d'émettre sur les communications de l'oreille avec le pharynx expliquent comment il y a aussi souvent otite.

Fréquence de ces complications. — Il n'est donc pas étonnant que, parmi les surdités, celles qui ont une origine naso-pharyngée soient les plus fréquentes. Ma statistique personnelle indique une proportion de 44 p. cent : près de la moitié des sourds le sont devenus à la suite de « maux de gorge ou du nez ».

Affections rhino-pharyngées causes de surdité. — Toutes les affections du nez, coryzas aigus, coryzas chroniques, hypertrophie des cornets, rhinite atrophique, déviation de la cloison, polypes muqueux, tumeurs, suppurations des cavités annexes, etc.; toutes celles du pharynx : pharyngites, aiguës et chroniques, catarrhe naso-pharyngien, végétations adénoïdes, hypertrophie des amygdales, amygdalites, angines, etc, peuvent être le point de départ d'une infection de l'oreille moyenne et d'une surdité dont la pathogénie est toujours la même, quelleque soit celle des maladies qui est en cause.

Si le mécanisme est le même, le degré de la complication auriculaire est variable. Tantôt elle est aiguë, plus ou moins dramatique, survenant brusquement, avec un cortège de symptômes bien caractérisés. Tantôt elle s'installe sournoisement à l'insu même du malade, et ne devient patente que lorsqu'elle s'est répétée un grand nombre de fois.

Obstruction tubaire. — Parmi ces maladies classées par ordre de gravité, nous trouvons, au bas de l'échelle, la simple obstruction mécanique de la trompe, obstruction sise au niveau de son extrémité pharyngée, résultant de la présence soit de végétations adénoïdes, soit de polypes muqueux, soit de toute autre néoformation du cavum. C'est une surdité très fréquente que celle qui est ainsi produite. Elle cède rapidement à la disparition de sa cause, mais elle est dangereuse si elle persiste, si elle n'est pas traitée. Des adhérences peuvent s'établir entre les bords des pavillons tubaires et créer ainsi un obstacle à l'aération de l'oreille moyenne. En second lieu et surtout cette obstruction mécanique est le premier stade et le point de départ des inflammations de la trompe et de la caisse tympanique.

Salpingite aiguë. — La salpingite aiguë, complication ordinaire de la rhino-pharyngite et de l'adénoïdite, se traduit par une dysacousie assez prononcée, par une douleur modérée siégeant à l'angle de la mâchoire, par une sensation de plénitude dans l'oreille. Ces symptômes peuvent disparaître spontanément, le catarrhe tubaire suivant alors dans sa régression le catarrhe nasopharyngé qui l'a déterminé. Mais cette guérison spontanée avec retour ad integrum n'est pas la plus fréquente. Un bouchon

muqueux peut persister, oblitérant la lumière du canal,
entretenant la surdité même après la disparition des phénomènes inflammatoires.

Salpingite chronique. — Ou bien la salpingite d'aiguë devient chronique. Les lésions de la muqueuse sont
alors plus profondes. Elle s'épaissit et se transforme,
devient irrégulière, sécrète un liquide muqueux ou
purulent. De cette forme plus grave résultent 'alors les
rétrécissements tubaires plus ou moins étendus, plus ou
moins prononcés, voire même l'oblitération complète du
canal par synéchie des parois.

Otite moyenne catarrhale avec épanchement. — Très
souvent, d'autre part, l'oreille moyenne proprement dite
participe au processus inflammatoire. Au degré le moins
prononcé, sous l'influence de l'obstruction de la trompe
et de la présence dans celle-ci de microbes pathogènes,
il se produit une dilatation des vaisseaux de la caisse, et
un exsudat, stérile toutefois comme si la virulence des
germes était atténuée ou qu'ils aient été détruits par le
produit de sécrétion lui-même (Lannois) ; c'est là l'otite
moyenne catarrhale avec épanchement caractérisée subjectivement par une surdité variable d'intensité selon les
cas, par des bourdonnements, par une sensation de plénitude ; objectivement par un changement de coloration
du tympan son refoulement en dehors allant parfois jusqu'à la hernie totale ou partielle de cette membrane ;
enfin, si celle-ci a gardé sa transparence, par la visibi-
lité d'une ligne de niveau caractéristique indiquant la
limite supérieure et l'abondance de l'exsudat.

Otite moyenne aiguë simple. — Si la virulence des
bacilles qui ont envahi la trompe et la caisse à raison de
la résistance de leur muqueuse et de sa sécrétion, le tableau clinique change, la douleur est plus aiguë, devient
le symptôme dominant, dépassant en importance la surdité même et les bourdonnements. Le tympan est rouge,
ses vaisseaux sont dilatés, formant à sa surface un lacis

rappelant celui de la conjonctivite au début ; ou bien cette rougeur, uniforme, envahit toute la membrane. Des troubles généraux surviennent : fièvre, état gastrique. On est alors en présence de l'otite aiguë simple, sans suppuration.

Otite moyenne aiguë suppurée. — Cette forme d'otite peut également guérir sans laisser de traces ; mais il arrive aussi que l'exsudat se transforme et devient purulent : l'otite moyenne aiguë suppurée s'installe, correspondant à un degré supérieur de la virulence des microbes pathogènes. Les symptômes du début en sont les mêmes que ceux de l'otite aiguë simple, avec une intensité plus grande : la douleur est vive, la surdité très marquée, la fièvre élevée ; le tympan est rouge, distendu. Mais bientôt, spontanément ou sous l'aiguille de l'auriste, cette membrane cède, se perfore. Le pus s'écoule au dehors ; il y a « otorrhée » et presque immédiatement les symptômes subjectifs s'atténuent ou disparaissent, hormis la surdité.

Otite moyenne suppurée chronique. — C'est peut-être en raison de la disparition rapide des phénomènes douloureux dans l'otite moyenne aiguë suppurée que celle-ci est si souvent négligée et passe tant de fois à la chronicité. A cela cependant il y a d'autres facteurs possibles : la virulence microbienne qui détermine des lésions profondes dès le début de la maladie ; la persistance de la cause première, rhinopharyngée ; la mauvaise qualité du « terrain » et le défaut de résistance et de réparation de l'organisme.

L'otite moyenne suppurée chronique est donc extrêmement fréquente. De diagnostic facile le plus souvent, elle est reconnaissable objectivement à la présence de pus, plus ou moins abondant, de couleur et de consistance variables, d'odeur fade ou fétide, et à la constatation des dégâts anatomiques de l'oreille moyenne :

perforations du tympan, disparition de celui-ci, destruction des osselets, granulations et fongosités.

Subjectivement, il n'y a pas de douleur. On peut constater de la céphalée, des bourdonnements, des vertiges. Mais les seuls troubles constants sont ceux de l'audition. Encore sont-ils tout ce qu'il y a de plus variable et jamais en rapport avec l'intensité des lésions. On voit des malades qui n'ont plus de tympan, dont les caisses sont vides de leurs osselets et transformées en cavités tapissées de granulations et suppurantes, et chez qui l'acuité auditive permet d'entendre une montre à cinquante centimètres, de suivre sans grande difficulté une conversation particulière. D'autres, au contraire, avec des signes objectifs moins graves d'aspect, auront une ouïe beaucoup plus défectueuse.

Labyrinthite suppurée. — Qu'elle soit aiguë ou chronique, l'otite moyenne suppurée se complique fréquemment, et ces complications peuvent exagérer encore leur influence néfaste sur l'audition. La plus grave, à ce point de vue, est la carie de la paroi labyrinthique et la propagation de la suppuration à l'oreille interne. D'après Lermoyez, cette propagation se fait le plus souvent par érosion du canal semi-circulaire externe; puis, par ordre de fréquence, par l'ouverture de la fenêtre ovale, par celle de la fenêtre ronde, par fistulisation du promontoire ou enfin par nécrose du limaçon.

D'allure clinique aiguë ou chronique, la pyolabyrinthite se manifeste dans le premier cas par une douleur profonde, irradiée, des bourdonnements intenses, une surdité très prononcée, des phénomènes vertigineux, du nystagmus, de la fièvre élevée. Dans les formes chroniques, ces symptômes font défaut en totalité ou en partie et sont en tout cas fort atténués. Les plus constants sont le nystagmus, plus souvent horizontal que rotatoire, le vertige et la surdité enfin, qui est de règle sans exception.

Interventions chirurgicales. — Si un traitement médical et conservateur vient très souvent à bout de ces suppurations de l'oreille moyenne, elles lui résistent parfois néanmoins, et deviennent alors l'indication d'opérations chirurgicales plus ou moins importantes. Ce n'est pas ici le lieu de décrire celles-ci. Mais je veux les citer maintenant comme étant encore une cause d'exagération de la surdité, cause bienfaisante, il est vrai, à un autre point de vue, mais qui démontre que, même dans leur traitement, les otites moyennes suppurées risquent d'être un danger grave pour l'acuité auditive.

Reliquats des otites. Otites adhésives. — Que devient l'audition après la guérison de ces maladies d'oreille, d'origine nasopharyngée? Quelles traces ces processus laissent-ils dans les organes de l'ouïe?

Le catarrhe tubaire, l'otite moyenne catarrhale exsudative, l'otite moyenne aiguë même, si leur durée est courte et s'ils ne récidivent pas, peuvent guérir sans laisser de traces, sans compromettre la fonction de l'oreille d'une façon appréciable pratiquement, et durable. Mais c'est là peut-être la minorité des cas. La répétition à intervalles plus ou moins rapprochés de ces phénomènes inflammatoires est fréquente; et cette récidive, même s'ils sont modérés, même s'ils sont assez peu marqués pour passer inaperçus, détermine dans l'oreille moyenne un processus qu'avec Rossi nous désignerons sous le nom d'*otite moyenne hyperplasique*, qu'on appelle encore otite moyenne scléreuse, sclérémateuse, ou sèche, l'une des formes de l'otite adhésive.

Caractères anatomo-pathologiques de l'otite hyperplasique. — Anatomiquement, l'otite moyenne hyperplasique est caractérisée, au début, par l'infiltration du derme muqueux par les cellules rondes caractéristiques des infiltrations subaiguës ou chroniques (Lannois). Diffuses ou localisées, elles peuvent se limiter au tympan, aux fenêtres, aux osselets, au pourtour de l'orifice tu-

baire. Au bout d'un temps plus ou moins long, cette infiltration fait place à la transformation fibreuse de la
muqueuse. Des brides se forment, voire même de vérita-
bles gangues, immobilisant les osselets, et déterminant
en particulier l'ankylose de l'étrier.

Symptômes objectifs. — Cliniquement, l'otite hyperplasique se traduit par des symptômes objectifs souvent
peu marqués. Le tympan garde fréquemment son aspect
normal, surtout lorsque les lésions sont localisées sur la
paroi interne de la caisse. Ou bien, s'il est envahi, il présente des épaississements, des plaques calcaires qui ont
tendance à former à sa surface par leur réunion un véritable cercle rigide ; sa couleur nacrée a disparu : il est
devenu gris et terne. Il est enfoncé plus ou moins, l'apophyse du marteau faisant saillie et le manche en étant
horizontal. Sa mobilité est atténuée ou supprimée. La
trompe d'Eustache est plus ou moins rétrécie.

Symptômes subjectifs. — Subjectivement, le malade
se plaint de bourdonnements parfois et surtout d'une
surdité dont le principal caractère est d'être très lentement progressive. D'abord positive, l'épreuve de Gellé
devient peu à peu négative au fur et à mesure que l'étrier
s'immobilise. L'acuité auditive mesurée à la sirène à
voyelles a pour caractéristique une courbe que nous avons
déjà étudiée (fig. 19^3) indiquant au début une diminution portant sur l'OU surtout, puis marquant l'abaissement de l'audition pour les voyelles aiguës, et prenant
alors la forme d'un V renversé ($_\Lambda$), puis enfin s'abaissant fortement sur l'OU et l'O (fig. 19^4).

Otite adhésive cicatricielle. — Les reliquats des otites
moyennes suppurées aiguës ou chroniques guéries rappellent histologiquement ceux que je viens d'étudier. Ils
en diffèrent toutefois par leur évolution, par leur degré,
par leur symptomatologie. Et ces différences sont suffisantes, à mon avis, pour qu'il soit légitime de séparer
nettement de l'otite hyperplasique une seconde forme

d'otite sèche ou adhésive que nous désignerons sous le nom d'otite cicatricielle.

Caractères distinctifs des otites adhésives. — Tandis que l'otite hyperplasique s'installe lentement, est caractérisée par une période de début assez longue durant laquelle la muqueuse est seulement infiltrée, l'otite cicatricielle succède rapidement, presque d'emblée, à l'otite suppurée dont elle marque la guérison. D'emblée également elle envahit l'oreille moyenne et atteint son degré maximum d'évolution. Au lieu d'être lentement progressive, comme la forme précédente, elle est rapidement stationnaire.

Symptômes objectifs de l'otite cicatricielle. — Puisqu'elle succède à des processus morbides plus importants que l'otite hyperplasique, ayant déterminé dans l'oreille moyenne des désordres plus considérables, il va de soi que son tableau symptomatique objectif sera souvent plus accusé. A l'otoscope, le tympan apparaît soit avec des cicatrices fibreuses, de formes diverses, siégeant à la place des perforations disparues, soit avec des pertes de substance plus ou moins étendues. Sa surface est irrégulière, sa couleur est blanche ou grise, sans reflet, son épaisseur est variable suivant les régions, augmentée par ci, diminuée par là, présentant à tel endroit une plaque fibreuse ou calcaire immobile, à tel autre une mince lame de tissu de cicatrice. La caisse est envahie par le tissu fibreux; souvent, par les perforations subsistantes, il est possible de constater ces adhérences dont la multiplicité transforme souvent l'oreille moyenne en un véritable bloc cicatriciel où se trouvent enclavés les osselets ou leurs résidus. Bien entendu, il existe tous les degrés intermédiaires entre cette otite cicatricielle prononcée et les cicatrices légères, témoins d'une otite aiguë suppurée de peu de durée.

Signes subjectifs. — Au point de vue subjectif, les symptômes bourdonnements et surdité existent comme dans l'otite hyperplasique. Mais tandis que celle-ci était caractérisée par une dysacousie progressive, l'otite cicatricielle donne une dysacousie stationnaire, acquérant d'emblée ou très rapidement son maximum d'intensité. Acoumétriquement, on ne constate jamais la courbe de début dont nous avons parlé, mais une courbe à concavité inférieure avec diminution de l'acuité auditive portant à la fois et surtout sur l'OU et sur l'I (fig. 19 [1] et [2]).

Différence de pronostic. — Nous verrons, en traitant de la thérapeutique de la surdité, que celle qui est due à l'otite hyperplasique cède moins souvent et moins facilement au traitement que la dysacousie résultant de l'otite cicatricielle. C'est encore là une différence entre ces deux formes de l'otite adhésive moyenne; différence paradoxale, puisque ce ne sont pas les maladies inflammatoires de l'oreille moyenne les plus graves en tant que lésions, qui laissent après elles les traces les plus dangereuses pour l'audition.

Altérations labyrinthiques cicatricielles. — Parmi les complications des otites moyennes suppurées, j'ai nommé la pyolabyrinthite. Celle-ci peut guérir spontanément ou grâce à une intervention chirurgicale. Mais elle entraîne d'ordinaire la destruction, la nécrose et l'élimination d'une partie ou de la totalité de l'oreille interne. Les régions détruites sont envahies par le tissu fibreux, après guérison de la suppuration. L'acuité auditive est alors gravement compromise, et la surdité peut être totale et complète. Il arrive cependant qu'on en retrouve à la mesure quelques îlots révélés par une courbe acoumétrique irrégulière (fig. 22). Mais pratiquement ces restes d'audition sont insuffisants et ne sont au malade d'aucune utilité.

Comme on le voit, l'influence des maladies du rhinopharynx sur le sens auditif est énorme et très fréquente. Et cette influence n'est point proportionnée à la gravité

de ces maladies. La surdité totale peut être la conséquence lointaine du coryza le plus banal.

6.— MALADIES DES ORGANES RESPIRATOIRES ET PHONATEURS

L'arbre respiratoire — larynx, trachée, bronches, poumons — peut être le point de départ d'affections intéressant l'oreille et l'audition, et cela par le double mécanisme suivant. L'un des symptômes les plus constants
des maladies des organes de la respiration est la toux.
Or, nous avons vu que la toux provoque une compression
de l'air dans les trompes et les caisses tympaniques, et
que cette compression peut s'accompagner de la projection dans ces canaux de mucosités et de germes pathogènes. En second lieu, même si la laryngite, la trachéite,
la bronchite, etc., ne se compliquent pas de rhinopharyngite, il va de soi que ces germes offrent une virulence plus grande en raison de la fièvre et de la dépres-
sion générale causées par la maladie en cours, qu'ils
soient les hôtes habituels des cavités nasale, pharyngée
ou buccale, ou qu'ils soient spécifiques de l'affection
laryngée, trachéale, bronchitique ou pulmonaire.

Il se produit de cette façon des otites moyennes aiguës,
suppurées ou non, avec toutes leurs conséquences; le
cas est le même que lorsque la rhinopharyngite est en
cause.

Disons pourtant dès maintenant que ces otites moyennes peuvent survenir au cours de maladies du poumon
(pneumonie), l'infection étant propagée par voie sanguine.
Mais il s'agit plutôt alors de la manifestation d'une infection générale. Nous reviendrons à ce sujet en traitant
des rapports de la pathologie auriculaire avec les maladies infectieuses.

7. — MALADIES DE L'APPAREIL CIRCULATOIRE

Certaines maladies du cœur et des vaisseaux peuvent, en diminuant ou en supprimant l'irrigation sanguine normale des appareils auditifs, compromettre la vitalité de ceux-ci, en altérer ou en empêcher la fonction. La surdité peut donc être une complication d'une de ces affections.

Endocardite aiguë ou chronique. Aortite. Embolie. — Au cours d'une endocardite aiguë, d'une maladie chronique du cœur gauche, notamment le rétrécissement mitral, à la suite de lésions de l'aorte, peut survenir une embolie — fragment de valvule, de pilier, coagulum, végétation — qui, lancée dans la carotide interne, puis de là dans la cérébrale moyenne, arrive ainsi à oblitérer les artères nourricières des 1re et 2e circonvolutions temporales (centres auditifs). Ou bien par la sous-clavière et la vertébrale, l'embolus parvient dans le tronc basilaire origine de l'auditive interne, nourricière du labyrinthe, origine aussi de l'artère nourricière des noyaux bulbaires de l'acoustique. Ou bien encore il peut suivre la carotide externe, l'occipitale et la stylo-mastoïdienne, auquel cas il provoque des désordres dans l'oreille moyenne, irriguée par cette dernière artère.

Anévrysmes intra-craniens. — Je citerai pour mémoire, car ils sont exceptionnels, les anévrysmes des artères intracraniennes comme pouvant amener la surdité.

Artério-sclérose. — Mais la maladie de l'appareil circulatoire qui a le plus d'influence sur l'audition est certainement et de beaucoup l'artério-sclérose. Les troubles auditifs dus à l'artério-sclérose surviennent à toutes les périodes de cette maladie, mais ont un mécanisme différent suivant ces périodes.

Au début, pendant la présclérose ou période toxi-spas-

modique, le symptôme le plus constant, celui qui révèle
l'apparition de la diathèse et qui, pour Huchard, en est
alors la caractéristique, c'est l'hypertension artérielle. Or
cette hypertension du milieu sanguin peut retentir sur
l'oreille de deux manières. Tantôt elle produit l'hyperhémie du labyrinthe, le congestionnant passagèrement,
tantôt et surtout elle détermine l'hypertension des liquides labyrinthiques en produisant celle du liquide céphalo-
rachidien qui communique avec eux. En dernière analyse
cette hyperhémie et cette hypertension ont pour cause
première, comme l'hypertension artérielle elle-même, le
spasme des petits vaisseaux.

Cliniquement, elles se traduisent par ce qu'on a appelé
la claudication labyrinthique, claudication intermittente.
Ce sont là des phénomènes passagers, qui peuvent céder
à la thérapeutique, sans déterminer dans l'oreille interne
de troubles définitifs.

Puis vient la période toxi-scléreuse, artérielle et splanch-
nique dont la lésion anatomo-pathologique caractéristique est l'endo-péri-artérite. Celle-ci a pour conséquence
ou bien l'atrésie incomplète de la lumière du vaisseau, et
l'anémie incomplète également du territoire qu'il irrigue;
ou bien l'oblitération complète de l'artère et la nécrobiose
de ce territoire, cette oblitération pouvant être le résultat
soit de l'endartérite elle-même, soit d'une embolie. D'autres fois il y aura rupture vasculaire et hémorrhagie.

Ces accidents intéresseront les centres acoustiques, les
nerfs auditifs ou le labyrinthe lui-même, selon leur siège,
selon l'artère qui sera en cause.

L'atrésie et la thrombose détermineront l'insuffisance
progressive de la fonction auditive. L'embolie et la rupture vasculaire la supprimeront rapidement ou subite-
ment.

Le résultat final de l'artérite des vaisseaux nourriciers
de l'appareil auditif nerveux est l'atrophie de celui-ci.
Les éléments nobles du labyrinthe se trouvent anéantis

par défaut de nutrition. Ils sont peu à peu étouffés par
un tissu conjonctif sclérosé qui progressivement se sub-
stitue à eux. Puis peu à peu le tronc et les centres acoustiques suivent le labyrinthe dans cette dégénérescence.

Le diagnostic de la surdité due à l'artério-sclérose sera
basé, non sur son évolution puisqu'elle est variable, progressive ou brusque, mais sur l'absence ordinaire de
troubles de l'appareil de transmission, sur les résultats
de la mesure de l'acuité auditive, sur la coexistence des
autres symptômes de la maladie causale.

L'examen du tympan, de la trompe ne donne que des
renseignements négatifs s'il n'y a pas eu d'otopathie
antérieure. Le Gellé est positif dans les mêmes conditions. L'acoumètre révèle soit des trous dans l'échelle
des sons indiqués par une courbe irrégulière (fig. 20,22),
soit une audition à peu près égale pour les sons graves
et moyens, pour l'OU, O, A, E, et une chute auditive
pour l'I et les sons aigus (fig. 21). Enfin la mesure de la
pression artérielle, la palpation des artères périphériques,
l'auscultation du cœur, la constatation d'autres troubles
organiques extra-otiques dus à la même cause viendront confirmer le diagnostic de l'artério-sclérose auriculaire.

Quant au siège exact de la lésion déterminante de la
surdité, il sera connu par l'examen des symptômes extra-
auriculaires apparus simultanément. La constatation
d'une surdité survenue sans vertige et existant seule
indiquera une lésion limitée à l'artère cochléaire. L'atrésie
ou l'embolie de l'artère auditive interne déterminera des
troubles à la fois dans le labyrinthe antérieur et dans
le labyrinthe postérieur. Le syndrome bulbaire venant
témoigner en même temps de désordres du côté du trijumeau, du pneumogastrique, de l'hypoglosse, du spinal
comme du côté de l'auditif feront localiser la lésion dans
le bulbe. La coexistence de la surdité verbale, de l'aphasie, de l'hémiplégie, de l'hémianesthésie, de l'hémianopsie

sera le témoin d'une dysacousie corticale, qui alors sera croisée.

8..— ALTÉRATIONS QUANTITATIVES OU QUALITATIVES DU SANG

Anémie. — L'anémie, consécutive aux hémorrhagies, aux maladies longues et déprimantes, aux grossesses répétées, est une cause d'anémie labyrinthique et des troubles auditifs qui en résultent. On observe ceux-ci après un traumatisme grave ayant fait perdre beaucoup de sang à l'individu, après une opération chirurgicale, après une épistaxis prolongée, après un accouchement.

Chlorose. Anémie pernicieuse progressive. Ankylostomiase. — La chlorose, l'anémie pernicieuse progressive, l'anémie des mineurs due à l'ankylostôme duodénal, l'anémie due au botriocephalus latus peuvent également comprendre dans leur tableau symptomatique l'ischémie du labyrinthe et l'hypoacousie.

Cette anémie de l'oreille interne ne s'accompagne pas alors de désordres anatomiques. Urbantschitsch eut l'occasion de pratiquer l'autopsie des labyrinthes d'un individu devenu sourd brusquement à la suite d'une hémorrhagie grave qui l'emporta. Le résultat de cet examen fut négatif.

Il suit de là que la surdité par anémie labyrinthique consécutive aux maladies que je viens d'énumérer disparaît d'ordinaire avec la cause. Un effort congestionnant la tête, le decubitus horizontal, la compression des jugulaires, l'inhalation de vaso-dilatateurs, comme le nitrite d'amyle, suppriment au moins temporairement la raison de la surdité et la surdité elle-même. Et l'auriste possède ainsi le meilleur moyen de diagnostiquer cette dysacousie.

Leucémie. — La leucémie a une influence plus néfaste sur l'oreille. Il arrive souvent qu'elle se complique soit du côté de la caisse tympanique, soit du côté du labyrinthe. Elle y provoque, comme dans tout autre organe, la formation d'infarctus blancs dus à l'encombrement des petits vaisseaux par les leucocytes, et des hémorrhagies blanches dues à la rupture des capillaires sous la pression de ces mêmes leucocytes (leucorrhagie). La surdité consécutive apparaît brusquement. Le diagnostic en est basé sur ce fait et sur la coexistence de la diathèse lymphogène.

Purpura. Scorbut. Hémophilie. — Les diathèses hémorrhagiques enfin, le purpura et ses diverses formes — purpura simplex, rhumatoïde, infectieux — le scorbut, l'hémophilie peuvent présenter des complications auriculaires, observées toutefois très rarement (Haüg, Bruder, Truckenbrod, Rohrer). Tantôt elles sont l'occasion d'hémorrhagies labyrinthiques. Dans d'autres cas, il s'agissait d'otite moyenne aiguë hémorrhagique : les signes fonctionnels rappelaient alors ceux de l'otite moyenne aiguë suppurée, mais la perforation tympanique donnait issue non à du pus, mais à du sang.

9. — MALADIES DES GLANDES A SÉCRÉTION INTERNE

Myxœdème. Crétinisme. — Les observations de troubles auriculaires dus à ces maladies sont rares. On a cité des observations de surdité survenant chez les myxœdémateux, chez les crétins. Selon Habermann, la dureté de l'ouïe, que l'on trouve souvent chez ces derniers, est due à une lésion de l'appareil percepteur des sons. Elle peut être liée également à un trouble de l'oreille moyenne dont la muqueuse peut être œdématiée au même titre que la muqueuse nasale et pharyngée. Notons enfin que le crétinisme explique souvent des arrêts de développement congénitaux, en particulier celui de l'épithélium de la cochlée et de l'organe de Corti.

10. — MALADIES DES ORGANES DIGESTIFS

Je ne reviendrai pas sur l'influence sur l'oreille moyenne de la muqueuse du pharynx, second segment du tube digestif.

Tumeur de l'œsophage. — Une tumeur de l'œsophage, en se développant dans le médiastin et en se propageant aux ganglions médiastinaux, peut provoquer de la compression de la veine cave supérieure et de ses branches et déterminer de la stase sanguine céphalique et de l'hyperhémie labyrinthique avec ses conséquences.

Affections gastriques. — Les affections de l'estomac sont parfois également la cause de troubles vasculaires réflexes et retentissent sur la circulation céphalique et labyrinthique. Normalement, l'audition baisse après le repas. Chez les sourds cette diminution de l'acuité auditive est encore plus manifeste. Le malade n'est pas rare qui vient dire à l'auriste: « Après déjeuner, je suis congestionné et je n'entends plus. »

D'autre part les maladies gastriques, en s'opposant à une alimentation suffisante, peuvent être le point de départ d'une anémie qui à son tour retentit sur l'oreille, nous avons vu précédemment par quel mécanisme.

Auto-intoxication gastro-intestinale. — Les dyspepsies et surtout les entérites ont très souvent une influence néfaste sur l'audition en raison de l'auto-intoxication gastro-intestinale dont ils sont la cause. Et leur degré n'a pas besoin d'être prononcé pour provoquer ce trouble de nutrition, qui passe bien souvent inaperçu. Bon nombre de pharyngites chroniques, de coryzas prolongés, d'otites catarrhales à répétition sont imputables à cette auto-intoxication gastro-intestinale, révélée par l'analyse des urines où la dose quotidienne des sulfo-éthers éliminés atteint alors la proportion de 0 gr. 20 à 1 gr. Cornet a mis ces faits en évidence et les a relevés dans 86,36 o/o des malades examinés par lui pour troubles laryngés, pharyngés et otiques chroniques.

Cette auto-intoxication ne détermine pas seulement des otites moyennes, mais elle est souvent la cause de névrites auditives. J'ai observé plusieurs malades dont la surdité n'avait pas d'autre cause et était caractérisée par l'intégrité de l'appareil de transmission (épreuve de Gellé positive) et une courbe acoumétrique avec trou unique sur l'I, tous signes d'une lésion nerveuse.

Ajoutons que pour beaucoup l'auto-intoxication gastro-intestinale est à la base de l'artério-sclérose. Si cette opinion est vraie, c'est encore là une cause de dysacousie à point de départ digestif.

Auto-intoxication hépatique. — L'auto-intoxication par lésions hépatiques en est une autre du même ordre. Dans ces conditions, en effet, il n'y a pas seulement cholémie, mais auto-intoxication par les toxines de l'intestin qui ne sont plus modifiées dans le foie (Cornet). Une surdité progressive avec symptômes labyrinthiques survenant sans autre cause chez un cholémique est le résultat direct de l'insuffisance hépatique.

On est allé plus loin, et certains auteurs ont voulu expliquer par ces auto-intoxications l'apparition de la capsulite spongieuse ou otosclérose. Il est possible que leur influence sur cette évolution existe, mais c'est là un fait qui n'est pas encore prouvé rigoureusement.

Hémorroïdes. — Parmi les maladies du tube digestif citons encore les hémorroïdes, dont le flux peut être suivi ou accompagné de congestion labyrinthique.

Signalons enfin les vers intestinaux, dont la présence a parfois causé la surdité, surdité réflexe due à une inhibition nerveuse pour certains auteurs (Brown-Séquard), ou à un phénomène d'intoxication (Chanson).

11. — MALADIES DU REIN

Mal de Bright. — Toute altération du filtre rénal est susceptible de retentir sur l'oreille et sur l'audition en raison de l'intoxication qu'elle tend à déterminer. Mais c'est surtout dans le mal de Bright que cette influence est manifeste.

En donnant la liste et la description de ce qu'il a nommé « les petits signes du brightisme », Dieulafoy fit rentrer dans cette liste les troubles auriculaires.

« Ces troubles auditifs sont variables, dit-il ; souvent ce sont des tintements, des bourdonnements dans une ou dans les deux oreilles ; en général, ces bourdonnements sont accompagnés ou suivis de la dureté de l'ouïe ; habituellement la demi-surdité est passagère et sujette à répétitions ; elle se localise à l'une des deux oreilles, rarement elle est durable, rarement aussi la surdité est complète. »

Théorie de Bonnier. — Bonnier attribue avec raison ces phénomènes auriculaires néphrasténiques à des variations qualitatives et quantitatives des liquides endocraniens et endotiques. Variations qualitatives parce que ces liquides reçoivent et recueillent en excès les produits toxiques normaux ou accidentels de l'urine que le rein devient incapable ou moins capable d'éliminer, d'où irritation du labyrinthe et des centres nerveux. Variations quantitatives aussi, parce qu'en raison des troubles vasculaires concomitants, il y a excès des effusions séreuses et en particulier abondance plus grande des liquides céphalo-rachidien et labyrinthique, d'où enfin hypertension de ces liquides.

Névrite toxique. Œdème acoustique. — Il peut donc y avoir, au cours du mal de Bright et causés par lui, un véritable œdème de l'acoustique en même temps qu'une névrite toxique de ce nerf, lésions parfaitement comparables à la rétinite albuminurique.

Hémorrhagie labyrinthique. — D'autre part, comme le fait encore remarquer Bonnier, on peut admettre qu'une maladie « où les effusions sanguines s'observent sous forme d'épistaxis, de glaucome, d'hématurie, de purpura, bref d'apoplexies de tout siège, doit également intéresser le labyrinthe et y produire des hémorrhagies ». La surdité alors n'est plus lente et progressive ou même intermittente, comme dans le cas précédent. Elle est brusque, subite : ce mode d'apparition est d'ailleurs beaucoup plus rare que le premier.

Otites moyennes. — Enfin, on peut observer également, au cours d'une néphrite, des accidents dans l'oreille moyenne, otites catarrhales ou hémorrhagiques, dont la pathogénie est identique à celles des troubles dont nous venons de parler.

12. — MALADIES DES ORGANES GÉNITAUX DE LA FEMME

Les maladies de l'appareil génital de la femme ou même les simples manifestations de sa fonction déterminent souvent des troubles auriculaires soit par action réflexe, soit par action vasculaire, par auto-intoxication ou par infection.

L'hyperesthésie ovarienne (Weber-Liel), l'excitation génésique, les sensations voluptueuses du même ordre, l'onanisme, et aussi les déviations utérines sont la cause de surdités qu'on ne peut guère expliquer autrement que par un réflexe et qui disparaît d'ordinaire avec cette cause.

L'établissement de la menstruation, les règles trop abondantes, les métrorrhagies, les hémorrhagies de l'accouchement sont souvent suivis d'anémie générale et d'anémie labyrinthique.

Au contraire, la suppression des règles au moment de

la ménopause, leur arrêt brusque lors d'une période menstruelle, la dysménorrhée peuvent amener soit l'hyperhémie, soit aussi l'hémorrhagie de l'oreille interne.

La surdité survenant au cours de la grossesse est fréquente. On l'a expliquée différemment, certains, comme Baratoux, n'y voyant que le résultat d'un trouble circulatoire, d'autres, plus nombreux et plus près de la vérité, semble-t-il, l'attribuant à l'auto-intoxication gravidique. Il s'agirait alors de névrites toxiques. Et l'observation montre en effet que beaucoup des dysacousies survenues au cours d'une grossesse sont dues à une lésion de l'appareil auditif nerveux.

Mais aussi il est indéniable que la gravidité ait une influence sur l'apparition et sur l'évolution de la capsulite spongieuse. Y a-t-il entre elles une relation de cause à effet, comme d'aucuns l'ont soutenu, voyant dans l'otosclérose le résultat de l'intoxication, ou bien la grossesse n'agit-elle ainsi que par la dénutrition qu'elle occasionne et n'est-elle plus alors qu'une cause occasionnelle? C'est ce qu'on ignore à l'heure actuelle.

C'est encore par auto-intoxication et par dénutrition qu'on explique les troubles de l'ouïe consécutifs à la lactation prolongée.

Quant aux infections de l'appareil génital de la femme — blennorrhagie, etc. — leurs complications auriculaires seront étudiées plus loin. Il s'agit plutôt, en effet, de maladies générales à point de départ génital habituel.

13. — MALADIES DES ORGANES GÉNITAUX DE L'HOMME

Chez l'homme comme chez la femme, l'excitation génésique, le coït peuvent déterminer une surdité passagère. Lannois en a rapporté quatre observations. Il s'agit là de cette dysacousie dont est atteint le héros du vaudevilliste Bisson, M. Pontbiquet, et qui révèle à

Mme Ponthiquet les excursions extra-conjugales de son époux.

Le surmenage génital, la masturbation provoquent des troubles auditifs plus intenses et plus durables. J'ai constaté ce cas en particulier chez un jeune homme muni ou affligé simultanément de deux maîtresses fort exigeantes et qui ne tarda pas à payer lui-même ses trop bons offices par une surdité rapide et très prononcée. Il s'agissait de surdité labyrinthique. Les oreilles moyennes fonctionnaient normalement et n'avaient jamais été touchées. Le Gellé était positif des deux côtés. Les courbes auditives, à l'acoumètre de Marage, étaient caractéristiques et présentaient un trou sur l'I avec audition à peu près égale pour les autres voyelles. L'acuité auditive moyenne était de $\dfrac{1}{254}$ à droite et $\dfrac{1}{225}$ à gauche. La suppression de la cause, la mise au repos du malade, l'administration de toniques suffirent à rétablir l'audition au bout d'un mois. Il persista cependant une surdité légère, offrant les mêmes caractères qu'au début, mais l'acuité se maintint à $\dfrac{1}{8}$ à droite et à $\dfrac{1}{5}$ à gauche.

On a expliqué ces hypoacousies par une action réflexe. Je crois pour ma part plus exact de les considérer comme le résultat de troubles vasculaires, de congestions labyrinthiques. Je base cette opinion sur le fait que je viens de rapporter où l'audition ne redevint pas normale, mais resta compromise, tout en s'étant considérablement développée spontanément, et aussi sur cet autre fait que ces surdités s'observent surtout chez les hypertendus, chez les artério-scléreux, chez les prédisposés aux apoplexies et chez qui l'effort du coït est susceptible de produire l'hémorrhagie du labyrinthe.

Au reste ces phénomènes congestifs d'origine génitale n'intéressent pas seulement l'oreille interne. Plusieurs

fois j'ai observé de jeunes garçons dont l'ouïe était défectueuse, qui présentaient quelques phénomènes modérés du côté des caisses tympaniques, de la rougeur du
manche du marteau, du catarrhe tubaire, et en même
temps de la pharyngo-rhinite et des épistaxis. Ces malades n'étaient que des onaniques. C'est certainement là
une cause fréquente de dysacousie chez les jeunes gens,
cause difficile à dépister en raison de la négation habituelle du sujet, mais à laquelle il faut toujours songer.

14. — MALADIES DU SYSTÈME NERVEUX

**Mécanisme de l'action sur l'oreille des maladies
du système nerveux.** — Dans son livre sur les troubles
auditifs dans les maladies nerveuses, Collet fait remarquer que ces affections agissent sur l'oreille par l'un des
trois mécanismes suivants :

D'abord par des phénomènes sensitifs, car bien que
doués d'une sensibilité spécialisée, les centres et les nerfs
acoustiques sont en réalité des voies sensitives.

En second lieu, par des phénomènes moteurs, inhibition complète ou incomplète de la fonction des muscles
de l'oreille moyenne.

Enfin par des phénomènes vaso-moteurs trophiques,
dus à la perturbation apportée dans la fonction du trijumeau et du sympathique.

Hydrocéphalie. — Et tout d'abord l'hydrocéphalie,
qui fréquemment existe dès la vie intra-utérine, qu'elle
soit aiguë ou chronique, est une cause de surdité quelquefois passagère, mais souvent durable. Les lésions siègent au niveau des stries acoustiques qui sont aplaties
et peuvent disparaître, ou encore intéressent les noyaux
mêmes de l'auditif, œdématiés (Urbantschitsch) ou comprimés (Haug). L'hypoacousie consécutive à cet œdème
ou à cette compression peut disparaître temporairement à
la suite de l'écoulement de liquide céphalo-rachidien par

l'oreille, fait curieux observé quelquefois (Politzer, Riecke, Medin).

Les altérations de l'oreille interne sont également fréquentes dans le cas d'hydrocéphalie fœtale, altérations constituées par un arrêt de développement.

Méningites. — Quel que soit le microbe pathogène qui les constitue — méningocoque, bacille de Koch ou autre — les méningites se compliquent de troubles auditifs graves, en déterminant une névrite purulente de la huitième paire. Il se produit une infiltration de proche en proche du pus dans le nerf acoustique, infiltration favorisée par sa dissociation au fond du conduit auditif interne. Elle suit de là les filets terminaux par les orifices de la lame criblée et atteint le labyrinthe. Les altérations de l'oreille interne sont d'ordinaire des plus graves. Le limaçon membraneux peut être détruit dans sa totalité soit par l'infiltration même, soit par nécrobiose due aux lésions vasculaires concomitantes. D'autres fois, il est respecté en partie.

Après guérison, si elle survient, le nerf auditif dégénère, s'atrophie, et le labyrinthe est envahi par une véritable ossification, le tissu néoformé remplaçant le tissu infiltré et nécrosé.

Les méningites séreuses sont aussi bien suivies de dysacousie ou même de perte totale de l'audition. Il s'agit alors d'altérations névritiques ou labyrinthiques par hypertension des liquides céphalo-rachidien et endotique.

Encéphalite. — La méningite proprement dite peut s'accompagner d'encéphalite superficielle et cette lésion intéresser les circonvolutions correspondant aux centres auditifs. La surdité peut alors s'associer à l'aphasie, à la surdité verbale, etc.

Pachyméningite hémorragique. — La pachyméningite hémorragique ne retentit pas seulement sur le labyrinthe, mais aussi sur l'oreille moyenne. Outre de petits épanchements sanguins dans le limaçon ou dans le nerf auditif, il se produit dans la caisse tympanique une membrane vasculaire analogue à celles qu'on trouve sur la face interne de la dure-mère à l'autopsie des individus morts à la suite de cette maladie. Cette fausse membrane est due à la propagation de la lésion le long de l'artère méningée moyenne qui envoie des rameaux au muscle du marteau et sur la paroi postéro-interne de la caisse.

Cliniquement on observe dans ce cas, outre les signes fonctionnels d'une dysacousie par lésion nerveuse, des symptômes otoscopiques particuliers et caractéristiques : le tympan ou les tympans, car la lésion est le plus souvent bilatérale, sont rouge brique ou gris rougeâtre, mais ne sont pas dépolis et ont conservé leur éclat. Cette coloration est due à la fausse membrane hémorragique vue par transparence.

Ramollissement et hémorragie cérébrale. — Le ramollissement, les hémorragies cérébrales sont encore une cause de surdité s'ils intéressent les centres ou les voies auditives. La dysacousie est alors croisée. Mais ce sont là des faits qui ont été observés très rarement. Il arrive plus fréquemment qu'il existe simultanément apoplexie cérébrale et apoplexie labyrinthique.

Tumeurs cérébrales. — Les tumeurs cérébrales ont une double influence sur l'appareil de l'ouïe et agissent sur lui soit directement, soit à distance.

En premier lieu elles provoquent des troubles auditifs en raison de leur siège. Elles peuvent intéresser, soit qu'elles y prennent naissance, soit qu'elles s'y propagent, le nerf auditif, le bulbe, la protubérance, le cervelet, les pédoncules cérébelleux, les tubercules quadrijumeaux. Elles agissent alors sur les voies acoustiques tantôt par compression, tantôt par destruction.

En second lieu elles amènent des troubles distants des organes de l'ouïe, d'abord par l'excès de pression du liquide céphalo-rachidien qu'elles déterminent et par l'hypertension labyrinthique consécutive. En outre, en se compliquant de phlébite des sinus caverneux, un néoplasme cérébral provoque des troubles vasculaires susceptibles d'intéresser l'oreille. L'inflammation de la base du crâne, provoquée par la tumeur, peut d'autre part être la cause d'une névrite de l'auditif. Enfin, les centres et les nerfs trophiques des organes acoustiques (trijumeau) et les nerfs moteurs de l'oreille moyenne (trijumeau, facial) peuvent être comprimés ou envahis par la néoplasie, ce qui est encore un mécanisme de surdité.

Tabès. — Bien que moins fréquemment atteint que le nerf vestibulaire dans le tabès, le cochléaire peut être intéressé par celui-ci et la dysacousie, autant que le vertige, être un symptôme de l'ataxie.

Névrite tabétique. — Il s'agit alors, dans la majorité des cas, d'une névrite de la huitième paire, comparable à toute autre névrite tabétique. Le nerf s'atrophie; le tissu nerveux est remplacé peu à peu par du tissu conjonctif. Cette dégénérescence se propage aux noyaux d'une part et d'autre part au labyrinthe, dont les éléments nobles ne tardent pas à disparaître.

Signes cliniques du tabes otique. — Cliniquement, la surdité due à cette névrite tabétique a une apparittion brusque le plus souvent et une évolution rapide. Elle survient de préférence pendant la période préataxique et, pour certains auteurs, cette dysacousie à début soudain doit toujours faire soupçonner l'ataxie prochaine chez un spécifique (Hermet, Collet). Mais elle peut naître également à tout autre moment de la maladie. Elle s'accompagne d'ordinaire de bruits subjectifs et d'hallucinations de l'ouïe.

Troubles trophiques de l'oreille moyenne d'origine tabétique. — La surdité peut encore se produire chez le tabétique consécutivement à des troubles trophiques de l'oreille moyenne dus à une lésion du trijumeau. Ce processus sera parfois difficile à distinguer d'une otite hyperplasique ou d'une capsulite au début survenant chez un tabétique. On sera mis sur la voie de ce diagnostic par l'examen de la sensibilité de la face. Les troubles trophiques auriculaires coexistant alors avec des douleurs fulgurantes, des névralgies dans le domaine de la cinquième paire, de l'anesthésie et de l'analgésie de la face, la chute spontanée des dents, tous phénomènes localisés du même côté que l'hypoacousie ou prédominant du côté de l'oreille la plus sourde.

Cette surdité par troubles trophiques n'a pas la même évolution que celle qui a la névrite auditive pour cause. Son début est insidieux et sa marche beaucoup plus lente.

Paralysie générale progressive. — Les mêmes altérations s'observent dans la paralysie générale progressive. Otto Mayer rapporte le résultat d'un certain nombre d'autopsies d'oreilles de paralytiques. Il trouva toujours des altérations dans l'appareil nerveux allant depuis la dégénérescence jusqu'à l'atrophie complète. Ces lésions portaient sur le nerf acoustique et sur le labyrinthe membraneux. On pouvait les suivre jusque dans les centres et leur nature tabétique ne fait aucun doute pour Mayer. Ceci serait un argument en faveur de l'opinion uniciste qui affirme l'identité de la paralysie générale et de l'ataxie locomotrice.

Sclérose en plaques. — L'audition peut encore être compromise par la sclérose en plaques, mais c'est là un fait qui a été bien rarement noté. Une seule observation, de Hess, qui constata des lésions protubérantielles à l'autopsie d'un de ses malades, est concluante à cet égard.

Altérations nerveuses. — *Trijumeau.* — A différentes reprises nous avons parlé des accidents trophiques de l'oreille dus à une lésion du trijumeau. Il n'est pas que dans le tabès et dans la néoplasie cérébrale qu'il est permis de les constater. L'ablation du ganglion de Gasser, la section du maxillaire inférieur à sa naissance, la névralgie faciale peuvent les provoquer. Le degré de ces troubles varie depuis la simple hyperhémie de la muqueuse tympanique, hyperhémie vaso-motrice, jusqu'à l'otite moyenne suppurée. Comparable à la kératite consécutive à la section du trijumeau, cette otite est une otite neuroparalytique. Il est à remarquer que, si les altérations de l'oreille moyenne sont peu prononcées, la surdité en pareil cas peut faire défaut, masquée et compensée par l'hyperesthésie auditive due à la paralysie du muscle du marteau innervé par un rameau du ganglion d'Arnold. Cette hyperexcitabilité de l'ouïe est comparable à celle que produit la paralysie du muscle de l'étrier dans les cas de paralysie faciale.

Sympathique. — Si le trijumeau est le nerf trophique et vaso-dilatateur de l'oreille, le sympathique en est le nerf vaso-constricteur ; et je terminerai en citant le cas de surdité observé par Baratoux et dû à la compression probable du sympathique cervical par un goître.

15. — MALADIES DE L'ŒIL

Si les maladies de l'oreille déterminent souvent des troubles de l'appareil de la vision, le phénomène inverse est beaucoup plus rare et dû presque toujours à un réflexe.

On a signalé des cas de surdité disparaissant après une iridectomie, d'autres survenus à la suite d'un glaucôme.

D'Arsonval a rapporté une auto-observation de dysacousie passagère et répétée à plusieurs reprises, durant de une heure à dix-sept jours, et produite par l'excitation violente de la rétine par un arc voltaïque incandescent.

16. — MALADIES DES OS

Je ne parlerai pas ici des lésions osseuses consécutives aux suppurations de l'oreille et susceptibles d'exagérer la surdité causée par celle-ci.

J'ai seulement en vue les maladies de l'appareil osseux qui peuvent retentir de près ou de loin sur les organes de l'ouïe.

Rachitisme. — On a attribué au rachitisme certaines manifestations dans l'oreille moyenne. Eitelberg et Haüg y voient l'étiologie d'otites moyennes catarrhales ou suppurées. Peut-être, avec Lannois, vaut-il mieux considérer le rachitisme comme prédisposant l'enfant aux infections en général et à celles de l'oreille en particulier.

Ostéomyélite. — L'ostéomyélite des os du crâne existe, mais c'est pour elle une localisation rare. Le temporal peut être atteint et les cavités otiques risquent d'être envahies par propagation par le processus infectieux.

Très rares aussi sont les complications auriculaires à distance de l'ostéomyélite. Steinbrügge, Bezold, Wagenhaüser, Castex, Siebenmann en ont publié des observations dont le nombre se limite à sept. Il s'agit très probablement alors d'une névrite auditive infectieuse, l'infection se propageant par voie sanguine au nerf acoustique et au labyrinthe. Siebenmann suppose en outre la possibilité de métastases amenant des suppurations du côté des méninges et des ventricules cérébraux; c'est là la pathogénie du cas rapporté par Steinbrügge.

17. — MALADIES PAR RALENTISSEMENT DE LA NUTRITION

Diabète. — Les complications auriculaires du diabète sont très fréquentes. Elles en sont même souvent la première manifestation et c'est à l'occasion de l'une d'elles

que la glycosurie peut être découverte. Parmi celles qui
peuvent entraîner la surdité, citons d'abord les otites
externes furonculeuses à répétition dont la ténacité n'a
parfois pas d'autre raison.

L'otite moyenne aiguë suppurée diabétique, qui est
sans doute la conséquence de la pharyngite de même
nature, a une évolution particulièrement grave en raison
de l'intensité de ses symptômes. La douleur y est extrêmement vive. Le pus est abondant, parfois hémorrhagique. La propagation à la mastoïde est fréquente et souvent rapide. Des fusées purulentes peuvent se diriger
vers le cou ou vers les méninges et l'encéphale.

Cette gravité de l'otite moyenne est imputable à l'exagération de la virulence des germes pathogènes qui trouvent dans les tissus sucrés un véritable milieu de cul-
ture, et en second lieu à la diminution de la résistance
de ces tissus.

On a signalé des labyrinthites primitives à la suite du
diabète.

Goutte. — La goutte, qui est l'origine de certains
accidents ayant le pavillon pour siège, détermine plus
rarement des lésions capables d'entraîner la surdité.
L'otite moyenne, l'hémorrhagie labyrinthique (Toynbee) ont été citées. Ces complications sont plus souvent
le fait de l'artério-sclérose et de la néphrite, apanages
fréquents du goutteux.

La goutte cérébrale, qui laisse si souvent à sa suite des
troubles de la parole, peut également déterminer la diminution de l'audition par altération des centres.

18. — MALADIES INFECTIEUSES

Complications otiques spécifiques et complications otiques non spécifiques. — On peut diviser les
complications auriculaires des maladies infectieuses en

deux catégories : les complications spécifiques et les complications non spécifiques.

Les premières — ce sont d'ailleurs les plus rares — constituent une localisation de l'infection actuelle, une de ses manifestations due au microbe de cette infection ou à sa toxine.

Les secondes ne sont produites qu'indirectement par l'infection en cours, qui en est l'occasion, la cause prédisposante, mais non la raison déterminante.

Ces deux sortes de complications peuvent s'associer pendant une même maladie. Elles peuvent avoir le même mécanisme ou une pathogénie différente.

Voies d'accès des microbes pathogènes. — Les voies d'accès des agents pathogènes dans l'oreille sont les suivantes :

Trompe d'Eustache. — Celle qui est de beaucoup la plus fréquente est la voie tubaire. Elle est commune à toutes les maladies infectieuses et peut servir à la pénétration des microbes spécifiques ou non. Dans le premier cas, il y a projection dans la caisse du germe présent dans le rhinopharynx où le processus morbide s'est déjà manifesté. Dans l'autre, il y a envahissement de l'oreille moyenne par les microbes saprophytes des cavités buccale pharyngée et nasale. Dans l'un et l'autre, ces agents se multiplient et deviennent virulents en raison de la suppression ou de la diminution du pouvoir bactéricide de la muqueuse tympanique sous l'influence de l'infection générale.

Tympan. — On a soutenu la possibilité de l'accès d'un bacille dans l'oreille moyenne au travers du tympan intact, au cours de certaines infections. Le fait n'est pas prouvé et reste douteux. Il est plus explicable dans le cas de perforation antérieure de la membrane tympanique.

Voie sanguine. — La voie vasculaire est fréquente, c'est le mode de pénétration des complications spécifiques. Elle explique les accidents labyrinthiques ou nerveux survenant au cours ou à la suite d'une infection avec intégrité de l'oreille moyenne.

Conduit auditif interne. Aqueduc du vestibule. Fissures craniennes. — Enfin plus rarement la porte d'accès peut être l'une des voies de communication entre les cavités otiques et la boîte cranienne — conduit auditif interne, aqueduc du vestibule — soit l'une des fissures craniennes et en particulier la fissure pétrosquameuse.

Et maintenant, quelles sont les maladies infectieuses qui peuvent par ces moyens envahir l'oreille et déterminer la surdité ?

Rougeole. — Je citerai tout d'abord les fièvres éruptives, et, parmi elles, la rougeole dont l'une des complications les plus fréquentes est sans aucun doute l'otite moyenne suppurée. On pourrait presque dire que l'otite est la règle dans les cas graves de rougeole et que l'intégrité de l'oreille est alors l'exception. Dans sa thèse sur l'otite morbilleuse, Cordier la cite vingt fois sur vingt-trois cas autopsiés ; München prétend l'avoir toujours constatée dans les cas de rougeole suivie de mort. Quand cette maladie a un caractère plus bénin, on constate encore l'otite dans 3 à 4 p. 100 des cas pour Moos et Haug, dans 9 pour cent pour Bürkner, 10,4 pour cent pour Barr.

Je ne donnerai pas la description de l'otite morbilleuse, qui est celle de toutes les otites moyennes suppurées aiguës. Je dirai seulement sa tendance plus grande aux complications osseuses et à la mastoïdite.

Quant à sa pathogénie, elle a été discutée. Il semble que le plus souvent elle soit la conséquence directe de l'angine morbilleuse, l'infection se propageant du pharynx à la caisse par la trompe. Pour certains auteurs, München entre autres, l'otite est une des manifestations du début de la rougeole simultanée, mais non consécutive

à la pharyngite, comparable à la bronchite, à la conjonctivite, à l'entérite, et caractérisée par l'exanthème de la
muqueuse tympanique.

Scarlatine. — La scarlatine peut se compliquer d'une
otite par le même mécanisme. C'est là encore une otite
très virulente qui laisse après elle des désordres souvent
considérables et une surdité grave. Survenant à toutes
les périodes de la maladie, elle est considérée comme une
manifestation de l'exanthème ou comme ayant une origine nasopharyngée.

En outre, la scarlatine peut retentir sur l'oreille plus
indirectement. On sait qu'elle a sur le rein une action
particulièrement nocive. La néphrite aiguë, le mal de
Bright en sont une suite fréquente et tenace. Or, nous
avons vu déjà comment ces affections rénales détermi-
naient des troubles otiques et auditifs.

Rubéole. Varicelle. Variole. — La rubéole et la varicelle n'atteignent que très rarement l'oreille : quelques
cas d'otite suppurée leur ont été attribués (Blau, Lannois). Il en est de même pour la variole.

Diphtérie. — Contrairement à ce qu'on serait tenté
de croire étant donnée sa localisation prépondérante à
la gorge, la diphtérie n'est pas une cause d'otite très
commune. La suppuration de la caisse a cependant été
constatée consécutivement à cette infection : elle est alors
grave, s'accompagnant rapidement d'ostéite et se compliquant presque toujours de labyrinthite. Quelques cas
de surdité par névrite auditive ont été observés à la
suite de la diphtérie.

Pneumonie. — La pneumonie ne donne pas lieu plus
souvent à des accidents auriculaires et ce fait est encore
remarquable puisque, en dehors de toute pneumococcie,
il n'est pas rare de trouver le diplocoque de Fränkel et
le pneumobacille de Friedländer dans le pus des otites
suppurées d'origine naso-pharyngée.

Transporté par la trompe ou par voie sanguine le pneumocoque peut envahir l'oreille avant même que la pneumonie ne soit déclarée. Mais cette propagation a lieu le plus souvent pendant la période d'état.

Enfin la surdité peut être la conséquence d'une méningite pneumococcique : je ne reviens pas sur ce sujet.

Grippe. — La grippe s'accompagne plus ou moins de troubles auriculaires, selon les épidémies. En 1889-90, lors de la grande épidémie d'influenza, ces complications furent la règle. Leur degré est très variable, depuis la simple otite catarrhale jusqu'à l'otite moyenne suppurée grave. Haüg, Politzer, Lermoyez ont décrit une otite grippale hémorrhagique caractérisée par des phlyctènes hématiques sur la membrane du tympan et un épanchement sanguin dans la caisse. Moos et Lannois ont observé des cas de surdité de même origine et explicables par des hémorrhagies labyrinthiques.

Fièvre typhoïde. — Au cours de la fièvre typhoïde, la dysacousie peut être déterminée par accident tympanique, labyrinthique, névritique ou méningé.

L'otite moyenne apparaît classiquement à la fin de la période d'état ou pendant la convalescence. Elle est alors la conséquence des ulcérations éberthiques du rhinopharynx que l'on observe presque toujours à la fin de cette maladie. D'autres fois, mais plus rarement, elle est précoce, et, si la typhoïde ne présente pas de caractères bien nets à son début, si elle est atténuée, le diagnostic étiologique peut être hésitant, et les symptômes généraux éprouvés par le malade mis sur le compte des accidents otitiques. Il faut alors attendre la suite de l'évolution de la maladie, la persistance des symptômes et pratiquer la séro-réaction de Widal pour éliminer le doute.

On peut observer aussi au début d'une typhoïde, une surdité modérée sans réaction de l'oreille moyenne. C'est là l'effet de l'atteinte de la corticalité cérébrale par le poison typhique (Lannois).

Le labyrinthe et le nerf auditif peuvent présenter des infiltrations, des hémorrhagies (Lucœ, Politzer, Schwartze).

Enfin le germe typhoïdique peut émigrer directement vers les espaces séreux de l'encéphale et l'encéphale lui-même, et laisser comme trace de son passage des troubles paralytiques, dont la surdité.

Typhus exanthématique. — Le typhus exanthématique détermine l'hypoacousie dans 5o pour cent des cas, selon Murchison. Cette complication se produit de préférence pendant la convalescence.

Rhumatisme articulaire aigu. — L'angine du rhumatisme articulaire aigu peut, comme toute angine, se compliquer d'otite moyenne. Celle-ci est toutefois rarement suppurée, et la simple otite catarrhale est plus fréquente.

Mais c'est surtout par d'autres complications viscérales que le rhumatisme aigu est dangereux pour l'oreille : le rhumatisme cérébral peut laisser, après guérison, des reliquats soit du côté des centres, soit dans les nerfs auditifs.

L'endocardite et la néphrite rhumatismales sont une source de complications pouvant intéresser les organes de l'ouïe. Quant aux accidents labyrinthiques primitifs qu'on a signalés au cours d'un rhumatisme articulaire, leur nature spécifique est douteuse, et il est peut-être plus sage de les attribuer à la médication prescrite.

Oreillons. — Le microbe des oreillons ou sa toxine frappent rarement l'oreille interne, mais ils le font d'une façon particulièrement grave. La surdité survient alors brusquement et est immédiatement très prononcée, parfois totale. Névrite ou labyrinthite, c'est là la seule manifestation auriculaire d'origine ourlienne. Contrairement à l'opinion vulgaire, les oreillons respectent presque toujours les oreilles moyennes.

Coqueluche. — Outre l'otite moyenne aiguë catarrhale

ou suppurée, la coqueluche provoque parfois des troubles otiques plus sérieux, conséquences des secousses violentes de toux qu'elle a pour symptôme. Non seulement le tympan peut se rompre, mais des ruptures vasculaires risquent de se manifester dans l'oreille interne. D'autre part, au cours de coqueluches graves, on a observé des phénomènes méningitiques dont la surdité est le reliquat, par lésion de la huitième paire ou des centres auditifs (Baginski).

Érysipèle. — L'érysipèle à point de départ pharyngé peut gagner la face en passant par la trompe et par la caisse tympanique. Moos a signalé le cas d'otite érysipélateuse consécutive au passage de l'agent infectieux du conduit auditif vers l'oreille moyenne à travers le tympan respecté. Frey a rapporté l'observation d'une surdité centrale unilatérale venue à la suite d'un érysipèle grave et qu'il compare aux accidents névritiques et méningés de l'ostéomyélite.

Blennorragie. — La blennorragie retentit rarement sur l'oreille. Martino a relaté un cas de surdité par névrite auditive dont la seule cause possible était l'action du gonocoque.

Malaria. — Chez les malades atteints de malaria, on a quelquefois observé des accidents auriculaires qui offrent cette particularité d'être intermittents. L'otalgie, la dureté nerveuse de l'ouïe, et aussi des collections périodiques d'exsudat dans l'oreille moyenne avec inflammation du tympan, tels sont les phénomènes otiques attribués à la fièvre intermittente, phénomènes qu'on ne doit pas confondre avec ceux plus fréquents dus à l'emploi prolongé de la quinine.

Bouton d'Orient. Lèpre. Actinomycose. — Signalons enfin les complications auriculaires du bouton d'Orient, de la lèpre, de l'actinomycose, et arrivons à l'étude de celles qui sont déterminées par les deux maladies chroni-

ques infectieuses les plus fréquentes de beaucoup : la
tuberculose et la syphilis.

Tuberculose. — La tuberculose peut frapper toutes
les parties de l'appareil de l'audition. Sur le pavillon et
dans le conduit auditif externe, elle se manifeste sous la
forme du lupus. Celui-ci détermine des déformations de
ces organes, des pertes de substance intéressant partie
ou totalité du pavillon, des synéchies du conduit, toutes
complications entraînant un degré plus ou moins prononcé de dysacousie.

Otite moyenne suppurée tuberculeuse. — L'otite
moyenne tuberculeuse est d'observation courante. Favorisée par la toux chez le phtisique, la projection dans
l'oreille moyenne par la trompe de muco-pus expectoré
est sans doute son origine la plus fréquente. Elle peut
succéder aussi à l'angine tuberculeuse ou au lupus nasopharyngé (Brieger, Gradenigo). Enfin le bacille de Koch
peut atteindre la caisse tympanique par voie sanguine ou
lymphatique.

La suppuration bacillaire de l'oreille moyenne a pour
caractéristique une allure subaiguë, un début indolore.
Elle s'installe sournoisement sans prodromes, le malade
s'apercevant soudain que son oreille coule et que son
audition a baissé, alors que la maladie est apparue
depuis quelque temps déjà. Cette otorrhée est constituée
par un liquide séreux, quelquefois grumeleux, rappelant
alors le pus d'un abcès froid. Le tympan est largement
perforé sans la moindre inflammation. A travers la ou
les perforations on voit le promontoire dont la muqueuse
est pâle, peu granuleuse, recouverte d'un enduit fibri-
noïde. De très bonne heure, l'os est atteint. Les osselets,
cariés, s'éliminent. L'ostéite tuberculeuse envahit peu à
peu la mastoïde et le labyrinthe. Dans le premier cas, il
se produit une mastoïdite subaiguë comme l'otite elle-
même. Dans le second naît une labyrinthite séreuse
d'abord, puis purulente, qui se termine souvent par la

nécrose et l'élimination du labyrinthe osseux, ou dont la guérison est suivie tout au moins de l'envahissement de l'oreille interne par du tissu fibreux ou osseux néoformé.

Fonctionnellement l'otite moyenne tuberculeuse est donc grave. Elle compromet profondément l'audition, déterminant une surdité qui peut être totale.

Polynévrite acoustique tuberculeuse. — Celle-ci peut succéder également à une manifestation auriculaire bacillaire, décrite par Siebenmann et Wittmaack, la polynévrite acoustique tuberculeuse. C'est une névrite toxique, hématogène, du nerf de la huitième paire, et qui intéresse surtout la branche cochléaire.

Méningite tuberculeuse. — Citons enfin la surdité de la méningite tuberculeuse. Elle est provoquée par des tubercules siégeant sur un point quelconque des voies et centres acoustiques. Mais cette méningite étant pour ainsi dire fatale, elle constitue une cause de dysacousie que l'on n'a jamais à rechercher.

Syphilis. — La syphilis de l'oreille est moins fréquente que les accidents tuberculeux de cet ensemble d'organes. Comme le bacille de Koch, le tréponœma atteint tous les segments de l'appareil de l'ouïe. Les manifestations y sont presque toujours graves dans leurs suites.

Otite externe syphilitique. — La syphilis de l'oreille externe est rare. Quelques cas de chancres du pavillon ont été signalés. Dans le conduit auditif on observe des excroissances verruqueuses et des condylomes qui peuvent laisser après guérison des rétrécissements. De même pour les gommes du méat, qui sont un accident exceptionnel.

Au tympan siègent des papules perforantes, sortes de petites gommes qui entraînent la destruction limitée ou totale de la membrane (Baratoux).

Chancre de la trompe. Gommes du rhino-pharynx. — Le chancre du pavillon de la trompe d'Eustache, consécutif au cathétérisme de ce canal, ne doit plus se rencontrer en raison des progrès et de la pratique courante de l'asepsie. Des gommes du rhinopharynx intéressent souvent le papillon tubaire dont elles déterminent l'atrésie ou l'obstruction.

Otite moyenne syphilitique. — La caisse tympanique peut être atteinte à l'occasion d'accidents syphilitiques, mais présente rarement une lésion spécifique proprement dite. Les otites moyennes qu'on observe alors sont dues à la présence d'ulcérations rhino-pharyngées, mais sont constituées par une infection polymicrobienne banale. Toutefois, quelques cas ont été signalés d'accidents secondaires de la caisse déterminant une otite suppurée d'allure particulière avec grande abondance de pus, ostéite et nécrose osseuse précoces, vives douleurs et surdité très prononcée (Garzia).

Ostéite mastoïdienne. — L'ostéite de l'apophyse mastoïde n'est pas fréquente. Elle entraîne soit la formation de séquestres, soit l'éburnation de l'os, envahi par du tissu néoformé.

Labyrinthite syphilitique. — La labyrinthite syphilitique est d'ordinaire tardive et apparaît le plus habituellement de un à trois ans après le chancre. Sa précocité est plus rare et l'on cite les cas où elle a été observée (Delsaux, Habermann, Charazac, Félix). D'autre part, il est non moins exceptionnel de la constater vingt, trente ou quarante ans après l'accident initial, comme l'ont fait Politzer, Habermann, Delle.

Anatomiquement cette labyrinthite est caractérisée par l'infiltration cellulaire du périoste, par des lésions vasculaires (artérite syphilitique), par des lésions des ramifications du nerf auditif. Moos et Steinbrügge observèrent un cas d'ostéite raréfiante du temporal et de la capsule labyrinthique d'origine spécifique.

Cliniquement elle se présente sous deux formes (Hennebert, Castex). Ou bien elle apparaît progressivement, lentement, simulant une capsulite spongieuse, un peu plus rapide qu'elle cependant et déterminant plus vite encore

une dysacousie prononcée. Ou bien elle s'installe rapidement, voire même brusquement (formes rapide et apoplec-
tiforme de Gradenigo), donnant le tableau du syndrôme
de Menière, amenant une surdité souvent complète. La
formule acoumétrique dans l'un et l'autre cas est celle de
l'otite interne sans présenter rien de particulier.

Syphilome méningé. — La névrite acoustique syphilitique, périnévrite ou névrite gommeuse, due le plus
souvent à un syphilôme méningé, coexiste parfois avec
la paralysie faciale de même nature, ce qui met plus facilement sur la voie de son diagnostic. Celui-ci est en
effet assez délicat et les critériums de Gradenigo — abaissement de l'acuité auditive pour les sons moyens, conduction osseuse meilleure que dans les labyrinthites,
épuisement fonctionnel rapide — sont loin d'être fidèles.
L'évolution clinique de la névrite auditive rappelle beaucoup celle de la labyrinthite et, en cas de spécificité, est
souvent confondue avec elle.

*Syphilis du bulbe ; de la protubérance, du cervelet et
du cerveau.* — Les lésions spécifiques du bulbe, de la
protubérance, du cervelet, du cerveau peuvent intéresser les voies acoustiques. Le syndrôme variera suivant
le siège et c'est sur lui que l'on basera le diagnostic topographique ; mais, en pareil cas, la connaissance d'antécédents syphilitiques et surtout le traitement d'épreuve
pourront seuls différencier les accidents dus au tréponœma d'une tumeur néoplasique.

Syphilis héréditaire. — On distingue d'ordinaire,
dans l'étude de la syphilis auriculaire, la spécificité
acquise de celle qui est héritée. J'ai omis à dessein cette
distinction, car, en réalité, les accidents sont les mêmes
dans l'un et l'autre cas. L'âge du sujet, la connaissance
d'un accident primitif personnel, la coexistence de stigmates d'hérédo-syphilis (triade d'Hutchinson) seront les
seules bases du diagnostic d'origine, l'évolution et les

caractères des syphilomes n'ayant à ce sujet aucune valeur différentielle.

Affections parasyphilitiques. — Je ne reviendrai pas, enfin, sur les affections parasyphilitiques, susceptibles de causer la surdité, ayant traité de ce sujet en établissant les rapports entre la dysacousie et les maladies nerveuses (tabès-paralysie générale).

19. — DIATHÈSE NÉOPLASIQUE

Puisqu'on ignore encore la nature exacte de l'agent néoplasique, le mot « diathèse », quelque imprécis soit-il, peut lui être attribué jusqu'à nouvel ordre. Aussi bien que les maladies infectieuses, cette diathèse peut être une source de surdité. Et cela par deux mécanismes : soit que le néoplasme ait son siège dans l'appareil auditif, soit qu'il agisse à distance sur lui.

Je ne reviendrai pas sur les tumeurs des centres et nerfs de l'audition, que nous avons déjà étudiées.

Néoplasmes de l'oreille externe. — Les tumeurs de l'oreille externe ne compromettent l'audition que lorsqu'elles obstruent le conduit auditif, où elles prennent naissance, ou bien où elles se propagent après s'être développées sur le pavillon. Parmi les néoplasies bénignes, on a observé le fibrome, le kyste sébacé, le kyste dermoïde, le chondrome, le névrome. Les tumeurs malignes sont moins rares en cette région, épithélioma, sarcome, carcinome, lymphadénome.

Néoplasmes de l'oreille moyenne. — Dans l'oreille moyenne peut se développer le carcinome, l'épithéliome, le sarcome. Souvent, l'épithélioma se greffe sur une vieille otite chronique suppurée, et ce n'est qu'au bout d'un certain temps, quand des phénomènes de propagation se sont produits soit du côté de la mastoïde, soit du côté des ganglions correspondants (joue, région rétromaxillaire), que le diagnostic est soupçonné.

Néoplasmes extra-auriculaires. — Quant aux néoplasmes extra-auriculaires, ils peuvent déterminer dans
l'oreille interne des troubles vasculaires, soit l'anémie
par les hémorragies qu'ils provoquent, soit l'hyperhémie, au contraire, par la compression des gros troncs
veineux, comme il arrive pour les tumeurs du médiastin
et les tumeurs cervicales comprimant la veine cave supérieure, les troncs brachio-céphaliques ou les jugulaires.

Enfin, quel que soit leur siège, les néoplasies malignes
peuvent amener dans l'appareil auditif nerveux, nerfs
et centres, des troubles imputables à la dénutrition et à
la cachexie.

20. — INTOXICATIONS

Intoxication thérapeutique. — Comme le fait très justement remarquer Castex, la grande majorité des surdités dues à une intoxication sont produites par l'action
d'un poison appartenant à l'arsenal thérapeutique. Alors
le médecin transgresse, parfois à son insu, le vieux précepte « Primum non nocere ».

Toutefois il faut bien reconnaître que ces dysacousies
par toxique sont souvent l'inconvénient prévu mais
accepté d'une médication dont l'indication est trop formelle et trop importante pour qu'elle ne soit pas prescrite à cause de lui.

Intoxications accidentelles. — Outre ces intoxications
otiques d'origine thérapeutique, s'en produisent d'autres,
accidentelles ou résultant de l'usage habituel d'agents
nocifs non médicamenteux.

Sels de quinine. — Parmi ces poisons de l'oreille, il
faut citer tout d'abord les sels de quinine, et en particulier le sulfate, dont l'action sur l'audition est bien connue. La surdité est très fréquente chez les paludiques ;
mais si, comme nous l'avons vu, elle peut être parfois
une complication de leur maladie, elle est beaucoup plus

fréquemment le résultat du traitement qu'ils ont suivi. On a aussi prescrit l'emploi de la quinine en otologie, dans le cas de vertige; c'est le moyen thérapeutique préconisé par Gilles de la Tourette. Certes, ce médicament diminue et fait même disparaître les phénomènes vertigineux après les avoir tout d'abord exaltés. Mais le prix de ce résultat est la surdité : la quinine inhibe la fonction cochléaire en même temps que la fonction vestibulaire.

On sait que son action se limite au labyrinthe et à l'appareil auditif nerveux. Mais le point sur lequel la certitude n'est pas encore faite est son mode d'action, et les avis sont partagés à ce sujet. Pour certains auteurs la quinine frappe les centres nerveux (Laborde), le cerveau et la moelle (Eulenburg) ou le ganglion cervical inférieur (Woakes). Pour d'autres elle provoquerait dans le labyrinthe des troubles circulatoires. Mais sur ces troubles encore on est loin d'être d'accord. Guder, Wittmaack opinent pour l'anémie par vaso-constriction des vaisseaux de l'oreille interne. Wittmaack admet en outre la dégénérescence des cellules du ganglion spiral. Au contraire, Roosa, Schwabach, Kirchner soutiennent l'hyperhémie labyrinthique, vaso-dilatation qui peut, selon ces auteurs, être constatée également dans l'oreille moyenne.

Acide salicylique, salicylates. — L'acide salicylique et les salicylates agissent dans le même sens. Toutefois, les troubles qu'ils provoquent sont moins fréquents et moins durables. On les observe surtout après absorption de doses très élevées. Kirchner les attribue à des phénomènes de vaso-dilatation.

Antipyrine, Bromures, etc. — L'antipyrine, la phénacétine, l'exalgine, l'acétanilide ont été incriminés dans certains cas de surdité passagère. Les bromures peuvent également diminuer l'audition. Mais ce sont là des médicaments dont l'action dépressive sur le système nerveux tout entier est manifeste, et c'est peut-être là tout le mécanisme de l'affaiblissement de l'ouïe qu'ils produisent.

Iodures alcalins.—L'iodure de potassium, les iodures alcalins en général, d'un usage si courant contre les surdités, sont pourtant plus nuisibles à l'oreille qu'ils ne peuvent lui être utiles. Même à doses modérées, leur action congestive sur la muqueuse du rhino-pharynx est quasi constante. Il est donc inévitable que la muqueuse tubaire et celle de l'oreille moyenne participent plus ou moins à cette hyperhémie. On a même observé des otites catarrhales qui n'avaient d'autre cause que le traitement ioduré (Herbert Ramsay). Nous verrons quelle conséquence logique s'impose de ces faits en thérapeutique auriculaire.

Mercure.—Le mercure n'est pas inoffensif et Wolf lui attribue la surdité qu'on observe chez les ouvriers chapeliers. Castex rapporte des cas de dysacousie au cours de traitements hydrargyriques, où le médicament, et non la syphilis, devait être mis en cause.

Arsenic. Arsenobenzol. — L'action nocive sur l'audition de l'arsenic et de ses composés a été bien étudiée, surtout récemment, depuis l'application du traitement d'Ehrlich dans la syphilis par le dioxy-diamido-arsenobenzol. Déjà avec d'autres produits arsenicaux organiques on avait observé, tant du côté de l'auditif que de l'optique, des troubles manifestes et souvent graves : l'atoxyl, l'arsénophénylglycine, l'arsacétine sont franchement neurotoxiques. Aujourd'hui les cas de surdité due au 606 qui ont été publiés sont également très nombreux.

Cette hypoacousie apparaît d'ordinaire soit brusquement, soit très rapidement. Les troubles vertigineux dont elle s'accompagne, l'examen fonctionnel et physique de l'oreille indiquent qu'il s'agit de labyrinthite et de névrite. Le vestibulaire est atteint en même temps que le cochléaire, mais il semble que celui-ci le soit davantage. Urbantschitsch et Ehrlich ont vu dans ces phénomènes, surtout lorsqu'ils sont précoces, c'est-à-dire apparaissant quelques heures ou quelques jours après l'injection, un effet de la réaction de Jarisch-Herxheimer, c'est-à-dire de l'exaltation de la virulence du tréponœma suivant immédiatement, et tout d'abord, l'application du traitement. Ces accidents auriculaires seraient donc dus non au médicament, mais à la syphilis. On a peine à expliquer de cette façon les surdités qui suivent une injection de Salvarsan au bout de plusieurs semaines ou de plusieurs mois. Et il semble plus sage de les considérer comme le résultat de la neurotoxicité de l'arsenobenzol. D'ailleurs d'après les observations publiées ces troubles névritiques et labyrinthiques seraient plus fréquents lorsque l'oreille a été antérieurement touchée par un processus pathologique. C'est là un fait important et qui rendrait l'examen des oreilles aussi légitime et aussi prudent que celui des yeux avant l'application du traitement par l'arsénobenzol.

Plomb. Phosphore. — Le plomb peut être nocif pour le nerf auditif. Le phosphore également.

Nitrite d'amyle. Trinitrine. Pilocarpine. — Le nitrite d'amyle, la trinitrine, la pilocarpine sont susceptibles de déterminer des troubles vasculaires dans l'oreille si leur action est trop prolongée (lotions capillaires à base de pilocarpine).

Oxyde et sulfure de carbone. — L'oxyde et le sulfure de carbone ont été quelquefois mis en cause (Kayser).

Éther et Chloroforme. — Les anesthésiques, l'éther et surtout le chloroforme peuvent être également responsables de surdité. Moos, Urbantschitsch, Haug, Castex, Lannois en citent des exemples. J'en ai observé plusieurs pour ma part. J'ai remarqué chez ces malades que l'oreille moyenne était atteinte et que tous avaient été opérés dans la position de Trendelenbourg. On peut en conclure qu'au cours de l'anesthésie le rhino-pharynx a été encombré par des mucosités chargées de chloroforme et qu'il s'est produit une réaction du côté des trompes et de la caisse. Les efforts de vomissements, possibles, ont peut-être aussi favorisé ce catarrhe tubaire. D'autre part, les phénomènes auditifs qu'on observe au début de la narcose — bourdonnements, bruits de cloches — indiquent l'action évidente de l'anesthésique sur l'oreille interne.

Opium. — L'opium, la morphine peuvent amener de la congestion labyrinthique (Politzer, Nussbaum).

Haschisch; chenopodium. — Le haschisch, le chenopodium (Moreau, Gellé, North) ne sont pas sans action sur l'acuité auditive.

Alcool. — L'alcool peut déterminer une névrite auditive comparable à la névrite optique dont il est la cause (Alt, Castex, Terrien).

Tabac. — La névrite et la labyrinthite nicotiniques existent également; mais c'est surtout à l'oreille moyenne que nuit l'usage du tabac. Celui-ci provoque fatalement de la pharyngite et de la rhinite, facteurs de surdité. On a vu des otites moyennes suppurées chez les priseurs qui n'étaient dues qu'à leur manie fâcheuse. Fumer et priser sont deux choses interdites à tous les sourds et l'on peut dire que tout priseur est un candidat à la surdité.

Champignons. — Enfin, je terminerai cette énumération des poisons de l'oreille en citant une observation rapportée par Haug d'un cas de dysacousie consécutive à une intoxication par les champignons.

21. — [CAPSULITE SPONGIEUSE (OTOSCLEROSE)

Définition. — La capsulite spongieuse est une maladie de l'oreille interne et en particulier du limaçon, dont on ne connaît pas encore la cause initiale, qui est caractérisée anatomiquement par la transformation spongieuse, circonscrite ou généralisée, de la capsule labyrinthique, et qui s'accompagne, selon le siège de la lésion, d'ankylose de l'étrier et de dégénérescence des éléments nerveux.

Elle est aussi désignée sous le nom d'otosclérose, d'otite sèche, d'otite scléreuse tympano-labyrinthique, d'ankylose de l'étrier. De ces dénominations, les unes sont erronées histologiquement, les autres sont insuffisantes parce qu'elles ne s'appliquent qu'à un symptôme non constant de la maladie.

Historique. — Déjà au xviie siècle, Valsalva, Morgagni, Heckel avaient reconnu l'ankylose stapédiale comme cause de certaines surdités, Hagenbach (1835), Hyrtl (1845), Toynbee (1857) insistèrent à leur tour sur ce fait d'anatomie pathologique. En 1881, Tröltsch fut le premier à séparer nettement ce qu'il appela la « sclérose » d'oreille, des affections de la caisse consécutives au rétrécissement ou à l'occlusion tubaires.

Théorie de Politzer. — Mais il faut arriver jusqu'aux travaux histo-pathologiques de Politzer pour trouver une description exacte de la maladie qui nous occupe. Ce fut Politzer qui indiqua le premier que, « dans un nombre non négligeable de cas, rangés d'habitude par suite de leurs symptômes cliniques et de leur marche, parmi les catarrhes secs de l'oreille moyenne, la base anatomo-pathologique du trouble auditif n'est pas une affection de la muqueuse de l'oreille moyenne, mais qu'il faut la chercher dans une affection primitive de la capsule osseuse du labyrinthe ».

Politzer démontra que cette affection primitive consistait en une néoformation osseuse, en une transformation de la capsule labyrinthique en tissu osseux spongoïde au voisinage de la fenêtre ovale, tendant à souder à celle-ci la platine de l'étrier. Il reconnut aussi la possibilité d'autres îlots de tissu spongieux néoformé disséminés dans toute autre partie de la capsule. Il nomma cette affection otosclérose et fit jouer à l'hérédité le rôle principal dans son étiologie.

« L'otosclérose est une maladie osseuse primitive », telle est donc la doctrine de Politzer.

Toutes les recherches entreprises depuis ou simultanément, tous les examens microscopiques sont venus
confirmer l'existence de la capsulite spongieuse rendue
évidente par lui pour la première fois. Mais si l'accord
est fait sur la nature histologique du mal, il est loin de
l'être sur la pathogénie et sur l'étiologie de la lésion. Et
l'on peut diviser les diverses opinions émises jusqu'à ce
jour en deux grandes écoles : la première qui, avec Politzer, considère la capsulite comme une lésion primitive
de l'os, la seconde, qui en fait une affection secondaire
de cet os, ayant son point de départ dans l'oreille moyenne.

Théorie de Siebenmann. — Parmi les résultats qui
vinrent corroborer la thèse soutenue par Politzer, il faut
d'abord citer ceux de Siebenmann. Celui-ci toutefois,
tout en confirmant le point principal, c'est-à-dire la
nature primitive de la lésion osseuse, soutint que la
transformation spongieuse débutait non dans la capsule
même, mais à la limite entre la capsule labyrinthique primitive formée grâce à l'endo-cartilage, et l'os conjonctif
déposé secondairement et d'origine périostée. Ce n'est
qu'un point de détail, mais important aux yeux de Siebenmann, qui voit dans les restes cartilagineux primitifs l'origine de la capsulite, laquelle devient, pour lui,
la phase dernière d'un processus de croissance.

A l'école Politzer-Siebenmann appartiennent encore
Manasse, Möller, Alexander, Hammerschlag, Brühl.
Celui-ci toutefois établit une distinction entre le processus causal de l'ankylose de l'étrier et celui qui s'accompagne de surdité nerveuse. Au premier seul il réserve
le nom d'otosclérose et refuse d'identifier les foyers
d'ostéospongiose localisés à la fenêtre ovale, et ceux
disséminés ailleurs dans la capsule.

Théorie de Habermann et Katz. — La seconde école
a pour chefs Habermann et Katz. Pour eux la capsulite
spongieuse est une affection secondaire de l'os, dont le
point de départ est dans le revêtement de la caisse tym-

panique. Ce point de départ, Habermann le localise exactement dans le périoste de l'oreille moyenne ; de là le
processus se propagerait à l'os en suivant les vaisseaux.
Katz le situe dans le revêtement mucopériosté de la
caisse et, comme Habermann, admet la propagation le
long des parois vasculaires. Mais il est moins exclusif
et soutient également la possibilité de l'origine de l'otosclérose dans le périoste interne du crâne, autrement dit
la dure-mère.

De même que Politzer et Siebenmann appuyèrent leur
doctrine sur la constatation de foyers d'ostéospongiose
coexistant avec l'intégrité histologique absolue de l'o-
reille moyenne, de même Habermann et Katz se basèrent
sur la rencontre de lésions simultanées dans la caisse et
le labyrinthe, y virent une relation de cause à effet et
prirent cette relation pour règle.

Et pour expliquer la non-constance de l'otosclérose
comme complication d'otite moyenne, ils invoquèrent
l'influence de diathèses, d'affections constitutionnelles
ou dyscrasiques, et en particulier celle de la syphilis.

Théories éclectiques. — A côté de ces deux grandes
écoles, quelques auteurs ont pris une position intermédiaire. Plus près de Politzer que de Habermann, Bezold
et Scheibe sont éclectiques, et, tout en admettant l'origine primitive de la lésion dans la capsule, prétendent
aussi qu'une inflammation de l'oreille moyenne peut la
déterminer.

Otto Mayer se rallie à l'origine secondaire de la capsulite, mais la voit ailleurs que dans la caisse. Se basant
sur la topographie des foyers d'ostéite dans la capsule,
dont trois sont quasi-constants : un au voisinage de la
fenêtre ovale, deux près du conduit auditif interne, et
aussi sur leur symétrie fréquente dans les deux oreilles,
il admet que ces foyers ont une origine vasculaire et
sont le résultat d'une altération des vaisseaux nourriciers
du labyrinthe osseux, branches de la stylo-mastoïdienne

et circulant par l'aqueduc du limaçon et ses canalicules accessoires. Pour Mayer donc, l'otosclérose serait un trouble trophique. Et il suppose que ces altérations vasculaires sont du même ordre que celles de l'artériosclérose.

Critique de ces théories. — Ainsi qu'on s'en rend compte, ce que ces auteurs ont vu surtout dans la capsulite spongieuse, qu'ils appartiennent à l'une ou à l'autre école, c'est la lésion histologique siégeant près de la fenêtre ovale et c'est l'ankylose du stapédius, conséquence de cette lésion. Or, des travaux plus récents, et en particulier ceux de Manasse, ont démontré que, dans la dégénérescence spongieuse de la capsule du limaçon, les bords de la fenêtre ovale pouvaient être épargnés et que l'ankylose de l'étrier n'était qu'une complication et un symptôme fréquents, mais non constants, de la capsulite. D'autre part, Manasse encore, lors de la réunion de la Société allemande d'Otologie à Bâle, en 1909, rapporta que, sur tous les rochers atteints d'otosclérose qu'il avait examinés, il avait trouvé des lésions du labyrinthe membraneux et des altérations nerveuses. Ces altérations étaient constituées par des lésions banales de dégénérescence, portant sur les cellules auditives, sur les filets nerveux cheminant dans la lame spirale, et sur les cellules du ganglion spiral. Et Manasse insista sur l'importance de ces lésions nerveuses dans la capsulite spongieuse ; pour lui, l'ankylose stapédiale passe au second rang. Nous verrons dans un instant les conséquences qu'on est en droit de tirer de là tant au point de vue pathogénique qu'au point de vue clinique.

Le seul fait que la capsulite peut exister chez un individu dont l'oreille moyenne a été constatée indemne de toute altération, cliniquement et histologiquement, suffit pour démontrer l'erreur de la thèse Habermann-Katz. Non pas qu'on ne puisse rencontrer dans un même rocher en même temps de l'otite moyenne et de l'ostéospongiose labyrinthique; mais ce n'est là alors qu'une coïncidence qui ne peut être rare, étant donnée la fréquence des affections de la caisse tympanique. On peut même admettre, avec Bézold et Scheibe, qu'une otite suppurée puisse déterminer des altérations osseuses similaires ou comparables à celle de la capsulite sur le promontoire ou au voisinage de la fenêtre ovale. Mais ce n'est pas une preuve pour généraliser. Et puis comment expliquer par un point de départ dans la caisse les points d'ostéite spongieuse qu'on trouve isolés près du conduit auditif interne et qui ont respecté toute autre partie de la capsule, comme dans certains cas de Manasse ?

Enfin l'obligation où se trouvent Habermann et Katz d'invoquer l'influence d'une affection générale, et en particulier de la syphilis, pour expliquer que la capsulite ne complique pas toujours l'otite moyenne, est une hypothèse pure, qu'en réalité les faits ne prouvent pas, et qui se trouve infirmée par la statistique et par l'histoire des malades.

L'origine vasculaire de la capsulite n'est pas soutenable davantage. L'âge auquel apparaît de préférence cette affection, l'absence de troubles simultanés de l'appareil circulatoire démontrent qu'on ne peut invoquer avec raison l'artério-sclérose.

D'autre part, l'influence de l'hérédité que soutient Politzer est une explication bien vague, insuffisante et qui ne donne pas le « pourquoi » de la capsulite spongieuse.

Tout bien considéré, il semble que deux hypothèses surtout soient plausibles.

La première est celle de Siebenmann, que nous avons déjà énoncée. Pour elle, la capsulite spongieuse est une altération développée primitivement aux dépens des résidus du cartilage primitif dont la capsule est si riche normalement (espaces interglobulaires de Manasse) et qui sont abondants surtout aux points d'élection des

foyers d'ostéite spongieuse, c'est-à-dire au voisinage de
la moitié postérieure de la fenêtre ovale et dans la paroi
supérieure et inférieure de la cochlée. Ce serait la phase
dernière d'un processus de croissance anormal.

Alors les altérations nerveuses d'une part et l'ankylose de la platine stapédiale d'autre part seraient les deux
conséquences, celle-là plus fréquente que celle-ci, de la
lésion osseuse.

La seconde doctrine, appuyée sur la coïncidence constante, démontrée par Manasse, d'altérations nerveuses
avec les foyers d'ostéite, même quand ces foyers sont
très petits, considérerait ces altérations nerveuses comme
la cause du trouble osseux qui, à son tour, déterminerait l'immobilité de l'étrier. La capsulite serait alors un
trouble neurotrophique. Resterait à expliquer la raison
des lésions nerveuses.

En résumé, il est très probable que c'est en cessant
de ne considérer dans la capsulite spongieuse que son
symptôme secondaire — l'ankylose du stapédius — et
en étudiant les rapports réciproques de l'ostéite et de la
névrite qu'on découvrira la clef du mystère. D'autres
recherches sont nécessaires. En attendant il faut se contenter d'hypothèse. Et s'il faut prendre position dès maintenant, il semble que la théorie de Siebenmann soit la
plus séduisante.

Tableau clinique. — Quoi qu'il en soit, la variabilité
de la topographie et de l'importance réciproque des
lésions constitutives de la capsulite entraîne fatalement
celle de son tableau clinique, et, partant, des bases de
son diagnostic.

On peut, au point de vue de celui-ci, ramener les différents aspects symptomatiques sous lesquels cette affection se présente à trois types principaux :

1er type : *Capsulite isolée et complète.* — Dans un
premier cas, la capsulite spongieuse existe à l'état isolé,
est le seul processus pathologique intéressant l'appareil

auditif ; et les altérations anatomiques qui constituent
elle-même et ses conséquences sont au complet. Les
symptômes caractéristiques en seront alors les suivants :
L'examen de l'oreille moyenne donne un résultat négatif.
Le tympan est normal, la trompe d'Eustache est libre et
non rétrécie. Pourtant les épreuves de l'ouïe indiquent
un obstacle dans la fonction de l'appareil de transmission et le Gellé en particulier est négatif. Mais la courbe
acoumétrique, musicale ou vocale, prise par la méthode
d'Escat ou celle de Marage, n'est pas celle d'une otite
moyenne, mais peut être considérée comme la combinai-
son de la courbe de cette otite et de celle de l'otite interne.
C'est la courbe de l'otite mixte de Marage, présentant des
trous dans l'audition, situés sur tel ou tel son musical
ou vocal, suivant la prédominance de l'altération nerveuse ou de l'altération auriculaire, ou seulement suivant
le degré de la première. Le diagnostic, basé sur ces
trois éléments, est facile et s'impose.

2° *type : Capsulite isolée mais sans ankylose stapédiale.* — Le second cas est celui de la capsulite existant
aussi à l'état isolé dans l'oreille, mais dont les lésions
d'ostéite n'intéressent pas encore la fenêtre ovale et la
platine stapédiale. Alors comme précédemment l'oreille
moyenne est révélée saine par l'examen. Mais l'épreuve
de Gellé est positive. Quant à la formule acoumétrique,
elle est celle des surdités névritiques pures, et le diagnostic entre celles-ci et la capsulite est impossible. Il est
à remarquer toutefois qu'il arrive que sur les deux oreilles
le cas peut n'être pas le même et que le tableau symptomatique type, offert par l'une, fasse connaître le sens
véritable du tableau clinique de surdité nerveuse que
présente la seconde.

*3e type : capsulite complète ou incomplète, associée à
une otite moyenne.* — Enfin, dans un troisième cas, la
capsulite, complète ou non anatomiquement, est associée
à des lésions de l'oreille moyenne, à l'otite hyperplasique

ou cicatricielle. Dans ce cas le sens de l'épreuve de Gellé
est sans valeur puisque ces processus pathologiques de
la caisse peuvent déterminer l'ankylose de l'étrier. Quant
à la courbe graphique de l'acuité auditive, elle indiquera
uniquement si l'on est en présence d'une otite moyenne
seule, ou à la fois d'une otite moyenne et d'une otite interne ; mais pas plus que dans le type qui précède, elle ne
permettra de distinguer une altération purement nerveuse
de la capsulite.

En résumé, dans l'état actuel de nos connaissances, le
diagnostic de la capsulite spongieuse n'est vraiment possible que lorsqu'elle est isolée et complète dans ses éléments. Autrement on ne peut que la soupçonner : on
le fera avec d'autant plus de chances de certitude que
les signes de probabilité seront plus nombreux—âge du
sujet, évolution de la maladie — et que les causes pourront mieux être éliminées d'une affection auriculaire
étrangère, mais similaire quant à sa symptomatologie.

QUATRIÈME PARTIE

THÉRAPEUTIQUE

CHAPITRE PREMIER

GÉNÉRALITÉS

La surdité n'étant pas une entité morbide, mais un symptôme commun à des lésions de siège et de nature multiples, il semblerait à priori que sa thérapeutique ne dût et ne pût être qu'étiologique. Décrire le traitement de la surdité reviendrait alors à indiquer celui de tous les accidents pathologiques de l'appareil auditif.

D'autre part, puisque, dans la majorité des cas, cette infirmité est déterminée par une altération permanente, inguérissable, des organes de l'ouïe, le champ d'action contre elle paraît tout d'abord singulièrement rétréci, et borné à de simples mesures d'hygiène. Ces propositions sont pourtant erronées. Et si le pessimisme habituel des auteurs sur ce sujet était fort légitime, il y a encore peu d'années, je le considère comme n'ayant plus de raison d'être aujourd'hui. La surdité en effet n'est pas seulement évitable ou susceptible d'être palliée, elle est aussi curable, sinon toujours, du moins fort souvent.

Étudions donc successivement les moyens que nous possédons de parvenir à chacun de ces trois buts :

1° Comment conserver l'audition ?

2° Comment l'améliorer ou la rétablir ?

3° Comment la suppléer lorsqu'elle a totalement disparu ou que son insuffisance n'a pu céder à une thérapeutique bien ordonnée ?

CHAPITRE II

TRAITEMENT PROPHYLACTIQUE
HYGIÈNE DE L'OREILLE

Variations des règles d'hygiène selon l'individu et les circonstances. — On a vu de quelles mille manières l'intégrité de la fonction auditive pouvait être altérée. Pendant toute la durée de l'existence, l'oreille est sujette à de multiples offenses, variables avec l'âge, les professions, en un mot les diverses conditions individuelles ou sociales.

A cause même de cette diversité, les règles d'hygiène devront changer quelque peu avec les périodes de la vie. Pour plus de clarté, nous adopterons donc, dans cette étude, la division suivante :

1° Hygiène de l'oreille avant la naissance ;
2° Hygiène pendant l'accouchement ;
3° Hygiène chez le nourrisson ;
4° Hygiène chez l'enfant ;
5° Hygiène chez l'adulte.

1. — HYGIÈNE AVANT LA NAISSANCE

Dégénérescence. — Les causes de surdité congénitale peuvent « se résumer en un mot : la dégénérescence » (St-Hilaire). Qu'elle soit la conséquence d'une malformation, d'un arrêt de développement, ou le résultat d'une lésion survenue au cours de la vie intra-utérine, cette infirmité est une tare et une tare héritée dont sont responsables les procréateurs.

L'hérédité n'est que « la mémoire de l'espèce ». C'est

donc en améliorant celle-ci, en luttant contre tout ce qui peut amener la déchéance, c'est-à-dire par l'hygiène sociale, qu'on diminuera le nombre des dégénérés en général et des sourds congénitaux en particulier. Il faut d'abord lutter contre les fléaux qui s'appellent l'alcoolisme, la syphilis, la tuberculose. Il faut surveiller la salubrité des cités, des usines, des habitations ; réprimer la falsification des produits alimentaires ; s'opposer à l'éclosion et à l'expansion des maladies épidémiques et contagieuses. Il faut lutter contre la misère. Il faut, en un mot, que la société emploie tous les moyens qui sont en son pouvoir pour faire disparaître tout ce qui peut compromettre son état sanitaire.

Éducation morale. Réglementation de la reproduction. — Le plus efficace de ces moyens serait peut-être de perfectionner la race humaine en réglementant sa reproduction, comme le voulaient les Perfectionnistes d'Oneida. Il faut avouer qu'il est assez peu pratique ; et c'est dommage. Mais si l'on ne peut non plus interdire aux dégénérés, sous peine de poursuites et de dommages et intérêts, de contracter mariage et de procréer, du moins il faudrait, dans toutes les classes de la société, propager et développer cette notion que l'hérédité a ses lois et qu'elle confère à chacun une lourde responsabilité. Il serait nécessaire que la conscience de chacun vînt suppléer des articles de loi impossibles à ériger. Il importerait que l'on considérât le mariage avec son véritable but et que l'on cessât d'y voir avant tout une affaire plus ou moins avantageuse, où les questions d'argent et de situation sociale priment toutes les autres.

Importance de l'avis du médecin en cas de mariage. — Si l'on donnait à l'avis du médecin l'importance qu'il doit avoir en pareille matière ; si, comme en exprimait le vœu, en 1900, le Dr Cazalis, « on mettait en présence les médecins des deux familles comme on y met les notaires » ; si tous les tarés qui contractent mariage en ignorant ou même en cachant leur tare, avaient un peu plus conscience de leur responsabilité ou de leur culpabilité, que de désastres seraient évités, et avec quelle rapidité le nombre des dégénérés diminuerait !

Consanguinité des conjoints. — Au reste, qui est absolument sûr d'être à l'abri de toute hérédité morbide ?

Et c'est pour cela que les alliances entre consanguins, que l'on a considérées pendant longtemps comme une cause particulière de surdi-mutité, sont dangereuses et doivent être évitées. De même qu'elle est un procédé de sélection pour accroître les qualités d'une race, la consanguinité des parents peut, chez l'enfant, exalter, en les doublant, pour ainsi dire, les stigmates communs de dégénérescence.

Les statistiques ne sont pas d'accord pour établir lesquels sont plus dangereux des mariages entre sourds-muets ou entre sourds-muets et entendants. Il est important, avant tout, de faire, en pareil cas, comme le conseille Lermoyez, la distinction entre la surdité congénitale et la surdité acquise. Celle-ci peut n'être qu'un simple accident sans influence aucune sur l'état de l'audition chez les descendants. Dans l'autre cas, au contraire, il s'agit d'une tare héréditaire : la plus grande prudence doit donc être observée.

Hygiène de la conception. — Si, dans l'état actuel de nos coutumes et de nos mœurs, il est difficile d'obtenir l'observation de ces quelques préceptes d'hygiène prématrimoniale, pour ainsi dire, combien plus rare encore est celle des règles de ce que j'appellerai l'hygiène de la conception ! Sans parler du cas habituel où la possibilité de l'enfant n'est envisagée que pour être redoutée et évitée, combien, parmi ceux qui ont le désir et la volonté de procréer, se mettent auparavant dans les conditions nécessaires d'un bon état de santé physique et morale ?

Hygiène de la grossesse. — Enfin il est inutile d'in-

sister sur l'importance de l'hygiène de la grossesse. C'est
là tout un chapitre qui ne rentre pas dans le cadre de
cet ouvrage, et nous renvoyons, pour cette étude, aux
traités d'obstétrique. Il faut reconnaître que, de nos jours,
grâce aux louables efforts des créateurs de la « puéricul-
ture », on commence à comprendre l'intérêt qu'il y a de
protéger la femme enceinte. Et les résultats obtenus, si
minimes soient-ils auprès de ce qu'ils devraient être,
sont encourageants. C'est le rôle du médecin de propager les vérités que nous venons d'énoncer, et de veiller
à l'observation de ces règles grâce à quoi disparaîtront
peu à peu la dégénérescence et la surdité congénitale,
une de ses trop fréquentes manifestations.

2. — HYGIÈNE PENDANT L'ACCOUCHEMENT

Asepsie et antisepsie. — Les précautions d'asepsie et
d'antisepsie que tout accoucheur doit prendre, et en particulier la désinfection des voies génitales, empêcheront
les germes pathogènes de pénétrer dans la bouche et le
nez de l'enfant pendant le passage de la tête dans le
canal vaginal. Elles ont donc par là même un rôle prophylactique des maladies de l'oreille.

Forceps. — Au cours d'un accouchement normal,
l'appareil auditif ne court guère de risques. C'est à la
suite d'une application de forceps qu'on pourra observer
des lésions de l'oreille ; encore ces faits sont-ils rares.
Il peut arriver que le pavillon soit blessé par une des
branches de l'instrument, accident presque toujours
facile à éviter et souvent sans grande importance pour
l'audition. Celle-ci serait plus compromise par l'arrache-
ment de cet organe. Mais une pression trop forte du
forceps peut déterminer des traumatismes intéressant
les labyrinthes. Ce fut là le facteur étiologique de trois
cas de surdi-mutité rapportés par Mygind et d'un autre
cité par Saint-Hilaire. J'en ai observé un cas pour ma

part. Le seul moyen prophylactique de ces accidents ne peut être que l'habileté de l'accoucheur. Reconnaissons toutefois que celui-ci, si expérimenté soit-il, peut être impuissant à les éviter.

3. — HYGIÈNE CHEZ LE NOURRISSON

Toilette de l'oreille chez le nouveau-né. — La toilette de l'oreille fait partie des soins immédiats que réclame l'enfant qui vient de naître. Les pavillons seront débarrassés du vernix caseosa qui les recouvre. De même pour les conduits auditifs, que cet enduit obture souvent complètement. A cet effet on procédera à un léger lavage de ces régions, suivi d'un séchage très soigneux avec de l'ouate hydrophile. On obturera les conduits à l'aide de tampons de coton et l'on poudrera les pavillons et les sillons rétro-auriculaires avec du talc, et non avec une poudre végétale fermentescible.

Inutilité du bonnet. — L'enfant ne portera ni serre-tête, ni bonnet ou béguin d'aucune sorte. C'est là une coutume qui tend à disparaître dans les classes élevées de la société, et cela grâce à un revirement de la mode, mais qui reste tenace chez les ruraux. Ces coiffures ne sont pas seulement inutiles, mais elles sont nuisibles pour les oreilles, en comprimant et aplatissant les pavillons et en entretenant l'humidité et la macération de l'épiderme de leurs replis et des sillons rétro-auriculaires. Mal placés, ou trop petits, ces bonnets peuvent encore repousser en avant les oreilles, les détacher du crâne et déterminer une déformation qui plus tard sera au moins, en attirant la moquerie, un sujet d'ennui pour leur porteur. C'est pour la même raison que l'on évitera l'emploi de ces hideux « bourrelets » de paille tressée destinés soi disant à garantir des traumatismes le crâne des enfants.

Propreté des conduits auditifs. — La propreté des

conduits auditifs sera entretenue avec soin. Mais on ne devra dans ce but employer aucun cure-oreille, éponge à oreille ou autre instrument barbare qui n'ont jamais servi qu'à érailler les parois des conduits et déterminer des furoncles. Il faudra s'abstenir également de « ramoner les oreilles en les tirebouchonnant avec le coin tortillé d'une serviette » (Lermoyez et Boulay). Pas davantage on ne pratiquera de lavages ou de seringuages inutiles et nuisibles.

A l'aide d'un petit bourdonnet d'ouate propre monté sur une tige de bois, une allumette par exemple, imbibé légèrement d'un peu d'eau tiède alcoolisée, on nettoiera très délicatement les oreilles, sans force et sans enfoncer le tampon. De même pendant les bains que l'enfant devra prendre chaque jour, il faudra éviter l'entrée de l'eau dans les conduits, de l'eau de savon surtout, qui déterminerait de l'otite externe et de la myringite.

Enfin il faudra veiller à ce que le lait régurgité par le nourrisson ne pénètre pas dans les oreilles. On y parviendra en cou... l'enfant sur le côté, et en évitant les tétées trop ... trop fréquentes.

Préjugés ... — Dans le même ordre d'idées, ... re le stupide préjugé des nourrices ... les cris et les douleurs d'un bébé « qu... ... », trouvent bon de « faire pisser leur lait » dans ses oreilles. J'ai constaté ce fait trop souvent pour le considérer comme une rareté.

Une autre habitude néfaste est celle d'embrasser les enfants sur l'oreille. En raréfiant brusquement l'air du conduit, le baiser appliqué sur son orifice peut rompre le tympan et produire des hémorrhagies de l'oreille moyenne. Haug cite à ce sujet le cas d'une servante qui « avait l'habitude d'introduire sa langue dans le conduit auditif de l'enfant et de faire des mouvements de succion avec la pointe de cet organe ; elle provoqua une inflammation très maligne de l'oreille moyenne qui, par suite de complications infectieuses, fut très grave et très opiniâtre »,

Hygiène du rhino-pharynx. — C'est en veillant à l'intégrité du nez et du pharynx que, chez le nourrisson comme chez l'adulte, on assurera celle de la caisse du tympan et de ses annexes. Le coryza est pour le nouveau-né d'un pronostic toujours sérieux ; et c'est là un point ignoré trop souvent. On l'évitera en protégeant l'enfant contre le froid. On le traitera pas des instillations d'huile d'olives mentholée au centième ou d'huile gomenolée à 5 o/o dans les fosses nasales. Au préalable, celles-ci sont débarrassées des mucosités qui l'encombrent par le « mouche-bébé », petit appareil très pratique inventé par Escat et dont je ne saurais trop recommander l'emploi. Pour les instillations d'huile on se trouvera très bien de la seringue spéciale de Marfan.

Si le coryza infantile est d'origine syphilitique, le traitement hydrargyrique devra être appliqué. De plus, il sera alors nécessaire de ramollir les croûtes qui encombrent le nez et gênent la respiration pendant les tétées. Le moyen le plus efficace d'y parvenir sera d'instiller quatre fois par jour dans chaque narine IV à V gouttes d'eau oxygénée à 12 vol. neutralisée rigoureusement, boriquée, et étendue de quatre fois son volume d'eau stérile. Ces instillations alterneront avec d'autres d'huile mentholée au centième.

Dans tous les cas, que le coryza soit spécifique ou non, tout lavage des fosses nasales sera proscrit ; ce serait là le meilleur moyen, surtout chez un nouveau-né, d'infecter les oreilles.

En dehors des rhinites aiguës ou chroniques, il conviendra de dépister et d'enlever les végétations adénoïdes, même si leur volume n'est pas suffisant pour apporter une gêne dans les tétées. Leur présence seule est un danger permanent pour les oreilles ; elles sont certainement la cause la plus fréquente de la surdité; l'attente illusoire qu'elles rétrocéderont par un traitement médical est périlleuse ; la seule conduite à tenir qui soit prudente est le curettage du cavum.

Hygiène de l'oreille interne. — Enfin l'oreille interne, même chez le nourrisson, devra être protégée. Il sera tout à fait inutile de maintenir le silence absolu autour de lui, comme font tant de personnes dans la crainte de troubler son sommeil ; ceci pour l'excellente raison que le nouveau-né est sourd et ne commence d'entendre qu'au bout de plusieurs semaines.

Ce qu'il sera bon d'éviter, ce sont les bruits violents, surtout à sa proximité. Défense aux nourrices de crier dans l'oreille de l'enfant ou de frapper des mains près de sa tête. Pas de promenades dans les foules bruyantes, dans les foires, près des musiques et fanfares, au voisinage des gares. En un mot, selon l'expression de MM. Lermoyez et Boulay, il faut s'abstenir « d'éblouir l'audition ».

4. — HYGIÈNE CHEZ L'ENFANT

Toilette. — La plupart des préceptes d'hygiène que nous venons d'énumérer pour le nourrisson s'appliquent aussi bien à l'enfant entre deux et quinze ans. Chez celui-ci comme chez l'autre on prendra les mêmes soins de toilette pour l'oreille externe. On surveillera avec le même zèle l'état du nez et du pharynx. On évitera toute fatigue d'audition.

Interdiction des gifles sur l'oreille. — Je voudrais cependant insister sur certains accidents particuliers à cet âge et capables de déterminer une altération de l'ouïe. Et tout d'abord on ne saurait trop combattre cette habitude odieuse et brutale qui consiste à tirer les oreilles d'un enfant ou à le gifler pour le punir. Les désordres les plus graves (déchirures, hématomes, périchondrite, ruptures tympaniques, etc.) peuvent survenir à la suite de ces moyens stupides de correction. Ceux-ci sont pourtant d'un usage courant, hélas! et ne sont pas près de disparaître.

Inconvénients des boucles d'oreille. — Une autre coutume antihygiénique réside dans le port des boucles et anneaux d'oreilles. C'est là un vestige de barbarie entretenu par la mode, et aussi un préjugé dérivé de la vieille médecine ; ces soi-disant ornements étaient souvent regardés comme ayant le pouvoir de garantir la santé des yeux et de faciliter l'évolution des dents. Nous n'insisterons pas à nouveau sur les cas de contagion syphilitique, tuberculeuse ou autre qui furent si souvent la conséquence de la perforation des lobules par un bijoutier malpropre et ignorant de l'asepsie. Heureusement la mode qui conserva si longtemps l'usage des boucles d'oreille commence à le condamner. Espérons que cette proscription sera définitive.

Corps étrangers de l'oreille. Leur fréquence chez l'enfant. — Un mode de traumatisme de l'oreille fréquent chez les enfants est celui qui est déterminé par l'introduction volontaire ou non de corps étrangers dans les conduits. Or, comme le dit Georges Laurens, « il faut bien savoir que le grand danger des corps étrangers de l'oreille réside dans les tentatives d'extraction ». Ce qu'il faut avant tout éviter c'est l'introduction dans l'oreille de pinces, crochets ou curettes à l'aveugle et sans le contrôle du miroir. Par cette méthode imprudente, on risque non seulement d'enclaver plus profondément le corps étranger, mais de blesser les parois du conduit, perforer le tympan, et produire des lésions dont les conséquences peuvent être redoutables. Il faudra donc d'abord faire l'examen otoscopique pour reconnaître la présence, la situation, la nature, la consistance du corps étranger et l'otite externe que celui-ci a pu déjà déterminer. S'il s'agit d'un animal (insecte le plus souvent), on le tuera par l'instillation d'un corps gras, huile ou glycérine. Si c'est une graine gonflée et ramollie, on la desséchera par l'alcool. Si enfin les parois du conduit auditif sont enflammées et ulcérées, on traitera tout d'abord cette otite externe traumatique.

Alors seulement on procédera à l'extraction du corps de délit au moyen d'une injection d'eau bouillie tiède contenant ou non un antiseptique non caustique. Cette méthode réussit dans l'immense majorité des cas ; et ce n'est que lorsqu'elle a été appliquée correctement, après de nombreuses tentatives, mais sans succès, que l'on aura recours aux instruments, pinces ou crochets mousses, ou même en dernier ressort à l'extraction par la voie rétro-auriculaire.

Hygiène du rhino-pharynx. — Chez l'enfant, comme chez le nourrisson, on traitera avec soin les affections des voies respiratoires supérieures pour éviter les complications possibles du côté des oreilles moyennes. Les coryzas les plus bénins ne seront point négligés ; les adénoïdes, les queues de cornet seront enlevées ; bref toute thérapeutique curative des affections du naso-pharynx sera une thérapeutique préventive de surdité.

Dans le même but, et en dehors de toute maladie de ces organes, on prendra les précautions hygiéniques suivantes, qui ont leur importance. D'abord on apprendra aux enfants à se moucher correctement. Il faut éviter de se moucher avec force, ce qui amène une turgescence de la muqueuse des cornets et peut déterminer à la longue la rhinite hypertrophique. Il faut se moucher sans se pincer les deux narines à la fois, mais en comprimant alternativement l'une et l'autre : c'est la méthode « à la paysane » recommandée par Tröltsch. C'est le seul moyen d'éviter qu'une mucosité sceptique lancée par le courant d'air dans les trompes et jusque dans les cavités tympaniques ne produise ainsi l'otite moyenne et toutes ses conséquences.

Propreté de la bouche. — En second lieu, l'enfant prendra l'habitude d'entretenir la propreté de sa bouche.

Il ne suffira pas du petit lavage matinal et habituel pratiqué à l'aide d'un peu d'eau tiède colorée par une eau dentifrice quelconque. Les dents devront être nettoyées à l'aide d'une brosse un peu dure portant un peu de poudre dentifrice (craie mentholée au centième, quinquina, charbon) ; puis la bouche sera rincée avec de l'eau bouillie tiède contenant une quantité suffisante d'un antiseptique non toxique : le thymol, le menthol, l'eau oxygénée chirurgicale sont les plus employés et les meilleurs. Cette petite opération d'hygiène élémentaire devra être répétée après chaque repas et non pas seulement chaque matin, ce qui est absolument insuffisant.

Nocivité du refroidissement des pieds. — Enfin l'enfant, comme l'adulte d'ailleurs, devra éviter le « froid aux pieds », selon l'expression vulgaire mais consacrée ; et l'on ne saurait croire combien cette mesure est importante, car c'est presque toujours « par les pieds qu'on s'enrhume ». On suivra donc les conseils de Korner qui recommande avec raison de protéger les pieds contre l'humidité par des souliers à haute tige, à semelles très épaisses, recouverts en temps de neige ou de pluie par des snow-boots ou des caoutchoucs, et contre le froid par l'emploi de deux paires de bas renouvelés tous les jours et qui, même s'ils sont en tissu mince, s'opposeront mieux au rayonnement de la chaleur qu'une paire de bas épais. La vieille recette qui recommande dans le même but de garnir de papier l'intérieur des chaussures est, sinon aussi pratique, du moins excellente pour la même raison.

Il me faudrait, pour être complet, parler de la prophylaxie des maladies qui peuvent se compliquer d'une lésion de l'appareil auditif. Les fièvres éruptives, la diphtérie, etc., sont, comme nous l'avons vu en traitant de l'étiologie de la surdité, une cause fréquente d'otite chez les enfants. Mais insister sur le traitement préventif de ces affections nous entraînerait trop hors de notre sujet.

Renvoyons donc le lecteur aux traités d'hygiène et de médecine générale.

5. — HYGIÈNE DE L'ADULTE

Age et profession. — Aux multiples dangers que court l'oreille pendant l'enfance, s'en ajoutent d'autres encore chez l'adulte qui sont dus soit à son âge même, soit à sa situation professionnelle.

Sans m'étendre davantage que je ne l'ai fait dans le paragraphe précédent sur l'hygiène préservatrice des maladies générales susceptibles de retentir sur l'oreille, je voudrais dire quelques mots sur les moyens que nous avons d'éviter ce que les gens du monde appellent la « surdité due à l'âge ».

L'étude de la surdité survenant au déclin de la vie nous prouve qu'elle est le plus souvent la conséquence d'otites mixtes ou internes, qu'elle est d'origine vasculaire ou névritique. La mesure de la pression artérielle, l'auscultation du cœur, l'examen des urines révèlent, dans la grande majorité de ces cas de surdité, soit l'artério-sclérose, soit l'auto-intoxication gastro-intestinale. Or, si l'on admet avec Metchnikoff que celle-ci est la cause première de celle-là, il devient possible, par un régime approprié, d'empêcher le développement des troubles auditifs dont je parle. Quiconque approche de 50 ans devrait donc dans ce but ire surveiller son système cardio-vasculaire ; et avant que les symptômes de présclérose (hypertension artérielle, insuffisance rénale) soient apparus, modifier son genre d'alimentation et se soumettre au régime des viandes blanches et des végétaux, avec suppression des boissons excitantes, du poisson fumé, du gibier faisandé, des conserves, etc. Le préscléreux devra assurer la suffisance de sa diurèse et avoir recours à la lithine, aux eaux de Vittel, Contréxéville, Martigny. En outre, il diminuera sa tension artérielle par les médicaments hypotenseurs — nitrite de soude, gui, iodures — soit par les courants de

haute fréquence (méthode d'Arsonval). Enfin, il sup-
primera le tabac s'il a fumé jusqu'alors.

Suppression du tabac. —On a prétendu, avec exagération sans doute, que le tabac était une cause déterminante de l'artério-sclérose. En tout cas il peut contribuer
à son évolution et c'est une des raisons pour quoi l'on ne
devrait jamais en abuser et que les individus ayant un
passé otitique devraient à tout jamais le proscrire. Au
reste ce n'est pas seulement en intoxiquant l'organisme
que le tabac peut provoquer la surdité. Mais surtout il
est une cause de pharyngites et de rhinites constantes.
Fumer est donc mauvais pour les oreilles. Priser est plus
nocif encore

Suppression de l'alcool.—Il existe, comme nous l'a-
vons vu, d'autres poisons pour l'oreille. L'alcool en est un,
et c'est là, parmi tant d'autres, une raison de lutter contre
l'éthylisme. Il faut se défier encore de certaines teintu-
res pour les cheveux à base de nitrate d'argent ou de
plomb. J'ai observé une sourde-muette guérie, d'ailleurs,
depuis, de son infirmité, qui fut atteinte de crises intenses
de vertiges à la suite de l'emploi d'une lotion capillaire à
base de pilocarpine.

**Prudence dans l'absorption de certains médica-
ments.** — Quelques médicaments, la quinine, l'antipyrine, l'acide salicylique et les salicylates, etc., peuvent,
à dose élevée ou prolongée, être nocifs pour les oreilles.
A moins d'indication formelle, les individus prédisposés
à la surdité devront donc en éviter l'usage.

Risques professionnels.—Un certain nombre de professions peuvent avoir pour l'organe auditif des conséquences néfastes. Et puisque nous venons de parler des
intoxications de l'oreille, nous citerons en premier lieu
lés accidents de cet ordre dus à l'emploi du plomb et du
mercure, observés chez les peintres, les imprimeurs, les
miroitiers, les chapeliers. Le seul traitement utile réside
souvent dans le changement de profession.

D'autres métiers, où les individus sont soumis à des bruits violents ou prolongés, sont susceptibles de déterminer la surdité. Les chaudronniers, les ouvriers en métallurgie, les forgerons, les mécaniciens, les tisserands sont menacés de voir leur acuité auditive diminuer progressivement par suite d'épuisement de l'oreille. Ils s'en préserveront en obturant leurs conduits auditifs pendant leur travail au moyen de coton ou de boulettes de cire.

Les téléphonistes courent le même péril : on peut leur conseiller d'utiliser alternativement l'une et l'autre oreille et non les deux en même temps. Il serait bon, en outre, d'accorder aux employés du téléphone un congé bihebdomadaire qui leur permettrait de faire reposer leurs oreilles.

Les chasseurs, les soldats, et surtout les artilleurs sont soumis à des bruits intermittents, mais brusques et très violents, qui provoquent des commotions labyrinthiques répétées. Pendant le tir, ils devront en conséquence prendre certaines précautions : obturer leurs conduits auditifs par un tampon d'ouate, regarder la gueule du canon au moment où le coup va partir, fermer la bouche, et enfin se préparer par l'accommodation du tympan à supporter la détonation.

La fumée, la poussière, en irritant les voies respiratoires supérieures, en s'accumulant dans les conduits auditifs, peuvent compromettre la fonction de l'oreille des charbonniers, des chauffeurs de locomotive, des menuisiers, des meuniers, des boulangers. La chaleur rayonnante en amenant la stase vasculaire de la tête peut rendre sourds les verriers, les fondeurs, les chauffeurs, les cuisiniers. Mais ce sont là des inconvénients inhérents à ces professions et inévitables : leur seul remède est la suppression de leur cause.

Les aéronautes, les guides dans la montagne, exposés aux accidents dus à la raréfaction de l'air et à la diminution de la pression atmosphérique, auront soin de maintenir l'équilibre entre celle-ci et la pression intra-tympanique par des mouvements répétés de déglutition effectués le nez pincé.

Quant à la « maladie des caissons », les travailleurs l'éviteront par l'observation rigoureuse des mesures pro-phylactiques des accidents dus à l'air comprimé. De ceux-ci l'éclusage et le déséclusage trop rapides sont presque toujours la cause (Vallin). Il faudra donc sur-veiller les sas à air. « Il serait même désirable qu'on pût placer dans chaque sas un appareil réglant automati-quement l'entrée ou la sortie de l'air comprimé et le fonctionnement des portes d'après le degré de pression auquel sont soumis les ouvriers » (Berruyer).

6. — PRÉJUGÉS ET ERREURS THÉRAPEUTIQUES

Je voudrais terminer ce chapitre d'hygiène de l'oreille, en insistant sur les dangers que lui fait courir l'applica-tion de méthodes thérapeutiques erronées, entretenues par des préjugés médicaux contre lesquels on ne saurait trop lutter.

Action des boucles d'oreilles. — Nous avons vu que le port des boucles d'oreilles était considéré par beaucoup de gens comme un moyen efficace de favoriser l'évolution des dents, et de protéger la vue.

Tampons d'ouate auriculaires. — C'est encore pres-que toujours dans le but d'empêcher ou de calmer les douleurs dentaires que tant d'individus, même sans aucun passé otitique, remplissent leurs conduits auditifs de volumineux tampons d'ouate.

Il semblerait plus indiqué de faire traiter la ou les molaires douloureuses par un dentiste; mais c'est là une détermination que beaucoup ne songent même pas à prendre. Ils croient avoir tout fait en se mettant du coton dans les oreilles. D'autres y ont recours parce qu'ils sont sourds ! Et moins ils entendent, plus ils s'obturent les conduits !! C'est là un des préjugés les plus répandus et les plus enracinés contre lesquels ait à lutter l'auriste. Or non seulement ces tampons d'ouate n'ont jamais guéri la carie dentaire, ni les névralgies faciales, mais ils sont nocifs pour l'oreille à divers points de vue. Ils sont d'abord une source d'eczéma, de furoncles, d'éruptions de la peau du conduit, en entretenant dans celui-ci une atmosphère humide et chaude. En outre, ils sont une cause de surdité non pas seulement parce qu'ils constituent un obstacle à la transmission des ondes sonores, mais aussi parce que l'oreille, surtout l'oreille des sourds, a besoin d'entendre pour conserver son acuité. Si l'excès du bruit épuise le nerf auditif, le silence prolongé ne lui est pas plus favorable. J'en prends à témoin tous les sourds chez qui les exercices acoustiques donnent une guérison fonctionnelle même complète et qui doivent pour, maintenir le résultat acquis, continuer à faire travailler leurs oreilles. Je puis encore donner pour preuve de cette opinion ce fait que j'ai observé chez la presque totalité des sourds que j'ai examinés, à savoir que l'acuité auditive est plus faible le matin après le silence de la nuit.

Donc, il ne faut jamais, sans raison valable, obturer les conduits. Cette précaution ne doit être prise que dans deux cas bien déterminés : chez les individus dont les tympans sont perforés, et chez ceux que leur profession expose à des bruits trop violents ou trop prolongés.

Bains de lait. — J'ai déjà parlé des moyens à éviter pour extraire les corps étrangers de l'oreille et n'y reviendrai pas. Je ne rappellerai pas non plus la nocivité des bains de lait dans le conduit, chers à certaines nourrices, dans le cas d'otites vraies ou supposées.

Médicaments nuisibles. — Mais il existe des procédés thérapeutiques qui n'ont pas plus de valeur, qui sont aussi dangereux, et que pourtant encore aujourd'hui conseillent un grand nombre de médecins non spé-

cialistes. Combien je connais non seulement de pharma-
ciens ou d'herboristes, mais aussi de confrères en médecine, intelligents et instruits, qui ne peuvent arriver à
perdre l'habitude de prescrire, en cas de douleurs auriculaires, le laudanum, le baume tranquille, le chloroforme,
l'huile chaude et les injections d'eau de guimauve! Ces
médications d'un autre âge n'ont jamais guéri d'otites;
mais le nombre est incalculable d'otites catarrhales
qu'elles ont transformée en otites suppurées, d'otites
aiguës qu'elles ont fait passer à la chronicité. En otologie
comme dans toutes les autres branches de la médecine,
les moyens les plus simples ne sont pas forcément inoffensifs. Avant de les appliquer le praticien devrait songer
au vieil adage : Primum non nocere.

Procédés charlatanesques. — Il existe encore bien
d'autres méthodes employées contre la surdité et ses
causes, et qui à mon sens sont plus nuisibles qu'utiles.
Les unes sont, à l'heure actuelle, d'un usage courant, et
comptent des défenseurs parmi les notabilités de la spécialité. Nous nous en occuperons en exposant le chapitre
du traitement de la surdité. Les autres ne sont préconisées que par ces individus louches qu'on a stigmatisés
du nom de « requins de l'otologie ». Ce sont les innombrables procédés soi-disant merveilleux, les appareils farado-
auriculo-tympaniques, métallo-thérapiques, radio-tym-
paniques ou autres, dus à l'imagination de professeurs
aux noms ronflants, appliqués dans des « Instituts »
spéciaux, et dont on lit les résultats miraculeux à la dernière page des grands quotidiens entre l'annonce d'une
faiseuse d'anges et celle d'un fabricant de ceintures contre l'impuissance ! Il est amusant de se faire passer pour
un gogo et de se mettre en rapport avec ce genre d'es-
crocs pour collectionner leurs prospectus éhontés. Je
pourrais en citer un grand nombre, mais cela même
serait leur faire une réclame qu'ils ne méritent pas.

CHAPITRE III

TRAITEMENT CURATEUR

I. — LES TRAITEMENTS ÉTIOLOGIQUES

Nombre et diversité des traitements proposés contre la surdité. — C'est une banalité de dire qu'en médecine le nombre des méthodes de traitement préconisées contre une affection morbide est inversement proportionnel à leur efficacité. Et il en est ainsi jusqu'au jour où des succès évidents et répétés imposent un nouveau procédé. Encore est-il rare que celui-ci soit accepté d'un seul coup et que ses défenseurs n'aient point à lutter contre le scepticisme et le parti-pris.

De cet aphorisme il serait facile de multiplier les exemples. Mais nul ne serait plus probant que celui d'une infirmité du genre de la surdité, c'est-à-dire un cas pathologique où les essais thérapeutiques sont d'autant plus autorisés que leur échec ne fait guères courir de risques graves au malade traité.

Inefficacité de la plupart de ces méthodes. — Ses raisons. — Les méthodes que l'on a préconisées et essayées pour améliorer les sourds sont innombrables. Beaucoup d'entre elles ont un défaut qui leur est commun et qui est le suivant : de traitements étiologiques susceptibles de donner des résultats lorsque la cause de la surdité est elle-même améliorable ou guérissable, elles sont devenues symptomatiques. On a généralisé leur emploi, les appliquant à tort et à travers à tout cas de surdité, en interprétant le mécanisme de leur action d'une manière erronée. Or, un diagnostic étiologique rigoureusement exact est la base indispensable sur laquelle tout traitement de la surdité doit reposer, sous peine d'être inefficace. Se contenter, comme tant le font, de diagnostiquer une « surdité chronique », une « sclérose » vague, et de proposer par routine, sans conviction, « pour faire quelque chose », l'essai d'une méthode qui donnera peut-être un résultat, agir ainsi est à mon avis de la part d'un auriste une erreur médicale et une habitude illégitime.

Et je prétends que, dans la grande majorité des cas, pour ne pas dire dans la totalité, il est possible d'appliquer un traitement à coup sûr, en en prévoyant le succès, si l'on sait l'ordonner et le pratiquer d'après un diagnostic exact.

Division des cas de surdité au point de vue thérapeutique. — Et c'est à ce point de vue que je me placerai pour traiter de la thérapeutique de l'hypoacousie.

Je diviserai les cas de surdité en trois catégories :

Première catégorie. — La surdité est un phénomène de second ordre, déterminé par une affection auriculaire caractérisée surtout par des signes plus importants — douleur, inflammation, suppuration — et dont elle vient simplement compléter le tableau symptomatique.

Seconde catégorie. — La surdité est le symptôme unique ou prédominant d'un processus morbide susceptible de guérir par des moyens appropriés, sans laisser de reliquats dans l'organe auditif.

Troisième catégorie. — La surdité est le symptôme unique ou prédominant de lésions définitives, indélébiles, inguérissables de l'oreille.

Affections de l'oreille dont la surdité est un symptôme de second plan. — A la première de ces catégories appartiennent les surdités déterminées par les phlegmasies et les suppurations aiguës ou chroniques des différentes régions de l'oreille; c'est-à-dire :

L'otite externe aiguë ou chronique, circonscrite ou généralisée ;

L'otite externe infectieuse ou parasitaire ;

Les myringites ;

Le catarrhe aigu de la trompe d'Eustache ;

Les otites moyennes aiguës, catarrhales, exsudatives ou suppurées ;

Les otites moyennes chroniques suppurées ;

Les labyrinthites aiguës ;

L'hémorragie labyrinthique ;

Les tumeurs et affections cérébrales.

Le malade alors ne s'inquiète même pas de sa surdité, qui reste cliniquement au second plan. C'est parce qu'il souffre, parce que son oreille coule, parce qu'il a des symptômes généraux graves qu'il consulte l'auriste. Et celui-ci doit s'inquiéter tout d'abord de traiter les accidents les plus menaçants pour la vie du sujet, sans se préoccuper de l'évolution possible d'une infirmité moins importante au point de vue pronostic. Au reste, ce traitement étiologique est, en l'occurrence, le seul palliatif de l'infirmité. Il sera médical ou chirurgical, selon les cas. Nous n'en dirons pas davantage, renvoyant le lecteur aux traités généraux des maladies de l'oreille.

Affections de l'oreille dont la surdité est le symptôme dominant, mais dont la guérison entraîne celle du symptôme. — Dans la seconde catégorie, la surdité est souvent le symptôme unique dont se plaint le malade, ou tout au moins le symptôme prédominant ; elle est la conséquence d'un fait pathologique soit intra soit extra-auriculaire, en tous cas susceptible de guérir sans que le bon fonctionnement de l'oreille soit compromis.

Je rangerai dans cette classe :

Les malformations congénitales ou acquises du pavillon et du conduit ;

L'obstruction du conduit auditif ;

L'obstruction de la trompe d'Eustache ;

L'hypotension et l'hypertension labyrinthiques d'origine extra-auriculaire.

Malformations du pavillon et du conduit. — Les malformations congénitales du pavillon et même du conduit peuvent ne pas entraîner de diminution très sensible de l'acuité auditive. Lannois cite même le cas d'un enfant porteur d'une double atrésie des conduits et qui avait cependant l'audition normale. Lorsque celle-ci est compromise, et c'est le cas le plus fréquent, une intervention chirurgicale sera indiquée pour rendre suffisants le méat et le conduit auditifs. Avant de la pratiquer, il sera indispensable de s'assurer de l'intégrité de l'oreille interne.

La suppression totale du pavillon, congénitale ou acquise, nécessitera l'application d'un appareil de prothèse lorsqu'elle entraînera la surdité.

Obstruction du conduit auditif externe. — Le conduit auditif peut être obstrué soit par un bouchon de cerumen, soit par un bouchon épidermique, soit par un corps étranger. Nous avons vu au chapitre de l' « Hygiène » les précautions qu'il était nécessaire de prendre dans leur extraction. Les instruments susceptibles de blesser les parois du conduit ou le tympan doivent être maniés avec prudence ; et l'on emploiera de préférence la simple injection d'eau bouillie tiède que l'on renouvellera jusqu'à succès. Au préalable, on aura ramolli le cerumen au moyen d'instillations bi-quotidiennes pendant 48 heures de quelques gouttes de la mixture suivante :

Carbonate de soude..................	1 gr.
Glycérine...........................	10 gr.
Eau distillée........................	10 gr.

Le même procédé d'extraction sera utilisé dans le cas de bouchons épidermiques ou de corps étrangers.Si cette méthode échoue, le corps de délit étant trop enclavé dans le conduit, une intervention sanglante sera indiquée, et l'on abordera le conduit en décollant le pavillon.

C'est ce dernier procédé auquel on aura recours dans

les cas d'exostoses profondes. Lorsqu'elles siègent dans la moitié externe du conduit, un coup de gouge maniée prudemment par les voies naturelles sera le meilleur traitement.

Obstruction de la trompe. — La trompe d'Eustache peut être obstruée de différentes manières. Si la cause de cette obstruction est un simple bouchon muqueux, reliquat d'un catarrhe aigu, une insufflation rétablira l'audition. C'est d'ailleurs là, à mon avis, la seule indication de l'insufflation tubaire. Celle-ci ne devra être pratiquée qu'après la disparition de toute trace d'inflammation tubaire ou nasale, au moyen de la sonde d'Itard et d'une soufflerie de Richardson. Il sera inutile et nuisible de donner une forte pression, susceptible d'amener des désordres du côté de la caisse tympanique et des fenêtres labyrinthiques. On ne devra pas oublier surtout que l'amplitude des mouvements de l'étrier est de l'ordre du millième de millimètre et qu'une insufflation trop brutale peut déterminer des lésions en imprimant des déplacements trop considérables à la chaîne des osselets. C'est la raison pour laquelle je considère la poire de Politzer comme un instrument beaucoup trop brutal et auquel on ne devra avoir recours que dans le cas exceptionnel d'une malformation nasale importante, impossible à réduire momentanément (comme l'hypertrophie de la muqueuse réduite par l'adrénaline) ou à contourner avec la sonde par un peu d'habileté (éperon, déviation de la cloison). On se servira alors d'une poire souple, facilement compressible, et l'on agira avec prudence. Quelle que soit la méthode employée une seule insufflation d'air dans la trompe doit suffire pour rétablir l'audition. S'il y a échec c'est que cette opération était contre-indiquée ou qu'elle a été mal exécutée.

S'il s'agit non plus d'une oblitération purement mécanique par une mucosité, mais si la trompe se trouve rétrécie par l'épaississement de sa muqueuse, comme il

arrive dans le catarrhe tubaire chronique, suite de catarrhe
aigu, on emploiera avec avantage les insufflations d'air
chaud, bien supérieures dans ce cas aux simples insufflations ordinaires. Lermoyez, Mahu et Côme Ferran ont
surtout contribué à prouver l'efficacité de cette méthode.
Lermoyez et Mahu emploient à cet effet un générateur
d'air chauffé par son passage dans un serpentin porté à
une haute température par un bec Bunsen. Ferran se sert
d'une simple poire de Politzer prolongée par un manchon
d'aluminium qui contient une résistance électrique. En
procédant par séances bi-hebdomadaires et d'une durée
de six à dix secondes seulement, pendant lesquelles on
insuffle de l'air à 70° à 80°, on obtient en quelques séances
une modification de la muqueuse et la disparition des
symptômes de la sténose tubaire. Bien entendu le résultat ne peut être complet qu'en l'absence de toute otite
adhésive que l'air chaud ne peut modifier.

Les mêmes sténoses relèvent du traitement par les
insufflations de vapeurs sulfureuses naturelles. Luchon,
Cauterets, Ax-les-Thermes sont les principales stations où
soit appliquée cette méthode. Retenons encore que ces
vaporisations ne sont pas « un traitement de la surdité,
mais seulement un traitement de lésions otiques condui-
sant à la surdité » (Escat).

En cas d'oblitération cicatricielle de la trompe on aura
recours au bougirage. Nous ne parlerons pas ici de sa
technique. J'insisterai encore sur ce point que sa véritable indication nécessite l'intégrité de la caisse tympanique.

Le pavillon tubaire peut être obstrué par des végétations adénoïdes, par une queue de cornet ou des adhérences de sa lèvre postérieure à la paroi du naso-pharynx
(Royet). La surdité qui en sera la conséquence disparaîtra dans l'un et l'autre cas par une intervention chirurgicale destinée à supprimer la cause.

Troubles de la pression labyrinthique. — Nous ran-

gerons dans la même classe de surdités celles qui sont
déterminées par une modification de la pression intralabyrinthique ou un trouble passif de la vascularisation
labyrinthique d'origine extra-auriculaire.

Hyperhémie et hypertension.— Dans les cas d'hydro-
pisie labyrinthique, le traitement de choix est celui qui a
été préconisé par Babinski, mais dont on a trop généralisé les indications : je veux parler de la ponction lombaire. Accueillie avec une grande faveur, cette méthode a
été critiquée depuis et abandonnée par plus d'un partisan
en raison de ses échecs. Mais le tort, à mon sens, a été de
trop généraliser son application. On l'a pratiquée à tort
et à travers et l'on s'est étonné que, parfois, les troubles
auditifs ou vestibulaires aient été accrus. Or elle ne peut
donner un résultat que si ces troubles sont dus à une
hypertension labyrinthique pure, qu'elle diminue en
abaissant la tension du liquide céphalo-rachidien, en
communication avec la périlymphe. On devra donc limiter
exclusivement son indication à ce seul cas. Et l'on se
basera pour diagnostiquer celui-ci sur la prédominance
des troubles de l'équilibre simultanés, sur la mesure et la
constatation de l'hypertension artérielle, souvent paral-
lèle à l'hypertension céphalo-rachidienne et labyrinthique,
et enfin sur l'examen du fond de l'œil.

Au reste, un moyen beaucoup plus simple, et qui
donne d'excellents résultats dans les cas d'hypertension
ou d'hyperhémie passive du labyrinthe, surtout quand
elles sont symptôme d'artério-sclérose, réside dans la
diminution de la pression sanguine par les médicaments
hypotenseurs, tels que le nitrite de soude, conseillé par
Huchard, soit à l'intérieur, soit en injections hypodermiques. Le gui, les injections de sérum de Trunceck
agissent dans le même sens. Il en est de même de la
darsonvalisation.

L'iodure de potassium, dont l'emploi est si généralisé
chez les sourds, je ne sais pourquoi, est un agent du

même ordre, mais moins actif, en tout cas, c'est dans ce seul genre de surdité qu'il se trouve indiqué légitimement.

La pilocarpine a été préconisée par Politzer dans les cas d'hyperhémie labyrinthique.

Lermoyez et Mahu conseillent les injections hypodermiques de 10 à 20 gouttes d'une solution de chlorhydrate de pilocarpine au cinquantième répétées 10 à 12 fois en 12 à 24 jours. L'action de ce médicament est très incertaine et les succès qu'on lui attribue, des plus rares.

Anémie et Hypotension. — La surdité par anémie de l'oreille, moins fréquente que la précédente, sera traitée dans la période aiguë par le décubitus horizontal et les inhalations de nitrite d'amyle, vasodilatateur énergique. En dehors des accès, on prescrira la trinitrine (Lermoyez). Bien entendu le traitement étiologique s'imposera (sérum artificiel chez les hémorrhagiques, fer chez les chlorotiques, etc.).

Affections de l'oreille non inflammatoires et indélébiles dont la surdité est le symptôme. — J'en arrive enfin à la troisième catégorie de surdités, celles qui constituent le symptôme unique ou prédominant d'une lésion auriculaire non inflammatoire, non suppurée, inguérissable et définitive. Ce sont les hypoacousies consécutives à :

L'otite moyenne adhésive, reliquat d'otite moyenne catarrhale ou suppurée, aiguë ou chronique, guérie (otite cicatricielle et otite hyperplasique) ;

La capsulite spongieuse ;

La névrite auditive par auto-intoxication gravidique, intestinale, hépatique ; ou par infection (syphilis, typhoïde, etc.) ; ou par hétéro-intoxication ;

Les lésions traumatiques ;

Les méningites guéries ;

Les lésions cérébrales guéries.

Ce sont les surdités les plus nombreuses, celles dont sont atteints les individus qu'on désigne sous le nom générique de « sourds » et celles pourquoi l'on a préconisé le plus de traitements.

À l'heure actuelle, le plus grand nombre des spécialistes les considèrent comme incurables et partagent l'opinion de Lermoyez et Boulay, qui prétendent que « les auristes ne guérissent pas la surdité, pas plus que les pompiers n'éteignent les incendies vingt ans après ». Pour ma part je ne comprends pas très bien l'analogie; et je suis convaincu du contraire.

Il n'y a à mon avis qu'un seul cas où, à priori, un sourd peut être certain de n'avoir aucune chance de jamais entendre, c'est le cas extrêmement rare où les deux organes auditifs sont détruits dans leur quasi-totalité ou n'existent plus.

Mais avant d'en établir la preuve et d'en indiquer le moyen, je voudrais passer en revue sinon toutes du moins les principales des innombrables méthodes essayées contre la surdité.

La majorité d'entre elles ont pour but ou pour prétention d'améliorer ou de guérir la cause de l'infirmité ; c'est-à-dire la lésion auriculaire. Et ce fut contre l'otite adhésive, hyperplasique ou cicatricielle, et contre la capsulite que se tournèrent les efforts de leurs inventeurs, les surdités dites nerveuses, c'est-à-dire par lésion de l'appareil auditif nerveux, étant considérées par eux comme impossibles à améliorer.

Traitement médicamenteux. — Dans leurs pérégrinations de spécialiste en spécialiste, de clinique en clinique, les infortunés scléreux récoltent des ordonnances dont la plupart peuvent se résumer en ces deux prescriptions :

1º Prendre de l'iodure de potassium ;

2º Faire des massages de l'oreille.

Iodures alcalins. — Il est, je crois, peu de sourds, ayant consulté à plusieurs reprises pour leur infirmité, qui n'aient absorbé l'iode ou les iodures sous une forme

quelconque, comme « résolutifs ». On le leur prescrit à
la dose de o gr. 25 à o gr. 50 cgr. par jour, par périodes de 1 à 4 semaines, séparées par des périodes de
repos de même durée. Et malgré l'observation rigoureuse de l'ordonnance, ils ne constatent pas d'amélioration. Or, à tout bien considérer, le traitement iodé ou
ioduré, dans ces otites, ne peut être qu'insuffisant ou
nuisible. S'il s'agit de surdité consécutive à l'artério-
sclérose, par hypertension ou athérome, l'iodure, quoi-
qu'indiqué, ne peut, malgré son action résolutive, recréer
des vaisseaux oblitérés, régénérer des éléments nerveux
désorganisés. Il ne pourrait agir que comme hypotenseur
pour empêcher l'aggravation des lésions, et dans ce cas
il doit céder le pas à une médication plus active. — S'il
s'agit de capsulite labyrinthique, de névrite auditive,
que peut l'iodure sur des lésions d'ostéoporose, sur des
altérations de fibres nerveuses ?

Si l'otopathie est d'origine nasale, alors l'iode et les
iodures alcalins sont nuisibles par le fait que même à
petite dose, ils peuvent déterminer des phénomènes d'irritation de la muqueuse naso-pharyngée, donc augmenter la cause de la surdité. Prescrire l'iode dans ce cas
est aussi peu rationnel que de recommander l'usage du
tabac. Pourquoi interdire celui-ci, alors qu'on ordonne
une médication ayant les mêmes inconvénients ? C'est là
une contradiction et une erreur évidentes.

Mercure. — Cette médication n'est pas la seule qu'on
ait essayée contre l'otosclérose. Toynbee, Baratoux ont
recommandé le mercure (calomel, sublimé) à l'intérieur
et en injections hypodermiques. Il m'est arrivé souvent
de prescrire ce traitement chez des malades atteints en
même temps de syphilis et d'otosclérose. Je n'ai jamais
observé qu'il pût avoir une influence sur leur audition.
Il est probable que les quelques succès obtenus le furent
chez des malades atteints de névrite auditive syphilitique,
cas où le mercure réussit parfois.

Sérum de Malherbe. — Malherbe inventa un soi-disant sérum antiscléreux qui n'est autre que du sérum de Trünceck auquel il ajouta 0,50 cgr. ou 1 gr. 0,0 de nitrate de pilocarpine. Ce sérum fut injecté à la dose de 1 cc. tous les trois jours, par séries de 12 piqûres, séparées par des intervalles de quinze jours. Un certain nombre de malades furent améliorés par lui. Mais si l'on songe que le point cryoscopique de ce sérum est $\Delta = -2°93$, c'est-à-dire qu'il est un sérum hypertonique ; si, d'autre part, on se rappelle que beaucoup de sourds, parmi les artérioscléreux surtout, sont sourds par hypertension labyrinthique ; que même certains otoscléreux peuvent avoir leur surdité augmentée par cette hypertension surajoutée, on admettra combien l'action spécifique de ce sérum antiscléreux est sujette à caution, et qu'il est sage de ne point la considérer différente de celle des autres médicaments hypotenseurs, nitrite de soude, sérum de Trünceck pur, etc.

Cette erreur d'interprétation est la même que celle qui a fait considérer la ponction lombaire comme un traitement de la surdité dans les otites scléreuses. Je ne reviendrai pas sur ce sujet, que j'ai exposé plus haut.

Traitement thyroïdien. — Enfin on a encore essayé contre la sclérose auriculaire le traitement thyroïdien. Après l'avoir appliqué chez 40 malades, Bruck conclut à l'échec total de sa tentative et à la non-valeur de cette médication.

Massage auriculaire. — *Douche d'air.* — Le « massage » de l'oreille moyenne est d'ordinaire le second terme de l'ordonnance routinière prescrite contre l'otite moyenne adhésive. Et le moyen le plus employé à cet effet est l'insufflation d'air sous pression par la trompe, soit à l'aide de la poire de Politzer, soit à l'aide de la sonde d'Itard munie d'une soufflerie. Le but de ces deux procédés est de rétablir l'équilibre entre la pression de l'air intratympanique et celle de l'atmosphère, de refou-

ler le tympan rétracté en dedans, et demobiliser la chaîne
des osselets. Or, de deux choses l'une : ou l'otite moyenne
s'accompagne de sténose tubaire ou la trompe est libre.
Dans le premier cas, l'insufflation d'air par la trompe,
qui, appliquée avec prudence, est un moyen thérapeutique excellent contre l'obstruction tubaire récente par
des mucosités (voir plus haut), est insuffisante contre
une obstruction ancienne et doit céder le pas au bougirage. En second lieu, si, comme cela est dans la grande
majorité des cas d'otite moyenne sèche, la trompe est

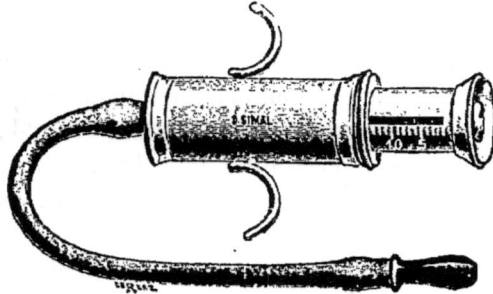

Fig. 23. — Masseur de Delstanche.

libre, la douche d'air est parfaitement inutile. D'autre
part, si la douche d'air pouvait n'agir que sur le tympan,
on pourrait espérer par elle lutter contre sa rétraction et
lui redonner quelque mobilité. Mais les mouvements
qu'elle imprime aux osselets et en particulier à la platine
de l'étrier sont, comme j'ai déjà eu l'occasion de le dire,
beaucoup trop violents pour ne pas être nuisibles. Les
déplacements de l'étrier sont en effet non pas de l'ordre
du dizième de millimètre, comme on l'a cru longtemps,
mais de l'ordre du millième de millimètre (Marage). On
voit par là combien il est facile avec la douche d'air de
provoquer de nouvelles lésions de l'appareil transmetteur du son. C'est là une raison suffisante, il me semble,
pour condamner cette méthode dans les cas d'otite
moyenne adhésive.

Aussi bien la même critique s'adresse aux divers procédés de massage de l'oreille moyenne. Dans les uns, dits procédés indirects, le massage est pneumatique et se fait par l'intermédiaire de l'air du conduit. Le massage direct se fait au moyen d'instruments spéciaux portés au contact du tympan.

Massage digital. — Le massage pneumatique digital, qui consiste à obturer le conduit avec l'index et à imprimer à celui-ci un mouvement de va et vient, est absolument illusoire. Il est en tout cas assez inoffensif.

Massage pneumatique instrumental. — Le massage instrumental est une idée déjà vieille. En 1741, Cleland préconisait l'aspiration du tympan contre la surdité. Un peu plus tard, Arnemann recommandait dans le même but l'emploi d'un tuyau de pipe profondément enfoncé dans le conduit auditif et au moyen duquel le médecin pratiquait l'aspiration buccale.

De nos jours on a surtout employé différents types de masseurs dont le plus connu est celui de Delstanche (fig. 23). Il se compose d'un corps de pompe métallique dans lequel circule un piston qu'un ressort à boudin ramène constamment à son point de départ. C'est donc en réalité une simple pompe aspirante et foulante permettant de comprimer et de raréfier alternativement l'air du conduit. L'étendue de l'excursion du piston, et, partant, la force d'impulsion du masseur, se trouve réglée et limitée par une vis d'arrêt mobile fixée sur la tige. L'appareil est mis en mouvement soit à la main, soit à l'aide d'un moteur spécial (électromoteurs de Hirschmann, de Breitung ; moteur à eau de Ferreri). Le réglage et la limitation de l'action du piston est telle qu'elle ne peut s'élever au-dessus de $\frac{1}{3}$ d'atmosphère. Malgré cela, si l'on compare les différences de pression que cet appareil fait subir au tympan et aux osselets, à celles que cet ensemble d'organes est chargé de transmettre normalement (vibrations sonores), on comprendra qu'un pareil instrument ne puisse être qu'inutile ou dangereux.

Quant à ceux dont l'action condensante ou raréfiante n'est pas limitée, ils sont absolument à rejeter : je veux parler des poires et seringues diverses, voire même du simple spéculum de Siegle, souvent employé pour masser l'oreille moyenne.

Jankau préconisa l'usage d'un ballon de son invention relié par deux tubes munis chacun d'une soupape, d'une part à un cathéter introduit dans la trompe, de l'autre, à un embout pour le conduit. Par la compression de ce ballon le tympan se trouve aspiré d'un côté et refoulé de l'autre. A tout bien considérer, cette disposition complique plus la méthode qu'elle ne l'améliore, et comporte les mêmes défauts.

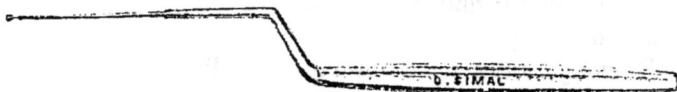

Fig. 24. — Sonde à ressort de Lucœ.

Massage direct. — Lucœ mobilise directement la chaîne des osselets à l'aide d'une sonde à ressort constituée par une tige métallique terminée par une cupule et circulant dans un tube renfermant un ressort à boudin (fig. 24). On applique sur la courte apophyse du marteau la capsule préalablement garnie d'un petit bourdonnet d'ouate ou d'un peu de paraffine, et on imprime avec la main à l'appareil des mouvements de va-et-vient.

Dans le même but, Bonnier inventa un tympano-moteur qui n'est autre qu'une fine ventouse qu'il fait adhérer à l'extrémité ombilicale du manche du marteau par aspiration buccale, et au moyen de laquelle il exerce des tractions sur cet osselet (fig. 25).

Quelles que soient la légèreté de main et l'habileté de l'opérateur, il n'est pas possible que de pareils pro-

cédés dont la brutalité saute aux yeux soient inoffensifs.
Le massage direct ainsi pratiqué, outre qu'il est douloureux et souvent intolérable, s'accompagne toujours d'hyperhémie du tympan, qui risque même d'être érodé ou
perforé. Cette méthode est, d'ailleurs, fort peu vulgarisée.

Procédé de Beck. — Je ne citerai que pour mémoire
le massage par la projection sur le tympan de mercure
chaud, procédé recommandé par Jos. C. Beck, de Chi-
cago, et qui n'offre de particulier que son originalité.

Critiques de ces méthodes de massage. — En résumé,
quel que soit le moyen mécanique employé, toutes ces

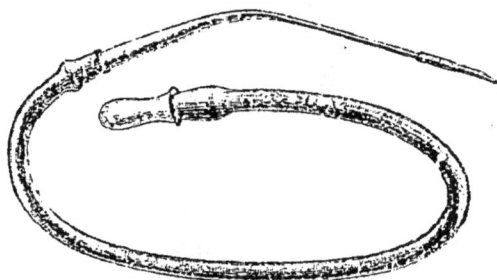

Fig. 25. — Tympano-moteur de Bonnier.

méthodes de massage de l'oreille moyenne ont un défaut
capital qui leur est commun, la beaucoup trop grande
amplitude des mouvements que leur application imprime
à la chaîne des osselets. Elles sont toutes fondées sur
un principe faux, sur une erreur physiologique. Cela
explique leur inefficacité, prouve leur danger, donc
entraîne leur condamnation. Jamais ces procédés n'ont
guéri d'otites moyennes adhésives. Jamais même ils
n'ont amélioré de surdité d'une façon notable et durable.
Ce qui est le plus extraordinaire, c'est que, malgré cela,
ils constituent un moyen thérapeutique universellement
recommandé !

**Ramollissement du tissu de cicatrice par insuffla-
tions médicamenteuses.** — Il était naturel qu'il vînt à
l'idée des otologistes de traiter la surdité, qui nous

occupe, en essayant de guérir les lésions causales, de
ramollir et de détruire par des moyens appropriés le
tissu fibreux ou cicatriciel dont la présence dans l'oreille
moyenne diminue ou empêche sa fonction normale. On
employa dans ce but soit les insufflations de vapeurs,
soit les injections de médicaments liquides.

Les insufflations dans la caisse de vapeurs de substances
volatiles, après avoir eu un moment de grande vogue,
furent peu à peu abandonnées. Triquet, Politzer recommandèrent les vapeurs de chlorhydrate d'ammoniaque.
Itard employa l'éther sulfurique. L'iode, l'hydrogène
(Lœvenberg), l'éther iodoformé, le menthol, l'iodure
d'éthyle (Burckhardt Merian), l'ozone (Stoker), l'acide
carbonique, la térébenthine, le pin sylvestre, le goudron
furent tour à tour préconisés. Afin de projeter ces médicaments volatils dans l'oreille moyenne, on inventa une
série d'appareils plus ou moins compliqués. Von Tröltsch
se servait du plus simple, un vaporisateur surmontant une
lampe à alcool et muni d'un thermomètre. Politzer utilisa
une poire où le chlorhydrate d'ammoniaque était obtenue à l'état naissant. Miot, Ladreit de Lacharrière, Mé-
nière créèrent de grands appareils permettant au moyen
de ballons ou de tubes multiples d'insuffler à volonté
l'une ou l'autre de plusieurs vapeurs. Mais ces appareils
avaient tous un défaut commun ; c'est qu'en raison de la
condensation du corps volatil dans le tube d'échappe-
ment, le cathéter et la trompe, ils étaient incapables le
plus souvent de porter le médicament jusqu'à la région
malade. Politzer fut d'ailleurs le premier à le démontrer.

Air chaud et vapeurs sulfureuses. — Dans le même
ordre d'idées, on a essayé de lutter contre l'otite adhésive moyenne par les insufflations d'air chaud et celles
de vapeurs sulfureuses naturelles. Ce fut d'ailleurs sans
résultat. Mais comme Lermoyez et Escat l'ont indiqué,
ces méthodes ne sont pas applicables aux otites sèches,
mais seulement aux catarrhes tubo-tympaniques chro-

niques caractérisés par l'infiltration de la muqueuse de
la trompe et de la caisse. Elles sont un moyen de prophylaxie de la sclérose d'origine nasale, mais elles ne
peuvent rien contre elle quand elle est organisée.

*Instillations intra-tympaniques de médicaments li-
quides.* — L'instillation de liquides dans l'oreille
moyenne, essayée également par nombre d'auristes, n'eut
pas plus de succès. On injecta soit des liquides neutres,
de l'eau stérilisée, de l'huile de vaseline, soit des liquides
antiseptiques, résolutifs, caustiques ou anesthésiques. A
l'aide d'un cathéter ordinaire, ou d'une sonde de Weber
Liel, on porta dans la caisse les médicaments les plus
divers, solutions de chlorhydrate d'ammoniaque, d'iodure
de potassium, de potasse caustique (Schwartze), de bicar-
bonate de soude (Politzer), de chlorhydrate de pilocarpine, de cocaïne, des solutions huileuses d'iode — iodipine,
(Delsaux), lipiodol — de ferments digestifs (Cohen,
Kysper, Sugar); du myelocène, substance tirée de la
moelle osseuse (Watson). Delstanche eut l'idée d'injec-
ter de l'huile de vaseline, de la paraffine liquide, de l'o-
léate de zinc à doses massives. Ces injections médicamenteuses non seulement étaient très douloureuses, mais
n'avaient d'autre résultat que d'ajouter aux lésions pré-
existantes, d'autres consécutives à l'inflammation provoquée par leur présence ; c'est à-dire qu'au lieu de sou-
lager les sourds elles aggravaient leur état.

Thiosinamine. — Elles ont été également abandonnées peu à peu jusqu'au jour où Sugar, Hirschand, Kas-
sel (1905), Lermoyez et Mahu (1906) leur redonnèrent
un regain d'actualité en préconisant dans les cas d'otites
moyennes sèches l'emploi de la thiosinamine ou de ses
dérivés solubilisés par le salicylate de soude ou l'antipyrine (fibrolysine).

La thiosinamine, ou allyl-sulfocarbamide, est un
dérivé de l'huile éthérée de moutarde et appartient au
même groupe chimique que l'urée. Elle fut employée

pour la première fois par Von Hébra pour ramollir le tissu cicatriciel. Will.Robinson, J. C. Beck furent les premiers à publier les essais qu'ils firent de l'emploi de cet agent contre la surdité. Ils l'utilisaient alors en injections hypodermiques. Les résultats de cette méthode furent peu appréciables. Sugar instilla directement dans la caisse la thiosinamine. Puis Lermoyez et Mahu recommandèrent les bains d'oreille, et, en cas de non-perforation du tympan, les instillations intratympaniques, le malade prenant un bain et une instillation chaque jour. Ils complétèrent ce traitement par des séances bi-hebdomadaires de massage de l'oreille moyenne au moyen de l'appareil de Delstanche.

Il semble que l'effet immédiat de la thiosinamine sur l'oreille moyenne soit une irritation qui peut aller jusqu'à la récidive de la suppuration. Quant aux résultats sur l'audition, ils sont variables selon les auteurs. Lermoyez et Mahu ont publié des cas où la surdité avait été légèrement améliorée. Tapia, Baratoux n'ont pas été satisfaits de cette méthode. Je connais pour ma part nombre de cas où elle n'a apporté aucun changement, et même certains où un résultat immédiat problématique fut suivi au bout d'un certain temps d'exagération de la surdité. Au reste l'étude des différents essais faits jusqu'à ce jour prouve que la thiosinamine ne peut donner de résultat que si son application est complétée par la mobilisation mécanique des tympans et des osselets.En d'autres termes, le massage agissant alors sur des tissus irrités et légèrement enflammés, donc ramollis, aurait plus de chances de produire un résultat immédiat satisfaisant. Reste à savoir si, l'action de la thiosinamine étant passagère, les brides cicatricielles, le tissu scléreux qu'elle a la prétention de faire disparaître ne peuvent se reformer, si même, à la suite de l'irritation produite, ils ne se trouvent pas exagérés.

Il faudrait prouver que les améliorations constatées

pendant le traitement par la thiosinamine ne sont pas du même ordre que celles qu'on observe parfois chez les sourds par otite adhésive, au cours d'une simple inflammation tympanique. Ce n'est que cette preuve qui sera susceptible d'établir l'avantage de l'emploi de la thiosinamine sur celui des médicaments caustiques dont nous avons parlé précédemment.

Méthode électroionique de Malherbe.— En mai 1907, Malherbe présenta à la Société française d'Oto-rhino-laryngologie une méthode de traitement électroionique de la sclérose auriculaire, application à l'otologie de la thérapeutique basée sur la théorie des ions, et préconisée surtout par Stéphane Leduc. Cette électroionisation transtympanique permettait, selon lui, « de porter des substances médicamenteuses dans la profondeur de l'oreille et d'agir sur des lésions généralement peu accessibles ». Il utilisa l'action sclérolytique de certains ions : le chlorure de sodium, l'iodure de potassium, l'iodure de sodium, le salicylate de soude, le nitrate de pilocarpine, le chlorure de lithium, le chlorure de zinc furent expérimentés au moyen d'une technique assez simple. L'une des électrodes ou électrode active est constituée par une mèche tampon d'ouate hydrophile imprégnée de solution médicamenteuse entourant un fil de platine, est introduite dans le conduit auditif, et est mise en contact avec le tympan. L'autre électrode est une bougie isolée sur toute sa longueur, sauf aux deux extrémités, et que l'on introduit dans la caisse par l'intermédiaire d'un cathéter ordinaire. L'électrode active est positive ou négative selon le médicament employé : positive pour le chlorure de sodium, l'iodure de potassium, l'iodure de sodium et le salicylate de soude; négative pour la pilocarpine, le chlorure de zinc, le chlorure de lithium. Les séances furent pratiquées trois fois par semaine pendant six à huit minutes, l'intensité du courant ne dépassant pas quatre milliampères. Les résultats publiés par Malherbe comportent un certain

nombre de succès, c'est-à-dire de cas où les malades
furent soulagés et améliorés dans une certaine mesure.
Toutefois il paraît logique de faire au sujet de l'électroionisation les réserves que je faisais précédemment à propos
de la thiosinamine.

Traitement électrique de la surdité. — Cela nous
amène à parler du traitement électrique de la surdité.
Déjà au xviiie siècle, certains mémoires et journaux médicaux publièrent les premiers essais d'application de l'é-
lectricité au traitement des maladies de l'oreille. Un peu
plus tard, en 1788, Labeaume cita des résultats satisfaisants qu'il aurait obtenus par le courant galvanique. San-
dras, Duchenne de Boulogne, Bonnafont, Ladreit de Lacharrière utilisèrent le courant continu pour « provoquer
des contractions et des relâchements successifs des nerfs
moteurs, et mobiliser par conséquent la chaîne des osselets ». Ils se servaient de simples piles et de deux rhéo-
phores, dont l'un était constitué par une sonde d'Itard
introduite dans la trompe ou par un tampon appliqué sur
la nuque, l'autre soit par une aiguille enfoncée dans la
caisse à travers le tympan (Bonnafont) soit par une sonde
métallique plongeant dans de l'eau dont on emplissait
le conduit auditif. Erb et Brenner, appliquant le courant
galvanique, placèrent l'anode sur le tragus, la cathode
sur un point quelconque du corps. Malherbe, avant de
proposer l'électroionisation transtympanique, préconisa
« la galvanisation tubo-tympanique » (1905). Il intro-
duisait dans la caisse une bougie isolée sur toute sa longueur, sauf à ses deux extrémités dont l'une, libre était
terminée par une olive en platine, l'autre reliée au pôle
négatif. L'électrode positive était fixée au bras ou au cou
du malade.

Tchatzki, de Moscou, eut recours à l'électricité statique.
Il dirigea sur le tympan une série d'étincelles pour le mobiliser, provoquer la contraction du muscle du marteau
et électrolyser les néoformations fibreuses. L'électrolyse

du tympan fut encore essayée par Urbantschitsch. Enfin, Imbert, Zimmern, Castex, en France ; Gallraith Connal et James Riddel en Angleterre publièrent depuis quelques années directement ou par les thèses de leurs élèves des observations d'otoscléreux qu'ils traitèrent par les applications de haute fréquence sous forme d'étincelles ou d'effluves. Je ne m'étendrai pas sur la technique de ces différentes méthodes. Quelle que soit la source électrique qu'elles utilisent, elles ont pour but de produire dans l'oreille traitée des modifications de mobilité par action mécanique en provoquant des contractions musculaires et des modifications de structure, par action vaso-motrice et sclérolytique.

Quant à leurs résultats thérapeutiques, ils sont des plus inconstants et assez peu prononcés. On obtient bien quelquefois une légère amélioration de l'acuité auditive, mais il semble, d'après les observations publiées, qu'en dehors des cas de surdité névropathique l'action de ces procédés soit plus manifeste sur les bourdonnements et sur les vertiges que sur l'hypoacousie.

Méthodes chirurgicales. — Si les résultats des méthodes que je viens d'énumérer ont été loin de confirmer l'enthousiasme de leurs inventeurs et la vogue que plusieurs d'entre elles ont eue tout d'abord, que dire des procédés chirurgicaux auxquels certains auristes ont encore recours contre les otites adhésives ?

Perforation du tympan. — La plus simple et la plus vantée est la perforation artificielle du tympan, dont le but est de permettre la propagation du son au labyrinthe par le seul intermédiaire de la platine de l'étrier. L'idée de cette intervention avait été jadis conçue par Riolan. Elle fut pratiquée pour la première fois par Astley Cooper. Elle nécessite naturellement l'intégrité de l'oreille interne et le jeu normal du stapédius. Pratiquée soit au moyen de l'aiguille à paracentèse, soit avec un stylet porteur d'une perle d'acide chromique, soit enfin et de préférence

avec le galvano-cautère, cette opération ne donne que
des résultats inconstants et en tout cas toujours tempo-
raires. La fermeture précoce de la perforation artificielle
est la règle, et les procédés employés pour lutter contre
elle — introduction d'œillets, de rondelles, de tubes
métalliques ou en caoutchouc — n'ont jamais réussi qu'à
déterminer souvent la suppuration de la caisse. La suppression même totale du tympan n'empêche pas la régé-
nération de cette membrane.

Plicotomies. — Les plicotomies antérieure et postérieure, destinées à corriger l'enfoncement exagéré du
tympan, n'ont pas en général de suites plus brillantes, et
l'amélioration obtenue quelquefois par elles n'est jamais
que transitoire.

Synechotomie. — La synechotomie pratiquée pour
mobiliser les osselets en supprimant les adhérences qui
ont envahi l'oreille moyenne ne peut empêcher la récidive des synéchies dues à l'accolement ou à la simple
cicatrisation des surfaces cruentées.

Tenotomie du tenseur du tympan. — La tenotomie
du tenseur du tympan, celle du muscle de l'étrier ne
donnent aucune amélioration dans la presque totalité
des cas.

Mobilisation de l'étrier. — On a essayé encore la
mobilisation de l'étrier, opération difficile souvent et
toujours inutile. Comme le fait remarquer justement
G. Laurens, ce n'est pas une seule intervention au cours
de laquelle on aura communiqué quelques mouvements
à cet osselet qui permettra d'obtenir sa mobilité permanente et d'empêcher qu'il ne soit maintenu par de nouvelles adhérences. Il faut se souvenir qu'en chirurgie
générale ce n'est que par des massages, des mouvements
répétés longtemps et souvent que l'on arrive à mobiliser
une articulation ankylosée. Pourquoi en serait-il autrement en otiatrique ?

Mais on est allé encore plus loin dans la thérapeu-

tique chirurgicale de l'otite moyenne sèche ! Et puisque
l'immobilité des osselets est quasi impossible à corriger
par les moyens précédemment indiqués, on a proposé de
les supprimer purement et simplement !

Ablation du tympan et des gros osselets. — Les
moins audacieux se sont contentés d'enlever le tympan,
le marteau et l'enclume, opération dont la principale
indication est l'ostéite de ces osselets au cours d'une
otorrhée chronique, et sur la technique de laquelle je
n'ai pas à m'étendre ici. Dans l'otite sèche, cette intervention n'a donné qu'un résultat : le maintien ou l'aggravation de la surdité.

Ablation de l'étrier. — D'autres otologistes ont, à la
suite de Kessel, pratiqué l'ablation de l'étrier. Or, ainsi
que Politzer l'a démontré par ses expériences sur le
cadavre, l'extraction totale du stapédius sans rupture de
ses branches est impossible quand cet osselet est ankylosé. En d'autres termes, cette opération n'est praticable
que lorsqu'elle est inutile ! C'est là une critique qui
suffit pour la condamner sans qu'il soit besoin d'en
chercher d'autres.

Évidement pétro-mastoïdien. — Enfin, en 1897,
Malherbe fut encore plus radical : il n'hésita pas à proposer l'évidement petro-mastoïdien. Il ne faisait d'ailleurs
en cela que reprendre pour son compte personnel
l'idée de Riolan qui, plus de deux siècles avant, en 1649,
avait indiqué la perforation de la mastoïde comme
traitement de la surdité et des bourdonnements dus à
l'obstruction tubaire. Au congrès de médecine en 1900,
à propos des rapports de Ricardo Botey et de Siébenmann
sur la chirurgie de l'otosclérose, Lubet Barbon, G. Laurens
et d'autres auristes, qui avaient pu voir les sourds opérés
par Malherbe, condamnèrent sans appel ce soi-disant
traitement de choix de l'otite moyenne chronique sèche
dont les résultats étaient loin de réaliser les espérances
de son inventeur.

Raisons de l'échec des procédés chirurgicaux. — De toutes ces opérations, aucune ne peut donner de résultat positif, aucune ne peut améliorer l'audition d'une façon notable et durable. La raison de cette impossibilité réside dans ce simple fait que ces interventions créent une plaie dans l'oreille moyenne, et que cette plaie ne peut guérir que par une cicatrice, et que toute cicatrice y est une cause d'hypoacousie. Prétendre guérir un sourd par ces moyens chirurgicaux équivaut à le traiter en remplaçant sa surdité par une autre. C'est tout simplement une absurdité.

Conclusion. — Une conclusion logique s'impose : de toutes les méthodes médicales ou chirurgicales que je viens de passer en revue, quelques-unes sont nuisibles, toutes sont inutiles. Et il en sera de même de toutes celles que l'on pourra inventer encore, et dont les auteurs oublieront ce fait évident : à savoir que les lésions qui constituent l'otite adhésive et la capsulite sont des lésions indélébiles et contre lesquelles on ne peut rien dans l'état actuel de la science. Tout procédé contre la surdité déterminée par elles, dont le seul moyen sera de lutter contre les lésions causales de cette infirmité, sera voué à l'échec tant qu'on n'aura pas résolu un problème dont on ne peut pas encore même supposer la solution comme possible : celui de régénérer l'organe auditif dans sa parfaite intégrité.

II. — LES EXERCICES ACOUSTIQUES

1. — PRINCIPES DES EXERCICES ACOUSTIQUES

Guérison anatomique et guérison fonctionnelle. — Est-ce à dire qu'il ne faille point espérer améliorer l'état des malheureux sourds ? Non. Si l'on n'a pu jusqu'ici les guérir ni même les améliorer anatomiquement, d'une façon suffisante, du moins il est possible de développer leur audition pourvu qu'elle ne soit pas complètement détruite, ce qui est rare, d'obtenir une amélioration, voire même une guérison fonctionnelle, physiologique pour ainsi dire, et cela par la méthode des exercices acoustiques.

Principes des exercices acoustiques. — Ces exercices acoustiques ont été appliqués de manières diverses. Tous les procédés employés n'ont pas, comme nous le verrons, la même valeur, ne donnent pas les mêmes résultats ; mais tous sont basés sur le même principe, sur un fait d'observation que l'on ne peut nier : à savoir que, sourd ou non, plus on entend, mieux on entend; qu'en d'autres termes et plus exactement, si le son peut en excès ou à la longue épuiser l'acuité auditive, du moins il l'exalte tout d'abord.

Tout le monde a remarqué qu'au théâtre, dans une salle de conférences, on éprouve quelque difficulté à comprendre au début les acteurs ou l'orateur. Puis peu à peu cette gêne disparaît, au fur et à mesure que l'audition s'accroît sous l'influence de l'excitation fonctionnelle.

Cette particularité est encore plus nette chez un grand nombre de sourds qui entendent mieux dans le bruit que dans le silence. Cette paracousie fut décrite pour la première fois par Willis, qui lui donna son nom. Il avait observé une femme très sourde qui ne parvenait à comprendre la conversation de son mari qu'en faisant jouer du tambour à côté d'elle. A la suite Beck, Fielitz, Politzer et bien d'autres signalèrent cette surdité paradoxale très commune il est vrai et d'observation courante. Il n'est pas d'otologiste qui n'ait remarqué ce fait un grand nombre de fois. Le cas le plus typique qu'il m'ait été donné de constater est celui d'un malade de Madrid, dont l'audition s'améliorait chaque fois qu'il voyageait en chemin de fer. Lorsqu'il vint me consulter, je ne lui trouvai en l'examinant qu'une diminution très légère de l'acuité auditive, alors qu'il m'affirmait être très sourd d'ordinaire. Cette amélioration durait environ vingt-quatre heures après le voyage qui en était la cause.

Quelle est l'explication de la paracousie de Willis ?
Pour un certain nombre d'auteurs (Willis, Politzer,
Toynbee, Tröltsch) le sourd entend mieux dans le bruit
parce que l'ébranlement par les vibrations sonores rend
plus facile le jeu de l'appareil transmetteur (tympan et
osselets) ankylosé. Breitung, de Cobourg, pense que l'excitation sensorielle favorise le contact des éléments nerveux entre eux. Enfin Joh. Müller, Gellé, Löwenberg,
Urbantschitsch voient dans le phénomène qui nous
occupe le résultat de l'accroissement par le son du pouvoir sensoriel des éléments nerveux. Le fait que cette
amélioration se produit chez des individus entendant
normalement, qu'elle s'observe en outre chez des malades atteints d'otites internes ou d'affections du nerf
auditif, avec intégrité de l'appareil de transmission, ou
encore chez des sourds dont l'appareil de transmission
a été détruit, prouve que cette troisième opinion est la
vraie.

Degré de l'action du son sur l'audition. — Cette
action du son sur l'acuité auditive n'est pas proportionnelle à son intensité. Il semble qu'elle soit plus manifeste et plus durable quand cette intensité est modérée,
un son violent amenant au contraire un épuisement
rapide de l'audition. Urbantschitsch a prouvé l'action
sur la fonction auditive de sons à peine entendus par
le sujet, situés même à la limite de sa perception. Les
expériences de Marage, les résultats que j'ai obtenus
moi-même chez les sourds-muets que j'ai traités, non
seulement confirment cette manière de voir, mais prouvent que l'audition peut être développée par un son dont
l'intensité est très insuffisante pour être perçue par le
sourd.

**Action spécifique d'un son sur l'audition corres-
pondante.** — L'expérience et l'observation montrent
que l'excitation sonore ne développe pas parallèlement
l'audition pour la parole, la musique et les bruits. Une

oreille normale peut, par exemple, au milieu du bruit,
entendre mieux la parole et moins bien le tic-tac d'une
montre. Le contraire peut également se produire ; c'est
peut-être même le cas le plus fréquent. Chez les sourds,
le résultat de l'action acoustique varie également avec
les individus ; l'amélioration se fait sentir le plus souvent sur l'audition pour les trois espèces de sons, mais
inégalement pour chacune d'elles. En cas d'intégrité de
l'appareil auditif nerveux, une source sonore (parole,
musique, bruit) améliore davantage l'audition qui lui
correspond ; en cas de lésion de l'appareil auditif cen-
tral, une source sonore améliore davantage l'audition
dont le centre est le plus respecté. Nous reviendrons
d'ailleurs sur ce sujet en étudiant les résultats des
exercices acoustiques.

**Le développement de l'ouïe par le son n'est pas
une exception physiologique.** — Quoi qu'il en soit,
cette amélioration de l'audition par le son n'est pas une
exception propre au sens qui nous occupe. L'œil exercé
du peintre ne voit-il pas des différences de tons que l'œil
du commun a peine à distinguer ? N'a-t-on pas vu certains aveugles reconnaître au toucher des tissus de même
trame, mais de couleur différente ? Ne sait-on pas que
certaines peuplades ont un odorat dont l'homme civilisé
ne possède plus la finesse ? Le dégustateur de vins ne
peut-il par habitude apprécier dans les produits soumis
à son expertise des différences d'origine, d'âge et de
qualité qui échappent au goût moins exercé ?

En résumé, les fonctions sensorielles sont susceptibles
d'éducation, de développement par l'exercice, au même
titre que la force musculaire s'accroît par le mouvement,
que les facultés intellectuelles se perfectionnent par le
travail.

Explication histologique. — L'explication histologique de cette possibilité d'éducation, que possèdent les
centres nerveux en général, et les centres sensoriels en

particulier, reste dans le domaine de l'hypothèse, et n'a point été donnée par l'examen microscopique.

Peut-être y a-t-il accroissement numérique des neurônes ? Ou bien, selon l'opinion très acceptable de Tanzi, les éléments nerveux subissent-ils, sous l'influence d'un travail répété et prolongé, une hypertrophie non seulement du corps cellulaire lui-même, mais aussi de ses prolongements : ainsi s'établirait plus facilement les rapports de contiguïté des neurônes entre eux.

La preuve de la justesse de ces opinions importe peu d'ailleurs pour admettre le fait lui-même. Et des considérations qui précèdent me semble résulter clairement la possibilité théorique de développer l'acuité auditive, donc de traiter la surdité due à des lésions indélébiles de l'appareil auditif, par des exercices acoustiques appropriés.

Étudions donc maintenant les applications pratiques que cette théorie a reçues jusqu'ici.

2. — HISTORIQUE

L'idée de développer la faculté d'entendre par le son est très ancienne. Déjà au 1er siècle de notre ère, Orchigène utilisait à cet effet de simples bruits violents et aussi la voix transmise par un tube acoustique. Au vie siècle, le médecin grec Alexandre de Tralles préconisait également l'emploi, pour traiter les sourds, de la voix nue, de cris, et de bruits.

La première esquisse de méthode connue est celle qui fut appliquée, au xviiie siècle, par Ernaud. Comme Urbantschitsch devait le faire plus tard, Ernaud se basa sur les restes d'audition, et sélectionna les sourds, réservant ses exercices à ceux qui étaient encore capables d'entendre les lettres. Il parvint à certains succès et publia des cas où l'acuité auditive fut développée par lui jusqu'à l'audition des phrases.

En 1768, Pereire obtint lui aussi des résultats très satisfaisants par l'emploi du tube acoustique.

Au début du xix° siècle, Itard, frappé de la fréquence des restes importants d'audition chez beaucoup de sourds-muets, soumit quelques-uns de ceux-ci à des exercices méthodiques. Il eut d'abord recours à une grosse cloche d'église dont il diminuait chaque jour l'intensité du son. Puis il utilisa un timbre, un tambour, une flûte, cherchant à réveiller non seulement l'ouïe de ses élèves, mais aussi à leur donner le sens de la direction du son et celui du rythme. Enfin il leur fit entendre des sons vocaux, d'abord des voyelles, ensuite des consonnes. De cette façon il parvint au bout d'une année d'exercices acoustiques quotidiens et d'une durée de une heure par jour, à faire entendre et comprendre les mots à trois sourds-muets sur six.

A la suite d'Itard, Valade Gabel, Blanchet, Deleau, Piroux reprirent en France ces expériences avec un non moindre succès.

L'Allemand Beck, en 1827, se fit, par son livre sur les maladies des oreilles, le promoteur outre Rhin des idées et des méthodes soutenues en France par Itard. Il fut suivi dans son pays par Jager, Frank et Wolff. Ce dernier perfectionna la technique des exercices acoustiques en les complétant par des exercices orthophoniques.

En Angleterre, Toynbee appliqua le développement de l'ouïe par le son, non seulement aux sourds-muets mais aux sourds parlants (1860).

Puis pendant une période assez longue on cessa de parler de ces méthodes, qui ne furent tirées de l'oubli que vers 1885, grâce aux travaux de plusieurs auristes américains et en particulier à ceux de Gallaudet, Graham Bell, Gillespie, Currier. L'annonce de leurs succès trouva en Europe un écho. En France ce fut surtout grâce à Javal et Dufo de Germane. Javal fit créer en 1888 à l'Institution des sourds-muets de Paris un cours d'exercices acous-

tiques. Verrier, en 1893, essaye son « audigène » sur les
élèves de l'Institution de Bourg-la-Reine. En 1896, Laborde et Gellé publient les résultats obtenus par la
méthode de Dussaud. Enfin Natier, Marage, Zünd-Burguet inventèrent tour à tour les méthodes qui portent
leur nom.

A l'étranger même stimulation dans les recherches.
Urbantschitsch en Autriche (1888), Bezold en Allemagne (1893) créèrent une technique parfaitement réglée et
appliquée encore aujourd'hui. Après un siècle d'essais et
d'hésitations il semble qu'à l'heure actuelle les exercices
acoustiques constituent un procédé thérapeutique vraiment au point.

Etudions maintenant avec plus de détails celles de ces
méthodes qui ont donné les meilleurs résultats.

3. — MÉTHODE D'URBANTSCHITSCH

Urbantschitsch fut véritablement le premier qui créa
une méthode scientifique d'exercices acoustiques et démontra combien les résultats donnés par ceux-ci dépen-
daient de leur mode d'application. De cette méthode, il
donna la description et les règles dans son livre sur « les
exercices acoustiques dans la surdi-mutité et la surdité
acquise ». Et c'est de ce livre que je m'inspirerai pour
expliquer son procédé.

**Première réaction acoustique. Recherche des res-
tes d'audition à la voix nue.** — Dans le cas de surdité très prononcée ou semblant totale, que le malade soit
sourd-muet ou sourd parlant, Urbantschitsch cherche
tout d'abord à réveiller les restes d'audition, à obtenir
une première réaction acoustique. Si le sourd sait lire
sur les lèvres, il tente dans ce but une première expérience
en prononçant à haute voix, d'une façon soutenue une
des voyelles, *a* et *o*, puis, s'il y a échec, successivement
les autres voyelles. Si aucune de celles-ci n'est perçue,

l'exercice est répété avec plus d'intensité, à voix criée, portée dans l'oreille par l'intermédiaire des deux mains placées en entonnoir.

Dans le cas où ce moyen ne produit aucune réaction auditive, ou s'il s'agit d'un jeune enfant non instruit et qui ne sait pas ce qu'est une voyelle, on a recours à un instrument de musique, à vent ou à corde, et, de préférence, à l'accordéon auquel Urbantschitsch a donné son nom. Les notes de cet accordéon se composent de six octaves (mi-¹ à mi⁵). Elles peuvent être données séparément ou simultanément à volonté, et leur intensité, qui dépend de la pression sur la soufflerie, est réglée et mesurée grâce à un manomètre susceptible de marquer des différences de $1/10.000$ à $1/10$ d'atmosphère. Grâce à la grande intensité des sons que cet instrument peut donner on peut arriver à déceler de très faibles traces d'audition et, dans la grande majorité des cas, on obtient la réaction acoustique désirée.

Exercices d'audition différentielle. — Ce réveil de l'audition une fois opéré, on passe aux exercices d'audition différentielle. « Aussitôt qu'une voyelle détermine une sensation auditive déterminée, il faut passer à l'exercice d'une autre voyelle et le pousser jusqu'à ce qu'elle produise elle aussi une sensation acoustique... On crie plusieurs fois les deux voyelles lentement, distinctement, à l'oreille du sourd-muet et dans un ordre convenu d'avance. De la sorte le sourd-muet apprend à saisir la différence que l'oreille perçoit en écoutant comparativement les deux sons, et devient, par les exercices ultérieurs, de plus en plus apte à distinguer les diverses voyelles au point de vue acoustique (1). »

On arrive ainsi peu à peu à faire reconnaître au malade traité toutes les voyelles, tous les sons vocaux isolés, et l'on passe alors à l'apprentissage des mots, puis à celui

_____

(1) URBANTSCHITSCH, « les Exercices acoustiques... » (Trad. Egger).

des phrases. On emploie tout d'abord des mots simples, facilement compréhensibles.

De même on commence par de courtes phrases composées de mots de consonance différente. En somme, à chaque moment du traitement, on suit toujours la même règle : aller du simple au composé.

Intensité de la voix utilisée. — Dans tous ces exercices on doit utiliser la voix en lui donnant l'intensité minimum suffisante pour déterminer la sensation auditive nette que l'on désire. Au début on se servira uniquement de la voix criée, puis de la voix haute. Et au fur et à mesure que les progrès s'accentueront on passera à la voix mi-haute et à la voix chuchotée en même temps qu'on variera et augmentera la distance du professeur à à l'oreille de l'élève.

Rapidité de la prononciation. — De même, au cours de ces exercices, la prononciation devra varier de rapidité, la diction des syllabes et des mots se faisant tout d'abord lentement et d'une façon soutenue, puis devenant progressivement plus rapide et plus brève.

Fréquence et durée des séances. Durée du traitement. — Les séances d'exercices acoustiques doivent être quotidiennes. La durée de chacune est d'environ dix à quinze minutes. Quant à la durée totale du traitement, elle est extrêmement longue. Urbantschitsch conseille de poursuivre les exercices tant que des progrès sont constatés et jusqu'à ce que le sourd-muet puisse entendre sa propre voix et les bruits extérieurs habituels, en d'autres termes jusqu'à ce que ses oreilles puissent travailler spontanément. Ce résultat peut être acquis au bout de six mois ou un an, voire même davantage. On comprend alors combien cette méthode exige de patience et de persévérance de la part de ceux qui l'appliquent.

Application de la méthode aux sourds-parlants et demi-sourds. — Les progrès sont un peu plus rapides lorsque les restes d'audition sont plus importants. Et

ces exercices acoustiques sont applicables de la même
façon, mais avec plus de chances de succès, chez les demi-
sourds qui le sont devenusàun âge plus ou moins avancé.
A ceux-ci Urbantschitsch, en outre, recommande « d'ex-
poser autant que possible leurs oreilles à des excitations
acoustiques, soit par les rapports de société, soit par la
musique, soit par le théâtre », excitations qui viendront
compléter et aider le résultat donné par les exercices.

Résultats. — Les premières expériences, faites sur
des sourds-muets, publiées par Urbantschitsch, furent
pratiquées, en 1894, à l'Ecole de la Basse-Autriche, à
Döbling. Soixante enfants exercés donnèrent au bout de
six mois les résultats suivants :

	Avant le début des exercices.	Au bout de six mois.
Traces d'audition.........	32 élèves.	11 élèves.
Audition pour les voyelles,	22 —	21 —
— : — mots....	6 —	16 —
— ' — phrases..	0 —	12 —
	60 élèves.	60 élèves.

L'année suivante (1895), le rapport de la même école
de Döbling relate les faits que voici : 92 sourds-muets y
furent traités, qui passèrent :

1º De la surdité presque totale à l'audition des bruits....	9 cas.
— — — sons.....	17 —
— — — voyelles..	18 —
— — — mots....	4 —
2º De l'audition des bruits à l'audition des voyelles......	7 —
— — — mots........	2 —
3º De l'audition des sons à l'audition des voyelles.....	2 —
— — — mots........	3 —
— — — phrases.......	2 —
4º De l'audition des voyelles à l'audition des mots.......	9 —
— , — — — phrases.....	19 —
	92 cas.

Urbantschitsch raconte lui-même dans son livre les
discussions passionnées que souleva la communication

de ces résultats à la Société impériale des médecins de Vienne, dont certains membres allèrent jusqu'à douter de sa bonne foi. Alors, comme aujourd'hui d'ailleurs encore, on ne manqua pas d'objecter à des faits constatés des considérations purement théoriques, contre lesquelles Urbantschitsch protesta, soutenant avec raison que, dans « une question comme les exercices acoustiques, seule l'expérience a le droit de parler ».

Valeur de cette méthode. — Quels que soient les inconvénients que cette méthode présente dans son application, quels que soient les avantages que d'autres procédés inventés postérieurement offrent sur elle, elle n'en reste pas moins un modèle, un type, la première en tout cas qui ait été vraiment efficace. Et ce n'est pas le moindre mérite d'Urbantschitsch d'avoir démontré par ses expériences la valeur de l'emploi généralisé et méthodique des exercices d'audition.

4. — MÉTHODE DE BEZOLD

Indications et principe. — La méthode de Bezold diffère de celle d'Urbantschitsch moins par sa technique, qui est sensiblement la même, que par ses indications, beaucoup plus restreintes selon son inventeur. Pour Bezold, en effet, il est impossible de réveiller des restes d'audition par les exercices acoustiques. Il refuse à ces exercices la capacité de développer, de modifier même la fonction sensorielle proprement dite, de reculer les limites du champ auditif, de rendre vraiment l'ouïe au sourd. Le seul avantage qu'il leur reconnaisse est de rendre plus facile à ce sourd l'usage des reliquats d'audition qu'il possède encore, et cela en développant la perception auditive, c'est-à-dire le jugement de la sensation auditive. Le résultat des exercices acoustiques est donc dû, selon Bezold, à un phénomène psychique, et seulement à ce phénomène. Disons tout de suite que ce n'est là qu'une simple vue de l'esprit, qu'une opinion basée sur des considérations purement théoriques, et dont l'expérience suffit à démontrer l'erreur.

Sélection des sourds. — Quoi qu'il en soit, tirant la conclusion logique de cette affirmation, Bezold sélectionna les sourds-muets, séparant nettement ceux qui perçoivent encore la voix nue, de ceux chez qui elle ne détermine aucune réaction auditive ; et il considéra ceux-ci comme sourds complets éduquables seulement par les méthodes palliatives, méthode des signes ou méthode orale. Quant aux premiers, il les divisa à leur tour en deux catégories. Dans une première classe, il rangea les individus devenus sourds au cours de la seconde enfance, vers la quatrième ou la cinquième année et ayant eu le temps d'acquérir quelque langage, quelques mots dont la mémoire a subsisté. Chez ceux-là il prit ces restes de langage comme point de départ dans l'application des exercices, cherchant tout d'abord à obtenir l'audition claire des mots encore compris, encore retenus, et devenant par la suite terme de comparaison pour l'acquisition et la compréhension de mots nouveaux, lors des exercices d'audition différentielle.

Dans une seconde classe, Bezold fit entrer les demi-sourds, ceux qui, bien qu'ayant perdu toute notion de langage ou ne l'ayant jamais acquise, ont gardé une audition suffisante pour entendre la voix, en tant que vibration sonore. L'apprentissage de la parole articulée, et les exercices acoustiques à la voix nue prononcée avec force près de l'oreille constituèrent toute 'éducation de cette catégorie de sourds-muets.

Comparaison entre la méthode de Bezold et la précédente. — Comme on le voit, la méthode de Bezold est fort peu différente de celle d'Urbantschitsch. Dans l'une comme dans l'autre la source sonore utilisée est la voix humaine, voix naturelle, transmise directement à l'oreille. Pourtant Bezold recommande l'emploi du tube

acoustique pour permettre au sourd traité de suivre sur
les lèvres du professeur le dessin correspondant aux
mots, aux sons vocaux qui impressionnent son oreille.
Il indiqua également, comme moyen adjuvant, les exercices musicaux, et l'enseignement du chant. Mais il considéra comme inutile l'usage de l'accordéon d'Urbantschitsch. En résumé, cette méthode n'a pas d'autre originalité que celle de s'appliquer exclusivement aux sourds
qui ont conservé des restes assez grands d'audition.

5. — MÉTHODE DE NATIER

Nous avons vu comment, à l'aide de la série continue
des diapasons, Natier étudiait et mesurait l'acuité auditive d'un sourd. C'est avec ces mêmes instruments, et en
se basant sur le résultat de son enquête, qu'il développe
cette audition.

Technique. — Chaque jour, pendant un temps qui
varie selon le degré de la surdité et aussi selon le tempérament et la susceptibilité du malade, Natier soumet
l'oreille sourde aux vibrations des diapasons, en utilisant
de préférence, et avec plus d'insistance, les sons que
cette oreille entend le moins, et en lui transmettant ces
vibrations soit directement, soit par l'intermédiaire des
résonateurs accordés aux diapasons, et d'un tube de
caoutchouc.

Durée et marche du traitement. La durée du traitement varie naturellement selon les cas et selon les malades. Les résultats en sont constatés par des mensurations
périodiques de l'acuité auditive et enregistrés sur le graphique que nous avons décrit (fig. 4). On évite par ce
moyen la poursuite d'un traitement inutile sur des oreilles rebelles et les exercices acoustiques sont arrêtés sitôt
que leur efficacité cesse d'être observée.

Résultats. — Les résultats obtenus par Natier au
moyen de cette méthode très bien réglée sont évidents,

et les observations des malades traités par lui prouvent
de réelles et très notables améliorations.

6. —MÉTHODE DE DUSSAUD

**Microphonographe et amplificateur audiométri-
que.** — Nous avons décrit au chapitre de l'acoumétrie,
le microphonographe et l'amplificateur audiométrique
inventés par Dussaud. Ce sont ces mêmes appareils dont
celui-ci se servit pour appliquer la méthode d'exercices
acoustiques qui porte son nom.

La technique de cette méthode, parfaitement réglée,
est inspirée de celle d'Urbantschitsch. L'une comme l'autre procède du simple au composé, utilise pour réveiller
l'audition les sons correspondant aux reliquats auditifs
les plus importants, avec cette différence, toutefois, que
Dussaud, muni de ses appareils renforçateurs, possédait
non seulement un moyen plus rapide et plus sûr d'investigation de ces reliquats, mais, pour développer ces derniers, une plus grande variabilité de sources sonores.

Voici d'ailleurs comment l'inventeur décrit sa manière
de procéder :

« On écoute chaque jour, au moins deux fois et pendant une demi-heure environ chaque fois, une série de
cylindres dans les conditions suivantes :

Surdité grave. — Lorsque la surdité est assez avan-
cée pour ne plus permettre l'audition d'aucune voyelle
enregistrée sur le cylindre, on écoutera des cylindres de
musique, puis de chant, jusqu'à ce qu'on s'aperçoive que
l'audition est suffisamment revenue pour percevoir des
voyelles chantées. Lorsque petit à petit on commencera
à les distinguer on passera à des cylindres contenant des
syllabes, puis des mots très simples, et enfin de courtes
phrases...

Demi-surdité. — Lorsque la surdité permet de reconnaître les voyelles chantées ou même les syllabes et les

mots, on commencera, cela va sans dire, immédiatement
par des exercices de syllabes, de mots ou de phrases, mais
on fera bien de les alterner avec de la musique et du chant,
ce qui stimule encore davantage le réveil des fonctions
auditives en habituant l'ouïe à toutes les finesses et les
délicatesses de l'art musical.

**Mesure de l'acuité auditive, donnant les résultats
du traitement.** — On commencera les exercices en tournant la vis du tuyau souple (si l'on se sert de l'amplificateur audiométrique) — ou en diminuant l'intensité du
courant par le rhéostat (si le microphonographe est utilisé) — jusqu'à ce que, pour l'oreille correspondante, on ne
puisse diminuer l'intensité du son sans en rendre l'audition trop faible pour être distincte. On aura ainsi au
début de l'emploi de la méthode la mesure exacte de
l'audition dont est susceptible chaque oreille, on pourra
suivre ses variations à toute époque du traitement. Cette
mesure des variations auditives est des plus précieuses à
connaître pour la marche de la maladie ou pour les résultats du traitement par la gymnastique auriculaire.

Chaque jour on tournera la vis de chaque tuyau souple
d'une quantité infinitésimale, mais qui n'en constituera
pas moins, au bout de très peu de mois, une diminution
considérable dans l'intensité nécessaire à l'oreille pour
entendre. On pourra constater, grâce à cette diminution
absolument continue, de mois en mois, les progrès de
l'ouïe distinguant sans aucun appareil aux oreilles les
paroles d'un interlocuteur à une distance toujours gran-
dissante (1).

Résultats. — Cette méthode donna des résultats fort
intéressants, évidents, qui furent publiés par Laborde et
Gellé, Gariel, Drouot, Capitan, etc. Traité à l'aide du
microphonographe, un sourd-muet qui n'entendait que
quelques lettres criées dans son oreille arriva, au bout de

(1) Dussaud, Conférence à l'Institut psychologique, Fév. 1901.

deux ans, à entendre des phrases dites à plus d'un mètre et à suivre l'enseignement scolaire donné dans un lycée ; de même un sourd acquis put en deux mois suivre une pièce de théâtre. Ces premiers succès furent suivis d'autres dont la publication d'ailleurs ne fut pas sans provoquer des dénégations bruyantes au sein des sociétés savantes où elle fut produite. Une commission fut nommée pour expérimenter l'appareil à l'Institution Nationale des Sourds-Muets. Marichelle fut chargé du rapport dont la conclusion fut absolument négative.

Pourtant les cas d'amélioration observés par Laborde, par Gellé, par Dussaud lui-même n'ont pas été un mythe. Et si l'on peut reprocher au microphonographe ou à l'amplificateur audiométrique de ne pas donner des sons vocaux purs, mais transformés ; s'il est permis de constater que les succès de cette méthode d'exercices acoustiques n'ont pas constitué une règle, mais furent observés dans la minorité des cas traités; si, enfin, la longueur du traitement par ce procédé peut être considérée comme un inconvénient; du moins on ne peut nier que la méthode de Dussaud ait été un progrès considérable sur les méthodes antérieures. On a trouvé mieux depuis qu'elle a été abandonnée, mais cela ne diminue en rien sa valeur et son intérêt.

7. — MÉTHODE DE ZÜND-BURGUET

La méthode de Zünd-Burguet est la plus récente. Les premiers résultats obtenus par elle ont été publiés en 1910.

Electrophone. — Elle s'applique à l'aide d'un appareil nommé électrophone, basé sur le principe des contacts platinés mobiles, et constitué schématiquement par des lamelles métalliques mises en vibration électriquement. La vibration de ces lamelles produit un son que l'inventeur considère comme un son vocal. « L'instru-

ment comprend un registre grave, un moyen, un aigu,
dont l'ensemble donne une étendue de cinq octaves. Chacun de ses registres est constitué par une lamelle vibrante,
le long de laquelle se déplace un curseur platiné qui règle
la hauteur du son, tel un doigt sur une corde de violon.
Un jeu de manettes permet de faire varier l'intensité des
sons obtenus. » (Roure.) Le son produit est transmis aux
oreilles par des récepteurs téléphoniques.

Technique. — La technique des exercices acoustiques
pratiqués à l'aide de cet appareil est la suivante :

En premier lieu on mesure l'acuité auditive du sourd
dont on entreprend le traitement, par un procédé quelconque, de préférence à la voix nue, haute ou chuchotée. C'est là, comme nous le verrons, un des gros inconvénients de ce procédé : l'absence de moyen acoumétrique
précis.

Cela fait, le rééducateur fait entendre à l'oreille sourde
toute la série des sons de l'appareil, en passant des graves aux aigus ou inversement, tout en insistant sur les
sons que l'oreille perçoit le moins facilement. L'intensité
de ces sons varie avec chaque cas. Elle doit toujours
être appropriée au degré de la dysacousie. Au début
d'une séance, ils doivent être très faibles, puis peuvent
augmenter progressivement suivant l'accoutumance.

La durée des séances est de cinq à dix minutes. Celle
d'un traitement total est de un à quatre mois, à raison de
deux séances par jour.

Résultats. — Les résultats donnés par la méthode
Zünd-Burguet ont été publiés par Helsmoortel, Roure et
Raoult. Ces auteurs n'ont pas rapporté le pourcentage
des améliorations sur le nombre de malades traités. Les
observations de ceux qui le furent avec succès démontrent qu'il est possible, par l'emploi de l'électrophone,
d'accroître de plusieurs mètres la distance à laquelle une
oreille sourde peut entendre la voix haute, cette oreille
ne percevant celle-ci qu'à 1 mètre avant le traitement.

Les statistiques publiées ne citent pas d'essai pratiqué sur des sourds n'entendant pas la voix nue.

8. — MÉTHODE DE MARAGE

Masseur-cornet de Marage. — En 1897, Marage publia une première note sur un nouveau cornet acoustique servant en même temps de masseur du tympan. Ce masseur-cornet (fig. 26) se composait d'une caisse à air cylindrique, de 4 millimètres de hauteur totale, divisée en deux étages égaux par une membrane en caoutchouc mince et non tendue. Une embouchure en forme de tronc de cône s'adaptait à l'étage supérieur. L'étage inférieur se continuait par un tube de bois sur lequel était fixé un tube de caoutchouc à parois très épaisses et dont l'extrémité libre était destinée

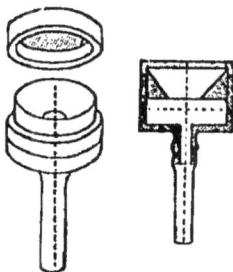

Fig. 26. — Masseur-cornet de Marage.

à être introduite directement dans l'oreille. Ainsi le but du masseur-cornet était de transmettre à l'appareil auditif les vibrations vocales naturelles sans les altérer. Cet appareil fut essayé sur différents sourds-muets, mais son application ne donna pas toute la satisfaction désirée. Ce n'était là, il est vrai, que le premier pas de son auteur dans la solution du problème.

Synthèse des voyelles. Sirène à voyelles. — Bientôt ses études sur la synthèse des voyelles conduisirent Marage à l'invention de la sirène à voyelles.

Je ne reviendrai pas sur la description de cet appareil (fig. 17) sur lequel je me suis longuement étendu au chapitre de l'acoumétrie. Nous avons vu comment il réalise un acoumètre d'une précision mathématique donnant des mesures parfaitement comparables entre elles et supprimant toute cause d'erreur imputable à l'appréciation même du sujet ou de l'observateur.

	DÉBUT	1e Semaine	2e Semaine	3e Semaine	4e Semaine	5e Semaine	6e Semaine	7e Semaine	8e Semaine	
Normale										Le malade n'entend qu'à mon tre qu'à quelques centimètres.
5	5	5	5	5	5	5	5	5	5	Le mal n'entend pas une conversation générale d'entend bien une conversation particulière. II
10	10	10	10	10	10	10	10	10	10	
20	20	20	20	20	20	20	20	20	20	
30	30	30	30	30	30	30	30	30	30	
40	40	40	40	40	40	40	40	40	40	Le malade entend une seule personne, parlant distinctement, à distance normale III
50	50	50	50	50	50	50	50	50	50	
60	60	60	60	60	60	60	60	60	60	
70	70	70	70	70	70	70	70	70	70	
3 80	80	80	80	80	80	80	80	80	80	
90	90	90	90	90	90	90	90	90	90	
100	100	100	100	100	100	100	100	100	100	
110	110	110	110	110	110	110	110	110	110	
120	120	120	120	120	120	120	120	120	120	
130	130	130	130	130	130	130	130	130	130	
2 140	140	140	140	140	140	140	140	140	140	Le malade n'entend que si on lui parle près de l'oreille et de plus en plus fort IV
150	150	150	150	150	150	150	150	150	150	
160	160	160	160	160	160	160	160	160	160	
170	170	170	170	170	170	170	170	170	170	
180	180	180	180	180	180	180	180	180	180	
190	190	190	190	190	190	190	190	190	190	
200	200	200	200	200	200	200	200	200	200	
1 210	210	210	210	210	210	210	210	210	210	
220	220	220	220	220	220	220	220	220	220	
230	230	230	230	230	230	230	230	230	230	
240	240	240	240	240	240	240	240	240	240	
250	250	250	250	250	250	250	250	250	250	
260	260	260	260	260	260	260	260	260	260	
270	270	270	270	270	270	270	270	270	270	
280	280	280	280	280	280	280	280	280	280	
290	290	290	290	290	290	290	290	290	290	Le malade n'entend qu'en se servant d'un cornet acoustique. V
300	300	300	300	300	300	300	300	300	300	
310	310	310	310	310	310	310	310	310	310	
320	320	320	320	320	320	320	320	320	320	
330	330	330	330	330	330	330	330	330	330	
340	340	340	340	340	340	340	340	340	340	
350	350	350	350	350	350	350	350	350	350	
360	360	360	360	360	360	360	360	360	360	
370	370	370	370	370	370	370	370	370	370	
380	380	380	380	380	380	380	380	380	380	
390	390	390	390	390	390	390	390	390	390	
400	400	400	400	400	400	400	400	400	400	

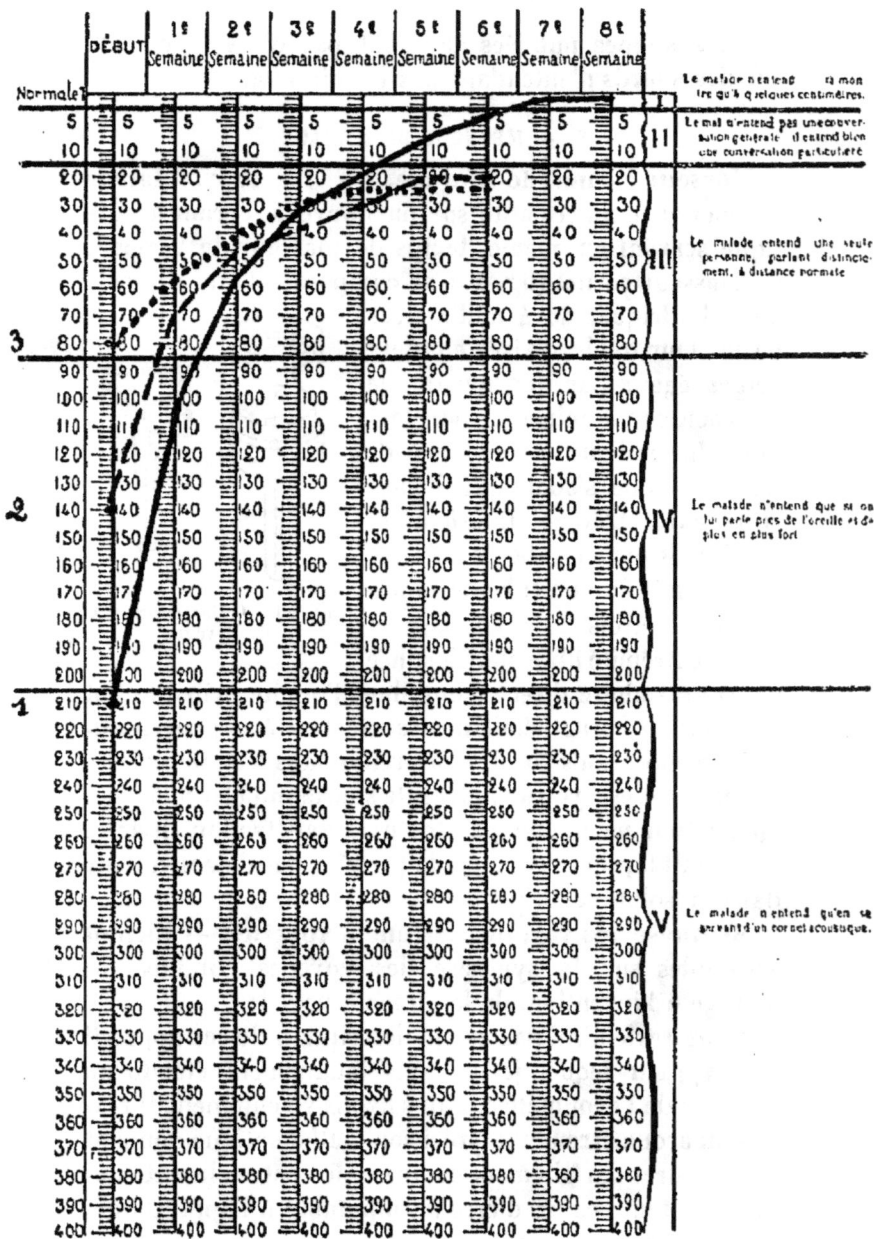

Fig. 27. — Courbe d'un traitement par la méthode de Marage.

Il devait venir naturellement à l'idée de l'inventeur de
se servir de cet appareil dans la cure de la surdité et de
remplacer la voix naturelle par la voix artificielle synthétique, mais non altérée, des sirènes dans l'application
des exercices acoustiques. Les résultats de cette méthode
sont là pour en démontrer l'efficacité.

Technique du traitement. — Le modus faciendi est
des plus simples. A l'aide du tube de caoutchouc à parois
très épaisses que nous avons vu servir à mesurer l'a-
cuité auditive des malades très sourds, et dont on fait
pénétrer l'extrémité libre dans le conduit auditif externe,
on transmet à l'oreille les vibrations fondamentales de
la voix donnée par les sirènes. L'appareil auditif est
ainsi soumis à l'influence des vibrations vocales seules,
non altérées, transmises sans addition ni suppression
d'harmonique par la membrane de caoutchouc mince et
non tendue fermant le tube et sur laquelle arrive l'air
vibrant.

Choix de la source sonore vocale. — On peut à
volonté prendre comme source les vibrations d'une des
voyelles, OU, O, A, E, I, et expérimenter l'action de
chacune de ces vibrations sur l'oreille traitée. Dans la
grande majorité des cas, il suffit d'utiliser les vibrations
de la voyelle A, que j'appellerai la voyelle médium et
dont l'action améliore l'audition pour toutes les autres.
Cependant dans certains cas particuliers de « trous auditifs », où la surdité porte presque exclusivement sur une
voyelle — surdité centrale par exemple, avec trou sur I
et acuité auditive presque normale pour OU,O,A,E — il
est préférable de prendre comme source sonore la voyelle
sur laquelle se trouve ce trou auditif. De même si, à la
fin d'un traitement, l'audition est devenue normale pour
quatre voyelles et reste anormale pour la cinquième, il
y aura avantage à terminer par quelques séances avec
les vibrations de cette cinquième voyelle.

Pression et intensité nécessaires. — La pression sous

laquelle on transmet à l'oreille les vibrations vocales, c'est-à-dire l'intensité de ces vibrations, varie avec le moment du traitement, avec le degré de la surdité, avec la susceptibilité du sujet, avec la nature de la lésion. Il n'y a pas de règles fixant ces variations et le médecin traitant ne peut être guidé en cela que par son expérience. Il est dangereux de donner dès le début des pressions trop fortes. Il est préférable, quel que soit le cas à traiter, de commencer par une pression de 1 à 2 millimètres seulement et d'augmenter chaque jour de quelques millimètres de façon à donner le maximum vers le sixième ou le septième jour. Ce maximum est, pour les cas de surdité moyenne, de 8 à 10 mm. Si la surdité est récente et peu prononcée, ou si le malade se plaint de bourdonnements, il ne faut pas dépasser 5 à 6 millimètres. Dans les cas de surdité ancienne, très prononcée, due à des lésions dont l'évolution est arrêtée, et sans bourdonnements, on peut donner de 10 à 20 millimètres de pression. Cette dernière pression ne peut être dépassée qu'exceptionnellement et avec la plus grande prudence.

Au fur et à mesure que l'audition se développe et se rapproche de la normale, il devient utile de diminuer peu à peu la pression pour terminer par 2 ou 1 millimètre, comme au début.

Durée des séances. — La durée d'un massage est de quatre à six minutes par oreille. Il est indispensable de ne jamais fatiguer le malade, qui ne doit éprouver aucun malaise. Une seule séance suffit par jour ; deux séances quotidiennes n'accélèrent la marche des progrès qu'insensiblement et risquent, à mon avis, de produire plus vite la fatigue de l'oreille, donc de compromettre le résultat.

Résultat au bout d'une semaine de traitement quotidien. — La mesure de l'acuité auditive étant prise à nouveau au bout d'une semaine de traitement, il est exceptionnel que l'on ne constate aucune amélioration. Dans 2 p. 100 seulement des cas que j'ai traités, je n'ai observé aucune modification de l'audition après sept séances. Le traitement alors n'a aucune action, et il est absolument inutile de le poursuivre.

Mais si, comme c'est la règle, on constate une amélioration de l'audition au bout d'une semaine, il faut alors considérer le degré de cette modification, en se rappelant que le progrès acquis pendant les premières séances est toujours plus important que celui qui sera obtenu au cours des semaines suivantes. Avec l'habitude, on peut arriver très facilement à déduire de cette considération, quel sera le degré de l'amélioration théorique totale qu'il est possible d'acquérir chez chaque malade.

Amélioration pratique et amélioration théorique. — Etant donné, d'autre part, que l'amélioration pratique n'est pas absolument proportionnelle à l'amélioration théorique, mais qu'elle dépend aussi de la place du point de départ et de celle du point d'arrivée dans ce que j'appellerai « l'échelle des surdités (1) », il est possible, en consultant à la fois le point de départ connu, c'est-à-dire l'état auditif pratique du sourd avant le traitement, et le résultat théorique de la première semaine de ce traitement, en établissant un rapport entre ces deux

(1) Les degrés de surdité peuvent être partagés en cinq zones ; et, pour que le malade se sente amélioré, il faut qu'il passe d'une zone dans une autre (V. fig. 27). C'est ainsi que le sujet 1, qui avait au début une acuité auditive de $\frac{1}{210}$, a, à la fin du traitement, $\frac{1}{2}$; l'amélioration est donc très grande, puisque l'audition est remontée de la cinquième zone dans la première ; de même le sujet n° 2 a une amélioration très nette de $\frac{1}{140}$ à $\frac{1}{20}$. Le sujet 3 au contraire est un insuccès au point de vue pratique ; car il est toujours resté dans la même zone ; il ne sent pas son amélioration parce que les interlocuteurs parlent moins fort.

Ceci permet d'indiquer d'avance les résultats : Si, au début, le malade se trouve dans la partie supérieure d'une zone de surdité (obs. 1), il est évident qu'il percevra rapidement l'amélioration observée puisqu'il lui sera facile de passer d'une zone dans une autre ; au contraire, à priori, le sujet 3 était un cas défavorable, puisque, pour s'apercevoir lui-même de son amélioration il lui fallait remonter de $\frac{1}{80}$ à $\frac{1}{15}$ (Marage).

données, il est possible, dis-je, de prédire à la fin de sept séances quel sera le degré de l'amélioration totale de la cure, donc de savoir si le malade se sentira amélioré.

Sélection des sourds. — Et alors rien n'est plus simple de faire, au bout de ce laps de temps relativement court, une sélection parmi les malades traités, en ne poursuivant les séances que chez ceux que l'on est certain d'améliorer pratiquement.

Et ce n'est pas là le moindre avantage de cette méthode, qui est la seule à le posséder. Ne jamais faire de traitement inutile est une règle qui devient facile à suivre ; et c'est un point capital aux yeux du malade qui, prévenu à temps, n'aura ni désillusion, ni tendance au reproche en cas d'échec, et qui attendra sans impatience, en cas de succès, le résultat prédit et assuré.

Marche du traitement et représentation graphique du résultat. — Poursuivant alors le traitement avec tranquillité, il ne reste, somme toute, qu'à enregistrer chaque semaine le résultat acquis.

Tous les sept jours, on mesure comme au début l'acuité auditive pour les cinq voyelles OU, O, A, E, I; on inscrit les résultats sur une carte et on obtient un tableau comme le suivant :

	OREILLE DROITE							OREILLE GAUCHE						
	Début	1e	2e	3e	4e	5e	6e	Début	1e	2e	3e	4e	5e	6e
OU	63	50	20	14	6	4	2	99	64	30	12	8	3	2
O	63	35	15	12	5	3	2	99	44	20	13	4	2	1
A	63	26	15	8	4	2	1	63	38	17	15	4	2	1
E	52	10	9	8	4	2	1	48	30	12	10	4	2	1
I	61	15	5	4	4	2	1	34	30	9	5	4	2	1
Moy.	60	27	13	9	5	3	1,5	70	41	18	11	5	2	1

Pour se rendre compte facilement des variations de l'acuité auditive, il suffit de tracer sur un graphique la courbe des acuités auditives moyennes, c'est-à-dire de la moyenne arithmétique des nombres correspondant à l'acuité pour chacune des cinq voyelles ; l'on obtient alors le tableau représenté par la fig. 27.

Fin du traitement. — Le traitement doit être arrêté ou lorsque la normale est atteinte, c'est-à-dire quand le malade entend les cinq sirènes sous la pression de 1 millimètre, ou lorsque le maximum d'amélioration est acquis : on constate celui-ci quand, pendant dix à douze séances, il n'y a pas eu de progrès à l'acoumètre.

Quand les deux oreilles étaient inégalement sourdes avant le traitement, il arrive que la moins sourde parvient à la normale, alors que l'autre fait encore des progrès. On peut alors continuer le traitement de la première en donnant une pression de un à deux millimètres seulement, pendant des séances très courtes de deux à trois minutes. On prend la mesure hebdomadaire en constatant la distance à laquelle l'oreille perçoit les sirènes sous 1 millim. de pression, et l'on arrête définitivement quand cette distance est devenue invariable.

Durée totale du traitement. — La durée totale du traitement de la surdité par la sirène à voyelles est très variable. Quatre semaines sont un minimum nécessaire pour obtenir une amélioration sensible d'une surdité légère. Le temps moyen pour développer l'audition d'un sourd qui suit difficilement une conversation particulière est six semaines. En général, plus le traitement peut être prolongé, c'est-à-dire moins la fatigue vient vite, plus les progrès sont sensibles. Enfin la courbe graphique de l'amélioration ayant sensiblement la même forme pour tous les sourds chez qui le traitement agit, on peut, d'après le degré de la surdité et l'amélioration constatée à la fin de la première semaine, évaluer approximativement la durée totale de la cure, ce qui constitue encore un avantage apprécié des malades.

Résultats de la méthode de Marage. — Et mainte

nant quels sont les résultats donnés par l'emploi de la
méthode de Marage contre la surdité?

Si nous considérons comme succès tout cas de surdité
que le traitement améliore pratiquement, c'est-à-dire tous
les cas où le malade constate le changement survenu dans
son état auditif, il nous faut diviser les sourds d'après
la nature de la cause de leur infirmité, ou — ce qui
revient au même — d'après la forme de la courbe graphique de leur acuité auditive. (Voir Acoumétrie.)

Otite moyenne adhésive cicatricielle. — Le cas le plus
favorable est certainement celui d'otite moyenne adhésive cicatricielle, consécutive à une otite moyenne catarrhale ou suppurée aiguë ou chronique, et guérie. La proportion des succès est alors de 95 o/o (1).

L'ancienneté des lésions, leur intensité même ne constituent pas forcément un pronostic plus sérieux, et il
est très fréquent d'obtenir l'amélioration totale de cette
catégorie de surdité, quel que soit le degré de celle-ci. J'ai
vu des malades sourds depuis leur enfance à la suite
d'otorrhées et qui n'entendaient plus qu'en se servant
d'un cornet acoustique, chez qui la sirène à voyelles
donnait un résultat tel qu'ils pouvaient après traitement
suivre sans effort une conversation générale, voire même
une pièce de théâtre.

Une condition très importante à remplir, sous peine
d'échec certain dans le traitement de l'hypoacousie par
otite cicatricielle, est de ne commencer celui-ci qu'un
certain temps après la guérison du processus inflammatoire.

Pour ma part, je ne donne la première séance d'exercices acoustiques que lorsque je n'ai observé aucune récidive pendant une année à partir du jour où j'ai constaté
la cicatrisation de l'oreille moyenne. S'il s'agit non pas de

(1) Cette proportion et les suivantes ont été calculées d'après les statistiques de M. Marage, et d'après ma statistique personnelle ; ces deux statistiques réunies portant sur plus de mille cas.

suppuration, mais de simple otite catarrhale, exsudative, j'attends seulement un délai de trois mois.

La non-observation de cette règle risque fort souvent, en effet, non seulement de conduire à un échec, c'est-à-dire à la non-amélioration de l'audition, mais encore de faire récidiver l'otorrhée. J'ai observé cet accident deux fois, chez des malades qui m'avaient affirmé être guéris de leurs otites depuis plusieurs années et qui, en réalité, l'étaient tout récemment : combien d'écoulements d'oreille sont négligés par ce qu'ils ne sont pas assez abondants pour donner l'éveil ! Il est donc indispensable en résumé de « n'opérer qu'à froid » et de ne faire subir l'influence des vibrations des sirènes-voyelles qu'à des oreilles parfaitement cicatrisées et depuis un temps suffisant.

Otite moyenne adhésive hyperplasique. — Dans une seconde catégorie, je rangerai les surdités consécutives aux otites moyennes adhésives hyperplasiques, c'est-à-dire les surdités de ces « rhino-pharyngiens », de ces « adénoïdiens » qui ne se sont jamais fait traiter, parce qu'ils n'ont jamais souffert, qui n'ont jamais eu, disent-ils, la moindre douleur d'oreille, mais qui peu à peu ont vu s'installer une surdité progressive et que nul traitement local n'a pu améliorer. C'est certainement là la classe de sourds la plus nombreuse de beaucoup. Et je les diviserai encore en deux sous-catégories, suivant l'ancienneté de leur infirmité.

Les premiers ont une hypoacousie récente caractérisée par une courbe graphique dont le type est indiqué sur la fig. 19 (tracé 3) : la diminution de l'audition porte surtout sur OU et O, I étant la voyelle la plus respectée. De ces malades la sirène à voyelles améliore 85 o/o.

Mais si les lésions sont anciennes, s'il s'agit de ces vieilles surdités datant de dix, vingt ans ou plus, dont la courbe graphique est celle des tracés 2 et 4 (fig. 19) caractérisée par une diminution de l'audition la plus grande

pour OU et I, la moins prononcée pour A, la proportion
des succès est moins satisfaisante et tombe à 76 o/o.

Otites mixtes. — Je classerai en troisième lieu les
malades porteurs d'otites mixtes, c'est-à-dire de lésions
intéressant à la fois l'oreille moyenne et le labyrinthe.
Là encore il faut établir une sous-division et considérer
d'une part les surdités caractérisées par une chute brusque de l'audition pour les voyelles aiguës E et I ; d'autre
part les surdités avec trous dans l'audition très prononcés
sur une ou deux voyelles avec intégrité relative de l'audition pour les autres voyelles (fig. 20).

Dans les premières de ces surdités par otites mixtes, le
traitement de Marage donne 84 o/o de succès ; dans les
secondes, 70 o/o.

Surdités nerveuse et centrale. — Enfin, s'il s'agit de
surdités centrales, consécutives à des lésions de l'appareil auditif nerveux, à des labyrinthites, à des névrites,
à des reliquats méningitiques ou cérébraux, le pronostic
devient plus sombre et la proportion des succès tombe
à 55 o/o.

Pronostic d'une surdité. — Tels sont, numérique-
ment, et d'après la statistique, les résultats du traitement
de la surdité par la sirène à voyelles. Mais si la connaissance de la proportion des succès par rapport au
total des cas traités permet d'établir avant tout traitement le pourcentage des chances qu'un malade a d'être
amélioré, et cela d'après le graphique de son audition,
du moins elle n'autorise pas à déduire le pronostic du
degré de l'amélioration future. Il n'y a pas, en effet, de
rapport constant entre ce degré d'une part, l'intensité et
la nature de l'hypoacousie d'autre part. De même qu'on
ne peut affirmer *a priori*, avant tout traitement, qu'une
surdité suite d'otite adhésive disparaîtra totalement, de
même on ne peut, dans les mêmes conditions, refuser à
un sourd par lésions centrales l'espoir d'une audition
normale. Et si parfois, dans un cas semblant tout d'abord

favorable, on a le regret de constater un échec après sept séances d'exercices acoustiques, il peut survenir la surprise contraire d'enregistrer des succès fort beaux, mais inespérés. Pour citer un exemple, je rappellerai l'obser- vation de cette sourde-muette dont j'ai communiqué déjà l'histoire à l'Académie de Médecine (1). Cette femme, âgée de 39 ans quand je la vis, avait été atteinte au cours de sa première année d'otites moyennes suppurées com- pliquées d'accidents labyrinthiques et méningitiques, ainsi qu'en témoignaient les courbes graphiques de son acuité auditive. L'acuité moyenne était de $\frac{1}{283}$ à droite et $\frac{1}{208}$ à gauche. L'I n'était entendue sous aucune pression, ni à droite ni à gauche. Pratiquement, l'audition était nulle ; et cette sourde-muette ne semblait pas avoir d'une façon très exacte la notion même du son. Malgré le pronostic peu favorable du cas, j'entrepris de le traiter. Et j'eus l'heureuse surprise de donner au bout de huit semaines à cette malade une audition de $\frac{1}{2}$ à droite et $\frac{1}{3}$ à gauche, qui lui permit d'apprendre le français « parlé ».

Qualité des résultats acquis. — *Guérison fonction- nelle complète.* — Si donc maintenant, nous plaçant à un autre point de vue, nous considérons non plus la quantité des résultats acquis, mais leur qualité ; si, en d'autres termes, nous cherchons à diviser les succès d'après le degré de l'audition obtenue, nous pourrons établir la classification suivante : 60 o/o (2) des sourds traités avec succès acquièrent une audition normale bilatérale (38 o/o) ou unilatérale (22 o/o), c'est-à-dire une audi- tion sinon très fine, du moins leur permettant de suivre sans effort une conversation générale, une confé- rence, une pièce de théâtre, un concert. Quand leur infir-

(1) V. *Bull. Acad. Méd.*, 28 juin 1910.
(2) Statistique personnelle.

mité date de quelques années et n'a pas été très prononcée, il est impossible, une fois le résultat acquis, de deviner qu'ils ont été sourds. C'est le retour *ad integrum* fonctionnel sinon anatomique. Mais lorsqu'il s'agit d'hypoacousie très prononcée et ayant duré dix, vingt ans ou plus, les individus traités, bien que n'étant plus sourds, gardent l'habitude de l'être. Cette habitude se traduit par des troubles de l'attention sous ses deux formes. Il y a d'abord une hypertrophie pour ainsi dire de l'attention spontanée mise constamment en éveil par des sons que le malade n'entendait plus et dont il ne sait plus proportionner et évaluer l'intensité et l'importance. C'est en quelque sorte un « éblouissement auditif » qui peut être même gênant au début pour l'ancien sourd. C'est ainsi qu'un de mes malades habitant Paris ne put, pendant plusieurs mois, circuler seul et sans crainte dans les rues très passagères de la capitale, alors qu'il le faisait parfaitement auparavant. « Autrefois, me disait-il, je n'entendais les voitures que près de moi, ce qui au milieu d'une rue m'avertissait d'un danger. Aujourd'hui je les entends de très loin, j'imagine qu'elles vont toutes m'écraser et je suis affolé! » D'autres fois, cet éblouissement auditif se traduit de façon plus amusante. Certains ex-sourds ont des peurs subites et sursautent pour le moindre bruit. J'ai observé une dame qui, pendant un certain temps, reprocha à ses domestiques de faire un bruit infernal en servant à table. J'ai connu un jeune homme qui, roulant à bicyclette sur une route bordée de poteaux télégraphiques, prenait consciencieusement sa droite lorsqu'il passait devant ces poteaux, confondant la vibration de ceux-ci sous l'influence du vent, avec le bruit d'une automobile venant derrière lui ! Je pourrais multiplier les exemples. Ceux-là suffisent à expliquer la malformation de l'attention dont je viens de parler.

Les sourds guéris fonctionnellement présentent aussi une atrophie de l'attention volontaire. C'est là une question d'habitude. Tout sourd, en effet, s'isole et accoutume de faire abstraction des sons qu'il entend mal. La conversation, qu'il ne comprend plus, ne l'intéresse plus, et il ne l'écoute plus. Même après guérison, il garde souvent et plus ou moins de temps cette habitude acquise.

Au reste, ces divers troubles de l'attention ont tendance à diminuer et finissent avec certains exercices, comme la lecture à haute voix, et aussi avec le temps par disparaître complètement.

Amélioration pour tous les sons. — 33 o/o des sourds traités avec succès tirent un bénéfice pratique des exercices acoustiques sans arriver à la normale, certains ne conservant qu'une très légère dureté de l'oreille. Ils sont moins sourds qu'auparavant, tout en restant sourds. Leur satisfaction est d'ailleurs souvent très grande, d'autant plus grande que très fréquemment toute espérance était perdue pour eux. Tout dépend alors de la différence acquise, et la joie d'un sourd complet qui arrive à entendre un peu peut être aussi grande que celle d'une personne très peu sourde qui acquiert une audition normale.

Amélioration pour la parole seulement. — Je citerai en troisième lieu les malades qui parviennent à entendre bien la parole sans entendre beaucoup mieux qu'avant la musique et les bruits. Ce résultat s'explique par l'action spécifique du son vocal sur l'audition pour la voix. Pratiquement, il est très satisfaisant.

Amélioration pour les voyelles seules. — Il n'en est pas de même lorsque, ce qui d'ailleurs est rare, l'amélioration ne porte que sur l'audition des voyelles, à l'exclusion de l'audition des consonnes. Même si l'acuité auditive théorique acquise est normale, le malade conserve une certaine difficulté à entendre, ou plutôt à comprendre la parole.

Amélioration pour la musique ou pour les bruits seulement. — Il peut arriver que l'audition de la musique et celle des bruits, ou l'une des deux seulement, soient amé-

liorées à l'exclusion des autres. Ces faits s'observent chez
les sourds par lésions centrales quand celles-ci n'ont respecté que les centres auditifs correspondant à ces audi-
tions et détruit les autres. Le résultat pratique est alors
variable : certains sourds-muets sont très heureux d'entendre la musique, notion nouvelle pour eux. D'autres sont
satisfaits même de ne percevoir que les bruits, ce qui leur
vient en aide en maintes occasions, pour circuler dans
la rue par exemple.

*Amélioration de l'audition avec persistance de sur-
dité verbale.* — Enfin, il est des cas où l'on observe un
résultat dont l'explication est la même que celle du fait
précédent : certains sourds parviennent à entendre la voix,
la musique et les bruits en tant que sons, peuvent même
les entendre très bien, voire normalement, mais ne peuvent, malgré cela, comprendre le sens de la parole. Ce
phénomène est le résultat d'une lésion du ou des centres
de la compréhension des mots. Cette surdité verbale peut
être unilatérale ou bilatérale. Elle se rencontre le plus
souvent chez les sourds qui le sont devenus au cours d'une
méningite ou d'un accident cérébral. Toutefois, elle peut
exister chez des malades dont l'hypoacousie est nettement
le résultat d'une lésion auriculaire, à condition que celle-
ci soit très ancienne. Je ne puis l'expliquer alors que par
l'hypothèse d'une dégénérescence nerveuse à point de
départ otique.

L'observation de cette anomalie comporte un enseignement. Etant donné qu'il est impossible de prévoir
cette surdité verbale avant le traitement tout au moins
dans les cas d'hypoacousie très prononcée, et que son
existence est révélée seulement après développement de
l'audition, quand on constate que le malade ne comprend
pas la parole qu'il entend, il est prudent, dans tous les
cas de surdité centrale grave, très intense, de formuler
des réserves avant d'en entreprendre la cure. Ce sera là
le meilleur moyen d'éviter pour le sujet traité une sur-

prise et une désillusion désagréables. Au reste, il faut ajouter que parfois, surtout dans les cas où elle est incomplète, on peut, sinon guérir, du moins améliorer cette surdité verbale, refaire en quelque sorte l'instruction du sens des mots, et cela par des exercices que le développement de l'audition a rendu possibles.

Variabilité du résultat selon les individus. — L'étude même des résultats que je viens de décrire en montre aisément la variabilité vraiment déconcertante à un certain point de vue. Deux sourds classés cliniquement dans la même catégorie, chez qui un examen attentif des oreilles et de l'audition aura fait porter le même diagnostic, qui subiront le même traitement, ne seront pas améliorés au même degré. Quelle en est la raison? Il est bien difficile de la donner d'une façon précise. Et l'hypothèse la plus vraisemblable à mon avis est celle d'une variabilité suivant les individus dans la faculté qu'ont les fonctions nerveuses de se développer par l'exercice : ce qui est vrai pour l'habileté manuelle, pour la mémoire, ne peut-il l'être pour une fonction sensorielle comme l'audition ?

Conditions du maintien des résultats. — Il est encore un point sur lequel je veux attirer l'attention et qui a aussi son importance, c'est le maintien du résultat acquis. L'observation des malades que j'ai traités depuis plusieurs années me fait émettre et soutenir l'opinion et la règle suivantes :

Pour qu'un sourd dont l'audition a été développée par les exercices acoustiques au moyen des sirènes à voyelles conserve dans son intégrité cette amélioration, trois conditions sont nécessaires et suffisantes :

Il faut que les oreilles continuent à travailler ;

Il faut que nulle cause de surdité ne vienne se surajouter à la première ;

Il faut que la cause de la surdité traitée soit arrêtée dans son évolution.

Travail de l'oreille. — Tout d'abord, il est nécessaire
de maintenir l'acuité auditive acquise en faisant travailler
les oreilles. L'ancien sourd doit fréquenter les théâtres,
suivre des concerts, faire de la musique, écouter des
conférences, prendre part aux conversations particulières
et générales. Il doit à tout prix éviter la solitude et surtout le silence prolongé, ceci ne voulant pas signifier
pourtant que le séjour dans l'excès de bruit lui soit profi-
table. J'ai l'habitude de donner à mes malades, quand j'ai
terminé leur traitement, le conseil d'écouter chaque jour,
pendant quelques minutes, et successivement par l'une et
l'autre oreille, une lecture faite à haute voix à la distance
de trente à quarante centimètres et en regard des oreilles.
Je ne prétends pas que ce petit moyen soit indispensable au maintien du résultat : la négligence de beaucoup
de sujets m'a prouvé le contraire ; mais je le considère
tout au moins comme une mesure de prudence bonne à
prendre. J'ai remarqué que chez les paysans qui vivent
dans la solitude calme des champs, chez les religieux
habitués au silence des couvents, chez tous les isolés,
l'acuité auditive baissait très souvent au bout d'un temps
plus ou moins long. J'ai observé d'autre part bien souvent le cas contraire, et enregistré la continuation spontanée de l'amélioration, le développement automatique
pour ainsi dire de l'audition d'individus qui, bien qu'a-
méliorés, n'avaient pas acquis une ouïe normale.

De même, en résumé, que, pour entretenir sa force
accrue par la gymnastique et le massage, un muscle doit
continuer à s'exercer, de même l'oreille dont la faculté
a été exaltée doit par le travail maintenir son acuité.

*Préservation de l'oreille contre une nouvelle cause de
surdité.* — En second lieu, il faut que nulle autre cause
de surdité ne vienne se surajouter à celle de l'hypoacousie traitée. Cette condition n'a pas besoin d'ailleurs de
démonstration. Les anciens sourds ne sont ni plus ni
moins à l'abri des maladies d'oreille que qui que ce soit.

On peut être sourd pour de multiples raisons, et le
malade qui a la chance de ne plus l'être ne doit pas conclure forcément, s'il le redevient, qu'il s'agit d'une récidive de même nature et que tout bénéfice est perdu.
C'est ainsi que j'ai vu plusieurs fois revenir dans mon
cabinet, désespérés, et implorant à nouveau les bienfaits
des sirènes, des personnes qu'un lavage des conduits
auditifs ou une insufflation tubaire suffisaient à délivrer
d'un bouchon de cérumen ou d'une obstruction de la
trompe.

Arrêt de l'évolution de la lésion causale. — Il faut
enfin une troisième condition : l'arrêt de l'évolution de
la lésion causale. Et c'est par les progrès de cette évolution que s'explique la grande majorité des récidives.
Quand la surdité est le reliquat d'accidents bien guéris,
d'otites adhésives installées depuis longtemps par exemple, ou encore de méningites survenues jadis, de traumatismes craniens, on peut affirmer sans crainte que si
les deux conditions précédentes sont remplies, le résultat acquis restera acquis et aura même bien des chances
de s'accentuer grâce au travail spontané des oreilles.
Mais si la fonction de celle-ci est compromise par une
maladie à évolution lente et progressive, comme l'otite
hyperplasique ou la capsulite, à son début surtout, alors
le pronostic est moins favorable et toutes réserves doivent être formulées au sujet du maintien de l'acuité auditive acquise.

Récidive. — La possibilité de la récidive de la surdité chez les scléreux est un argument dont se sont servis
pour la condamner certains adversaires de la méthode
des exercices acoustiques.

Le refus de la part du médecin traitant de garantir la
pérennité du résultat chez ces malades est souvent pour
ceux-ci une raison suffisante de ne point se résoudre au
traitement. Mais quelle raison absurde ! Si l'on appliquait
cette critique et cette déduction à tous les traitements

proposés et utilisés en médecine et en chirurgie, que de fois l'abstention devrait être notre rôle ! Pourquoi alors traiter un rhumatisant, un paludéen, un syphilitique, puisque, en dépit du traitement, leur rhumatisme, leurs fièvres, leurs gommes peuvent à nouveau les faire souffrir ? Pourquoi alors opérer un cancer puisque, dans l'état actuel de la science, on ne connaît pas le moyen radical d'empêcher ce cancer de récidiver ? Pourquoi, en spécialité, faire l'ablation de polypes muqueux qui encombrent les fosses nasales puisque, très souvent, ces polypes réapparaissent au bout d'un temps plus ou moins long ?

Il est absurde d'exiger d'une méthode plus qu'elle ne peut tenir et de la condamner parce que les résultats, si beaux soient-ils, ne sont pas parfaits. Où est-il donc le moyen thérapeutique infaillible ? La sirène à voyelles améliore la surdité présente ; elle n'a pas la prétention de guérir la surdité future. Son emploi ne constitue pas un traitement préventif, mais un moyen curateur, ce qui est déjà beaucoup. De même qu'un adénoïdien, un polypeux, qui constatent que leur nez s'obstrue de nouveau, n'ont qu'à recourir à la curette et au serre-nœud de leur spécialiste, de même un scléreux qui sent son audition décroître pour la seconde fois n'a qu'à subir quelques nouvelles séances d'exercices acoustiques. C'est là, je dois le reconnaître, une vérité que bien des malades comprennent sans difficulté. Et tous les ans je donne mes soins à un certain nombre de sourds qui préfèrent s'astreindre à un traitement intermittent, pendant deux ou trois semaines par année, que de risquer d'être infirmes. Ils viennent chez moi comme d'autres vont régulièrement soigner leur pharyngite à Cauterets. Ils sont loin de trouver dans mon cabinet les distractions d'une ville d'eaux, mais qu'importe, s'ils y rencontrent le remède qu'ils ont désiré?

Traitement étiologique simultané. — Quoi qu'il en soit, résulte de ces considérations la nécessité impérieuse

d'instituer, chaque fois qu'il sera possible, un traitement
étiologique simultané. Je ne veux pas dire par là qu'il
faille traiter localement la lésion auriculaire : nous avons
vu combien cette méthode est illusoire. Mais par traitement étiologique j'entends celui de la cause première
de cette lésion quand celle-ci n'est pas primitive, mais
secondaire à un état pathologique. C'est alors que l'on
comprend toute l'utilité d'un diagnostic d'une précision
rigoureuse. Il ne suffit pas, je l'ai démontré ailleurs, de
reconnaître l'existence d'une surdité, d'établir le siège
et la nature du désordre auriculaire qui l'a provoquée,
mais il faut aussi savoir pourquoi l'oreille est malade : il
faut remonter à l'origine première du mal. De là l'importance extrême d'un examen complet ; j'ai insisté déjà
sur ce point capital et je ne veux pas y revenir plus longuement. Alors, muni de tous les renseignements utiles,
on pourra facilement donner à chaque sujet traité l'ordonnance qui lui est nécessaire et indispensable pour
enrayer la maladie ou diathèse dont l'infirmité auriculaire
n'est souvent qu'une manifestation. En soignant la muqueuse des rhino-pharyngés, en leur interdisant l'usage
du tabac, le séjour au bord de la mer ; en prescrivant le
régime qui leur convient à ceux dont l'appareil gastro-
intestinal ou les reins fonctionnent mal, aux auto-into-
xiqués, aux préscléreux, aux artério-scléreux confirmés,
en donnant des hypotenseurs aux hypertendus, etc.,
on diminuera considérablement les risques que leur surdité a de récidiver. Et si, malgré tout, cette récidive survient, on aura tout au moins la satisfaction de se dire
qu'on aura tout fait pour l'éviter.

9. — VALEUR COMPARÉE DES MÉTHODES DE DÉVELOPPEMENT DE L'AUDITION PAR LES EXERCICES ACOUSTIQUES

Si j'ai exposé en dernier lieu et avec autant de détails
la méthode de Marage, ce n'est pas parce que je la con-

sidère comme la seule efficace, mais comme la meilleure, ce qui n'est pas la même chose. Et l j'en donne immédiatement la raison.

En principe et en pratique, tous les procédés que je viens de passer en revue sont susceptibles d'améliorer l'audition puisqu'ils consistent à utiliser dans ce but un agent spécifique qui est le son. Si, en outre, nous considérons que cet agent est multiple, que ses vibrations constitutives peuvent être divisées en trois genres suivant leur continuité, leur périodicité et leur régularité (bruit, musique, parole), qu'enfin chacun de ces genres a lui-même une action spécifique sur l'audition correspondante, il nous faut admettre cependant que cette spécificité ne rend pas impossible l'action d'une vibration sonore sur l'audition d'une autre vibration. Et sachant cela nous ne serons pas étonnés de constater que les inventeurs de toutes ces méthodes ont eu des résultats positifs et enregistré même de beaux succès que nous admettrons.

Mais cependant on ne peut établir d'équivalence exacte entre ces différentes écoles. Et le mieux est, pour les juger et les classer, de les comparer à ce que serait la méthode idéale d'application des exercices acoustiques. Cette méthode, on peut l'imaginer sans peine. Elle utiliserait un larynx humain dont la voix aurait une intensité parfaitement mensurable et réglable et qui pourrait donner cette voix avec une intensité constante et pendant toute la durée voulue par l'opérateur. Inutile d'ajouter que cet appareil idéal n'est pas encore trouvé, mais nous pouvons le prendre comme type de comparaison.

Tout en leur rendant justice de l'amélioration qu'ils sont capables parfois de donner à l'audition des sourds pour la parole, nous considérons comme insuffisants les procédés qui emploient les bruits ou les sons musicaux comme source sonore, et nous leur préférerons déjà ceux qui utilisent la voix synthétique ou naturelle.

Il semble tout d'abord que le traitement de choix dut

être celui d'Urbantschitsch, puisque celui-ci se sert de sa propre voix pour exercer l'oreille des sourds. Mais, si merveilleux soit l'appareil vocal de l'homme, il ne remplit pas toutes les conditions dont nous avons doté le larynx idéal. En premier lieu, le larynx humain ne peut fonctionner longtemps sans fatigue et sa puissance a des limites qui ne sont pas très élevées. Il suit de là que forcément, pour développer l'audition par ce moyen, il faut un nombre considérable de séances, longues et pénibles pour l'opérateur et répétées pendant des mois.

En second lieu, si l'homme peut, dans les limites qui lui sont permises, donner à sa voix l'intensité qu'il désire, du moins il ne peut graduer et mesurer cette intensité de façon à produire à deux moments différents et à volonté le même son vocal avec la même force. D'où il suit que, dans la méthode d'Urbantschitsch, on ne peut enregistrer de petites différences dans l'audition des malades ni contrôler les progrès de l'amélioration à intervalles rapprochés, ce qui entraîne fatalement le risque de procéder inutilement à de longues et fastidieuses séances de traitement. Ces inconvénients ne pourraient être palliés que par l'avantage de donner des résultats constants et très prononcés ; or si les améliorations constatées et publiées par Urbantschitsch sont évidentes, leur degré est inférieur à celui qu'on obtient souvent avec d'autres méthodes.

La suppression de la fatigue du médecin traitant, la régularité et la constance du son donné constituent l'avantage de l'emploi d'appareils donnant des sons vocaux artificiels sur celui de la voix nue. Mais c'est le seul avantage qui leur soit commun, et la valeur de ces appareils est loin d'être la même pour tous, en raison même de la qualité des sons vocaux qu'ils produisent.

Alors en effet que la voix naturelle est le produit des vibrations aériennes, les sons donnés par le phonographe, par le microphonographe de Dussaud et par l'électro phone de Zünd-Burguet ont comme origine première un organe métallique vibrant. De plus, dans l'appareil de Dussaud comme dans celui de Zünd-Burguet, ce son ne parvient à l'oreille que par l'intermédiaire de microphones. Il suit de là que ces sons vocaux ne sont pas purs et ne constituent pas en réalité des voyelles synthétiques. Il entre dans leur constitution des vibrations étrangères, celles-là même qui donnent au phonographe et au téléphone leur voix caractéristique que personne ne confond avec la voix naturelle. Or l'action sur l'oreille de ces vibrations surajoutées n'est pas négligeable, et peut être nocive ; les méfaits du téléphone sur l'oreille des téléphonistes sont là pour en témoigner.

Ensuite, ces deux appareils ont un autre défaut, à savoir qu'ils ne permettent pas d'enregistrer les progrès acquis avec exactitude et qu'ils nécessitent l'emploi de la voix nue et de la montre comme acoumètres. Or, nous le savons, ces moyens de mesure sont très aléatoires et n'ont rien de précis. Pas plus avec ces deux procédés qu'avec la méthode d'Urbantschitsch, il n'est possible de sélectionner les malades traités, d'établir un pronostic exact des cas, et d'éliminer dès le début ceux chez qui le traitement est voué à l'échec.

Les sirènes à voyelles de Marage au contraire donnent des vibrations aériennes et ne donnent que celles-là. L'appareil lui-même, le métal ne vibrent pas et sont silencieux. Seul le courant d'air qui traverse les sirènes en mouvement donne le son, son dans lequel l'analyse ne révèle que des vibrations discontinues, périodiques, régulières, à l'exclusion de toute autre, c'est-à-dire des vibrations vocales. Et celles-ci sont transmises à l'oreille malade directement sans la moindre altération. Nous voyons donc déjà l'identité de la nature et de l'origine du son produit par cet appareil et du son vocal naturel.

D'autre part, nous savons que les sirènes à voyelles sont un acoumètre d'une précision mathématique et rigoureuse

grâce auquel on peut constater et mesurer les plus petites
variations de l'acuité auditive. Grâce à leur emploi, donc,
il devient facile de suivre pas à pas, pour ainsi dire, les
progrès réalisés dans l'audition des sourds traités, et,
comme conséquence, de ne jamais faire de traitement
inutile.

Pureté du son vocal émis, acoumétrie rigoureuse,
telles sont les qualités primordiales dont la réunion n'est
offerte que par la sirène à voyelles. Et c'est sans aucun
doute à ces avantages, au premier surtout, que la méthode de Marage doit d'avoir donné jusqu'ici des résultats supérieurs et plus rapides que toutes les autres ;
elle est, je crois, la seule par laquelle on soit parvenu à
donner une audition normale à un individu dont l'audition était pratiquement nulle.

Voilà pourquoi, tout en reconnaissant la valeur plus
ou moins grande des autres procédés de développement
de l'acuité auditive par les exercices acoustiques, je
considère celui de Marage comme le meilleur à l'heure
actuelle, comme le traitement de choix de la surdité
chronique due à des lésions invétérées de l'oreille.

10. — TRAITEMENT COMPLÉMENTAIRE
CHEZ LES SOURDS-MUETS

J'ai omis à dessein, dans tout ce qui précède, d'établir
une différence entre les sourds-muets et les sourds-parlants. C'est qu'en effet si, au point de vue symptomatique,
on peut distinguer ceux-ci de ceux-là, il devient impossible de le faire logiquement, si l'on considère la thérapeutique de leur infirmité commune.

Degré de la surdité chez le sourd-muet. — Au contraire de ce que croient d'ordinaire les gens du monde,
un sourd-muet n'est pas forcément très sourd. Et il diffère d'un sourd-parlant non par l'intensité de son
hypoacousie, mais seulement par la date de son infirmité.
Un sourd-muet est en réalité un individu qui est devenu

sourd avant d'apprendre à parler, et qui est muet parce que le degré de sa surdité a été suffisant pour l'empêcher de comprendre la signification du langage, donc d'en acquérir l'usage. Cette vérité, qui n'est pas nouvelle, a été surtout mise en lumière par Urbantschitsch qui s'en fit le défenseur énergique dans son livre sur les « Exercices acoustiques ». L'opinion contraire est encore soutenue et le fut principalement par Politzer. Pour celui-ci et ses adeptes, les sourds-muets sont intransformables. Et ils se basent, pour l'affirmer, sur le résultat d'un certain nombre d'autopsies qui révélèrent des lésions très graves dans l'oreille interne, voire la destruction de l'organe auditif complet des sourds-muets examinés.

Mais comme le fit remarquer Marage dans une communication à l'Académie de Médecine (1903), en un siècle, de 1800 à 1900, on a pratiqué en tout 147 autopsies de sourds-muets. Or en se basant sur les statistiques de Mygind et si l'on admet trente-trois ans comme durée moyenne de la vie, on peut évaluer à plus de 450.000 le nombre des sourds-muets qui ont vécu en Europe pendant le xixᵉ siècle ! On voit d'ici combien sont fragiles les bases sur lesquelles repose l'avis de Politzer et des otologistes de son école.

Pour se convaincre de la réalité, il suffit de prendre la mesure de l'acuité auditive d'un grand nombre de sourds-muets, et l'on constatera que cette acuité est fort souvent relativement élevée. Chez presque tous (97 o/o) on trouve des traces d'audition; et comme les acoumètres les plus précis ont une limite, cela équivaut à dire que, chez tous les sourds-muets, il faut tenter l'expérience des exercices acoustiques. Les chances de succès sont chez eux les mêmes que chez les sourds-parlants et varient avec la cause de l'hypoacousie et la forme de la courbe graphique de l'acuité auditive. La marche du traitement est identique et les mêmes résultats peuvent être obtenus chez les uns comme chez les autres.

Nécessité d'une éducation complémentaire chez le sourd-muet. — Cependant, alors qu'un sourd-parlant qui recouvre l'audition redevient par le fait même normal, un sourd-muet, même démutisé et lisant sur les lèvres, a besoin, pour compléter sa transformation, d'un traitement, d'une éducation complémentaires, après que l'ouïe lui a été donnée ou rendue. « Pour lui, en effet, une phrase correspond à certaines formes de la cavité buccale ; elle correspond à certains dessins, s'il sait lire et écrire ; mais elle ne correspond pas à certains sons ; il voit la langue française, il ne l'entend pas. Il faut donc lui apprendre à entendre une phrase et à la répéter avec l'intonation voulue » (Marage).

Méthode. — Pour arriver à ce double but, on emploie une méthode des plus simples : placé en face de l'élève qui a les yeux fermés, le professeur prononce correctement, sans élever la voix, avec l'intonation correspondant au sens, une phrase composée de quelques mots et que l'élève a lue au préalable. Puis celui-ci doit la répéter avec l'intonation du professeur. On répète le même exercice avec une seconde, et avec une troisième phrase. On termine en prononçant ces phrases dans un ordre quelconque et l'élève doit les répéter correctement et sans faute.

En apprenant et répétant trois phrases par jour, en faisant chaque semaine une répétition générale, l'ex-sourd-muet, aidé par son intelligence et sa mémoire, parvient peu à peu à acquérir le sens des mots, de tous les mots « parlés ».

Modification du timbre de la voix. — Par ces mêmes exercices de conversation, auxquels on ajoute quelques leçons de chant, il arrive également à transformer le timbre de sa voix, et à perdre cette intonation caractéristique du sourd-muet et qui provient de ce que pour celui-ci une voyelle, un son vocal en général correspond à une forme de la cavité buccale et à une seule forme,

de ce qu'en d'autres termes il parle avec des vocables
fixes invariables. Peu à peu, par la diction, par la répétition des mots et des phrases qu'il entend, l'élève parvient à comprendre la diversité des intonations, leur utilité pour le sens en même temps que pour l'élégance de
la parole : il perd en un mot le dernier stigmate de son
infirmité.

CHAPITRE IV

TRAITEMENT PALLIATIF

1. — INDICATIONS ET BUT

Lorsque tout effort pour développer une audition compromise est resté vain, ou bien quand le sens de l'ouïe est aboli en totalité, il ne reste plus qu'à pallier l'infirmité au moyen d'artifices.

Ceux-ci sont de deux sortes. Les uns ont pour but de renforcer l'intensité des ondes sonores qui frappent l'oreille, et constituent ce qu'on a appelé la *prothèse auriculaire*. Les autres tentent de suppléer l'audition par la vision et de rendre au sourd, par cette suppléance, la possibilité de communiquer, de converser avec autrui. La *méthode des signes* ou *langage mimique* et la *lecture sur les lèvres* sont les deux procédés employés pour arriver à ce résultat.

2. — PROTHÈSE AURICULAIRE

Classification. — Les appareils prothétiques destinés à faciliter l'audition peuvent être divisés d'après leur mode d'action ; et nous adopterons la classification suivante, que nous empruntons à MM. Lermoyez et Boulay. Ces auteurs considèrent :

1° Les appareils destinés à améliorer la transmission du son aéro-tympanale ;

2° Ceux qui améliorent la transmission ostéo-tympanale ;

3° Ceux qui agissent sur les deux modes de transmission à la fois.

Appareils améliorant l'audition aéro-tympanale. *Cornets acoustiques.* — Le premier de ces groupes comprend tous les instruments qu'on désigne du nom générique de cornets acoustiques. Leur invention semble remonter à l'antiquité, car ils ne sont qu'une application du porte-voix connu des anciens. Comme le fait remarquer Itard : « Ce qu'on rapporte du traitement de la surdité par Asclépiade, au moyen de la trompette, doit s'entendre de l'emploi seulement d'une espèce de porte-voix, pour aider dans leurs fonctions les oreilles frappées d'une surdité incomplète. » Dans son traité de la parole (1691), Cormiers décrit un instrument renforçant le son d'une manière étonnante (?). Vers le même temps, Nück proposa l'emploi d'une sorte de cor de chasse. Duquet, en 1706, communiqua à l'Académie royale des sciences un cornet de son invention. Mais il faut arriver jusqu'à Itard pour rencontrer une étude sérieuse et scientifique de cette question.

Itard compara les différentes matières dont on peut composer ces « machines » et démontra la supériorité de certains métaux. Il étudia aussi la forme qui leur convenait le mieux et construisit plusieurs modèles. La forme hélicoïdale lui sembla la plus avantageuse, et il perfectionna son « limaçon » en y adaptant une cavité tympanique fermée par deux cloisons membraneuses. Outre que leur construction comportait une certaine difficulté, ces cornets hélicoïdaux n'offraient pas de grands avantages de par leur forme. Aussi ont-ils été abandonnés, et remplacés par les appareils qu'on emploie de nos jours.

Coniques ou paraboliques, ceux-ci sont construits en matière différente suivant qu'on veut leur donner une résonance plus ou moins grande. Le carton, le bois, le cuir, l'ébonite, la corne, l'ivoire, l'écaille serviront à faire les cornets à résonance faible ; seront en métal (cuivre, fer, argent, aluminium, zinc, etc.) les cornets possédant la propriété contraire.

Pour l'audition de près, le plus pratique et le plus simple des cornets est le tube acoustique de Dunker. Il se compose essentiellement d'un tube souple en caoutchouc ou en tissu renforcé par un fil métallique, long de 0 m. 75 à 1 mètre, dont l'une des extrémités porte un récepteur conique destiné à recevoir la voix de l'interlocuteur, et l'autre un embout olivaire que le sourd introduit dans son

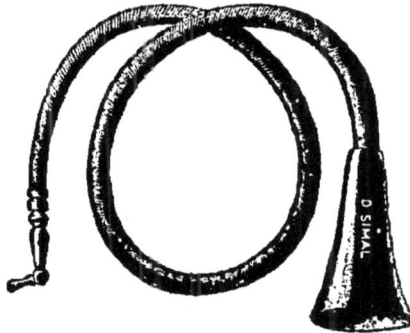

Fig. 28. — Tube de Dunker.

conduit auditif (fig. 28). Ce tube acoustique rend de très grands services et est presque toujours assez bien supporté. Il offre cependant l'inconvénient de transmettre à l'oreille de celui qui écoute, en même temps que le son de la voix, le souffle de la bouche de la personne qui parle.

Cet inconvénient est supprimé dans le masseur cornet de Marage. Nous avons décrit déjà cet appareil, qui fut le premier que son inventeur adapta au traitement de l'hypoacousie par les exercices acoustiques (fig. 26). Nous n'y reviendrons donc pas avec plus de détails. Disons seulement que, comme le tube de Dunker, le cornet de Marage s'emploie exclusivement pour l'audition de près.

Il transmet intégralement à l'oreille du sourd, sans les altérer, les vibrations de la voix de l'interlocuteur, celui-ci ayant soin de parler en appliquant ses lèvres sur l'embouchure du cornet.

Les modèles d'appareils inventés pour permettre l'audition de loin sont extrêmement nombreux. Leurs constructeurs se sont ingéniés à leur donner simultanément ces deux qualités : un petit volume et une grande efficacité. Malheureusement pour un cornet acoustique ces deux propriétés sont contradictoires : plus la capacité de l'instrument est grande, plus il peut recueillir de son, donc plus il le renforce. Aussi, malgré leur encombrement, les plus volumineux sont-ils les meilleurs.

Le type de Weigelt, plus ou moins modifié, plus ou moins perfectionné, est celui dont l'usage est le plus courant. Ce cornet se compose de deux cloches paraboliques de dimensions inégales, placées l'une dans l'autre, leur concavité étant dirigée en sens contraire (fig. 29). La plus grande de ces cloches, ou pavillon proprement dit, collecte les ondes sonores en son foyer. Ces vibrations sont alors recueillies par la seconde cloche qui les transmet à l'oreille par l'intermédiaire d'un court tuyau muni d'une olive. Ce tube peut être simplement recourbé, comme dans le modèle type, ou replié sur lui-même afin de diminuer l'encombrement total de l'appareil.

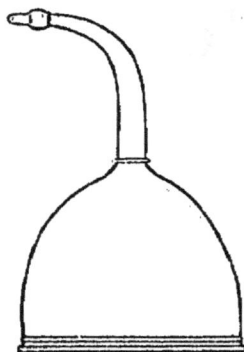

Fig. 29. — Cornet de Weigelt.

Le cornet de Burkhardt-Mérian diffère de celui de Weigelt par ce seul fait qu'est adaptée à l'orifice interne du tube une languette métallique destinée à assurer la transmission à ce tube de toutes les vibrations sonores recueillies par le pavillon (fig. 30).

Dans le cornet d'Aschendorf, les deux cloches constitutives ont leur concavité dirigée dans le même sens et sont soudées par leurs bords. L'espace qui les sépare fait l'office d'une caisse de résonance et recueille les ondes sonores grâce à quatre fentes ménagées dans la paroi de la cloche interne. Au détriment de leur puissance, on a donné à ces appareils diverses formes permettant de les dissimuler. C'est ainsi qu'on a construit de petits cornets coniques, bigéminés, maintenus à demeure dans les conduits par un ressort qui passe sur le sommet de la tête.

Les conques artificielles avec ou sans pavillon sont très comparables à ces cornets.

Les tubes sonifères, ou Abrahams, les otophones de Webster sont des instruments du même genre qui ont pour but de rendre plus parfaite la fonction de l'oreille externe plutôt que de renforcer l'intensité du son.

Enfin on trouve chez tous les orthopédistes des cannes, des faces à main, des éventails, des lorgnettes acoustiques, voire même des chapeaux acoustiques dont l'usage est réservé aux personnes sourdes pour qui la coquetterie ne perd jamais ses droits.

Fig. 30. — Cornet de Burkardt-Merian.

L'usage de tous ces cornets n'est pas toléré par tous les sourds ; à part le masseur cornet de Marage, en effet, ils ne sont pas sans transformer le timbre de la voix, qu'ils rendent souvent fort désagréable à entendre.

D'autre part, il n'existe pas de règles absolues pour guider les sourds dans le choix de ces appareils. En général, ceux qui ne souffrent que d'une hypoacousie peu prononcée, et ceux qui sont atteints de bourdonnements devront porter des cornets à faible résonance, que nous savons construits en bois, caoutchouc, ébonite, etc.

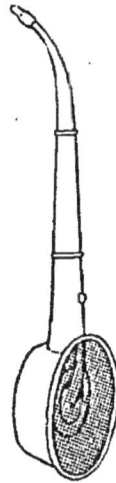

Les gens très sourds utiliseront au contraire les cornets
à forte résonance, c'est-à-dire les cornets métalliques.
Mais ce qui devra diriger le choix d'un cornet, c'est
avant tout l'expérience du malade. Celui-ci tâtonnera,
comparera l'effet obtenu par chaque modèle et se servira
de celui avec lequel il entendra le mieux et qui lui pro-
curera le moins de fatigue.

Amplificateurs microphoniques. — A côté de ces
cornets acoustiques, et dans la même classe, je mentionnerai les instruments dits « amplificateurs microphoniques » dont l'usage s'est quelque
peu répandu récemment et dont un
certain nombre de modèles existe
dans le commerce. Le type de ces
appareils et le plus perfectionné est
le « parleur de Laimé » (fig. 31).
Ils sont constitués par un ou plusieurs microphones, actionnés par
une petite pile, et dont l'intensité
peut être réglée par un rhéostat. Le
principal avantage de ces amplificateurs microphoniques est dans leur
petit volume. Très portatifs, pile
sèche et microphone peuvent se dis-
simuler dans une poche, dans un repli de corsage. Et c'est
là certainement ce qui les fera adopter souvent. Par contre,
ils ont l'inconvénient d'altérer le timbre de la voix plus
même que ne le font les cornets acoustiques, et cela parce
qu'ils surajoutent aux vibrations vocales des vibrations
étrangères. Ils ont donc plus de chances de fatiguer
l'oreille que les simples cornets. Mais là encore, c'est
affaire d'expérience ; certains sourds s'en accommodent
parfaitement, d'autres ne peuvent les tolérer : en général, utilisés avec prudence et par intermittences, ce sont
des appareils susceptibles de rendre des services et dont
on peut conseiller l'usage.

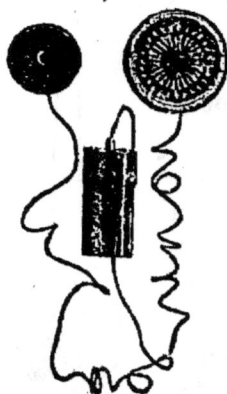

Fig. 31. — Parleur de
Laimé.

Appareils améliorant l'audition ostéo-tympanale.—
Nous avons, dans une seconde classe, rangé les instruments prothétiques destinés à améliorer la transmission
du son ostéo-tympanale. Disons tout de suite qu'ils sont
fort peu pratiques et qu'ils ne sont pas d'un grand secours
à ceux qui les utilisent.

Le type le plus connu est l'audiphone (fig. 32). Il est
constitué par une plaque flexible et mince, en carton ou
en ébonite, fixée sur un manche rigide, et dont on peut
accroître ou diminuer la convexité au moyen de fils fixés
au manche d'une part, au bord su-
périeur de la plaque d'autre part.
Pour s'en servir on tient l'audiphone
par le manche, on tourne la face
convexe vers la source sonore, et on
applique le bord libre de l'appareil
sur les incisives supérieures.

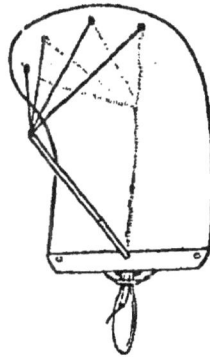

La canne acoustique ou phoniptère
de Palladino, et le dentaphone, basés
également sur le principe de la transmission des sons par les corps solides,
n'ont pas plus de valeur que l'audiphone. Ils ne sont d'ailleurs employés

Fig. 32. — Audiphone.

par personne et mériteraient tout au plus les honneurs
d'une exposition rétrospective.

**Appareils améliorant l'audition aérienne et l'audi-
tion osseuse.** — Il me reste à décrire les appareils qui
ont pour but d'améliorer à la fois la transmission aérienne
et la transmission osseuse. Je les partagerai en deux
sous-groupes : d'une part, l'appareil d'Itard, qui n'a plus
qu'un intérêt historique, et celui de Politzer ; d'autre
part, les tympans artificiels.

Appareil d'Itard. — Dans son traité des maladies de
l'oreille, Itard donne la description d'une sorte de cornet qu'il imagina et « qui réunit la double propagation
du son, et par le conduit auditif et par l'ébranlement des

os du crâne. C'est à proprement parler un réceptacle
du son formé par deux calottes métalliques réunies par
leurs bords et écartées par leurs faces correspondantes.
L'une s'applique exactement sur la voûte du crâne et la
touche dans tous ses points ; l'autre, beaucoup plus saillante, et par conséquent plus concave que la première,
s'en trouve écartée vers son centre de près de trois pou-
ces. La cavité qui résulte de cet écartement présente du
côté du front une ouverture oblongue garnie d'un pavillon demi-circulaire, et du côté des tempes un conduit qui
va gagner le méat auditif ». Cet appareil n'est plus
employé aujourd'hui.

   Appareil de Politzer. — Celui de Politzer a pour but
de renforcer le rôle physio-
logique du tragus. On sait
que ce repli est destiné à ren-
voyer vers le conduit auditif les ondes sonores réflé-
chies par la conque. De la
forme d'un tube coudé à

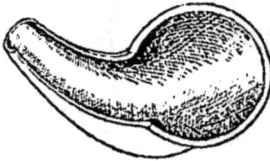

Fig. 33. — Appareil de Politzer.

angle droit et dont on aurait
supprimé le segment interne sur un tiers de la circon-
férence, le petit instrument de Politzer a été comparé
avec raison à une manche à vent de navire (fig. 33).
Introduit dans le méat par sa petite extrémité, et placé
contre le tragus. Sa concavité et son pavillon étant diri-
gés en arrière, il capte et réfléchit vers le méat auditif les
vibrations sonores. Cette disposition même fait qu'il n'est
efficace que dans le cas où ces vibrations sont émises en
regard du visage du malade. Cette efficacité n'a d'ailleurs rien d'exagéré. Le seul avantage de ce petit appareil réside précisément dans l'exiguïté de ses dimensions.
Coloré en rose ou construit en verre transparent, il peut
être à peu près invisible.

   Tympans artificiels. — Si les différents moyens de
prothèse acoustique, que je viens de passer en revue,

s'appliquent indifféremment à tous les cas de surdité, les tympans artificiels, qu'il me reste à décrire, ont des indications beaucoup plus précises et qui se limitent à l'hypoacousie par otites adhésives avec perforation ou destruction du tympan.

Tympan de Banzer. — Banzer, en 1640, semble avoir été le premier à démontrer l'utilité d'un tympan artificiel. Celui qu'il conseillait consistait en un petit tube en sabot d'élan, du même calibre que le conduit auditif auquel il s'adaptait, et fermé à l'une de ses extrémités par une membrane, en l'occurrence un fragment de vessie de porc.

Procédé d'Itard. — Itard remarqua l'amélioration de l'audition obtenue grâce à un petit bourdonnet de « coton mouillé » introduit par la perforation jusque dans la caisse tympanique. Il conseilla aussi l'emploi de petits tuyaux coniques, également entourés d'un bourdonnet de coton humecté d'un liquide quelconque.

Tympan de Yearsley. — En 1848, cette idée fut reprise par Yearsley, qui eut le mérite de la vulgariser. Les tympans artificiels en coton sont encore parfois employés aujourd'hui. Ils peuvent être placés par le médecin sous le contrôle de la vue, ou même par les malades dont certains acquièrent pour cela une habileté qui leur permet d'obtenir le maximum d'efficacité. Pour faciliter aux sourds l'introduction du bourdonnet d'ouate imprégnée de glycérine, de vaseline ou d'eau stérile, qui constitue tout l'appareil, on l'a muni soit d'un fil ciré (Hartmann), soit d'un fil d'argent (Delstanche), soit d'une très petite pince métallique (Hassenstein).

Tympan de Toynbee. — Les tympans artificiels membraneux sont plus pratiques et préférables. Le premier modèle, qui en est resté le type, fut construit en 1852 par Toynbee (fig. 34). Il était constitué par une petite plaque de caoutchouc, circulaire et portant à son centre un fil d'argent perpendiculaire à sa surface et de la lon-

gueur du conduit auditif. Pour éviter le déplacement du
disque par le poids de la tige, Lucœ remplaça celle-ci
par un tube en caoutchouc permettant l'introduction
temporaire d'un fin stylet. D'autres auristes ont simplement supprimé cette tige (Hinton).

On eut recours encore à des lamelles de différentes
natures. Blake recommande le sim-
ple papier, Hartmann le taffetas,
Lannois le lint boriqué, Hamm
de petites pièces de tarlatane stérilisée et immergée dans la paraffine liquéfiée par la chaleur.

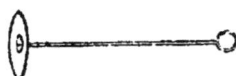

Fig. 34. — Tympan artifi-
ciel de Toynbee.

Résultats. — L'amélioration auditive donnée par les
tympans artificiels est tout ce qu'il y a de plus variable
suivant les sujets. Elle est parfois considérable et sur-
prenante. Chez d'autres elle est peu sensible ou même
nulle.

Inconvénients des tympans artificiels. — Mais ces
appareils prothétiques ont un gros inconvénient qui tient
à ce qu'en réalité ils constituent un corps étranger de
l'oreille. Ils ont besoin, pour être actifs, d'être appliqués
tout contre les reliquats de la membrane tympanique,
ou, si celle-ci a totalement disparu, d'être portés presque
dans la caisse. Il en résulte pour ces organes une irritation constante qui souvent provoque la récidive de la
suppuration. Des bourdonnements, des vertiges, de la
douleur, des troubles du goût et de la salivation dus à
l'irritation de la corde du tympan sont encore des accidents fréquents consécutifs à l'usage des tympans artificiels. Seule l'intermittence de leur emploi pourrait diminuer quelque peu les inconvénients de ces petits instruments. Mais si l'on songe que le cas unique où ceux-ci
trouvent leur indication est celui de surdité par otite
adhésive, et que, d'autre part, ce cas est un de ceux où
les exercices acoustiques ont le plus de chances d'agir,
on comprendra que ce moyen palliatif puisse n'être

conseillé que très rarement. Il ne le sera, en tout cas, qu'avec prudence; et, lors de son emploi, toute menace d'effet nocif dépistée par l'auriste en deviendra une contre-indication absolue.

Explication de leur action. — Il n'en est pas moins intéressant de chercher à expliquer l'effet positif des tympans artificiels. De leur action furent émises de nombreuses théories, dont aucune d'ailleurs ne semble jusqu'ici avoir résolu parfaitement le problème.

Pour Toynbee, cette efficacité est due à ce que les vibrations sonores sont amplifiées dans l'air de la caisse fermée et impressionnent ainsi la fenêtre ronde avec plus de facilité. Ehrardt y voit l'effet de la coaptation plus grande et de la fonction plus aisée des osselets sous l'influence de la pression exercée sur eux par l'appareil. Knapp l'explique par un déplacement de la chaîne des osselets ramenée à sa position normale. Lucae invoque l'accroissement de la pression labyrinthique, et Berthold le rôle du cercle tympanal comme moyen surajouté de transmission au labyrinthe des ondes sonores. Plus récemment, Kessel, Panse et Barany ont donné une explication plus élégante et que ce dernier notamment appuie sur des expériences de laboratoire. Selon Barany le tympan artificiel agit en inhibant l'action des ondes sonores sur l'une des deux fenêtres labyrinthiques, ce qui permet à l'autre de transmettre ces ondes au labyrinthe membraneux. Cette transmission en effet ne peut avoir lieu quand les deux fenêtres, libres, sont soumises simultanément à l'action de la même onde qui, dans ce cas, subit une réflexion totale. Comme corollaire de cette théorie il appert que l'élimination de la fenêtre ovale, dont la membrane est plus petite, produira une plus grande amélioration que celle de la fenêtre ronde, exception faite pour les cas où les adhérences et les néo-formations cicatricielles empêchent la membrane de la fenêtre ronde de vibrer normalement.

Conclusion. — En résumé et pour conclure, il n'existe pas à l'heure actuelle d'appareil prothétique auriculaire qui possède les deux qualités réunies d'améliorer l'audition d'une façon suffisante et d'être inoffensif pour cette audition. Même lorsqu'ils permettent à l'oreille une perception plus facile, sinon une fonction meilleure, ce n'est jamais sans que ces appareils risquent de compromettre davantage cette fonction. Aussi, malgré les services réels qu'ils rendent à quelques sourds, on doit limiter exclusivement leur emploi aux cas désespérés où tout traitement de la surdité a été inefficace.

3. — MÉTHODE MIMIQUE
(Méthode de l'Abbé DE L'EPÉE.)

Suppléance de l'ouïe par la vision. — Un traitement palliatif de la surdité, d'un autre ordre que ceux que je viens d'étudier, consiste à établir une suppléance du sens compromis ou aboli, l'audition, par un autre sens, la vision, et de permettre au sourd, grâce à cette suppléance, la possibilité de communiquer avec le reste des hommes. La méthode mimique et la méthode orale, celle-ci succédant à celle-là et presque uniquement employée maintenant permettent d'arriver à ce but. Ces méthodes furent créées surtout en vue de l'éducation des sourds-muets. Mais, médicalement, sinon pédagogiquement, il est permis de ne point distinguer un sourd-muet d'un sourd-parlant. Et comme, d'autre part, les procédés applicables au premier peuvent venir en aide au second, je crois pouvoir faire rentrer dans le cadre de cet ouvrage une étude succincte de ces procédés.

Méthode des signes. — La première en date et à laquelle on eut recours presque uniquement pendant plus d'un siècle, est la méthode des signes, ou méthode mimique, que créa de toutes pièces, en 1756, une éducateur français, l'abbé de l'Epée, et que perfectionna après lui son successeur, l'abbé Sicard.

Claveau a défini les signes : « Une série de mouvements, d'attitudes, d'expressions de physionomie se décomposant en groupes dont chacun représente une idée, indépendamment de toute expression phonétique donnée à cette idée dans la langue parlée. » On distingue les signes instinctifs, manifestation d'un état physique ou moral; les signes imitatifs; les signes par allusion (comme la désignation d'une pendule signifie l'idée de temps) ; et enfin les signes arbitraires et conventionnels. A cette dernière catégorie répondent les signes méthodiques et la dactylologie, qui constituent la base de la méthode de l'abbé de l'Epée.

Je n'ai pas l'intention de donner ici la signification de ces signes ni la traduction de l'alphabet manuel, et je renvoie ceux que cette question intéresse aux dictionnaires spéciaux. Disons seulement que les signes méthodiques forment une véritable langue spéciale qui devient la langue maternelle du sourd-muet à qui elle est enseignée, langue ayant sa grammaire comme toute autre. L'invention de l'abbé de l'Epée eut une fortune rapide et universelle. Elle fut appliquée dans le monde entier. Et aujourd'hui qu'elle est abandonnée parce qu'une autre méthode a été jugée plus pratique, il faut admettre que la langue mimique avait des qualités, qu'elle permettait au moins une transmission très commode et très rapide des idées familières, et que bien rares étaient les sourds-muets qui ne pouvaient y être initiés.

Inconvénients de la méthode mimique. — On a reproché au langage par signes de manquer de précision et surtout d'avoir une syntaxe différente du langage écrit ou parlé. Il y a en effet un désaccord absolu entre la succession des signes dans l'un, et celle des mots dans les autres. Et cela crée évidemment pour le sourd-muet une difficulté quand il veut traduire sa pensée par l'écri-

ture. Mais le reproche le plus grand qu'on puisse faire
à cette méthode c'est qu'elle isole et range à part ceux
qui en font usage, et qu'elle les contraint à ne pouvoir
converser qu'entre eux, c'est-à-dire avec un nombre très
restreint de personnes Et c'est cet inconvénient qui a
été une des raisons principales de son abandon.

4. — MÉTHODE ORALE
(Lecture sur les lèvres.)

Définition. — « La lecture sur les lèvres repose sur
la connaissance d'une sorte d'alphabet facial dans lequel
les lettres sont remplacées par des dessins animés de la
bouche, correspondant aux formes et aux mouvements
de la partie visible des organes phonateurs. » (Thollon.)

Historique. — Le hollandais Conrad Amman semble
avoir été le premier à insister sur l'utilité de cette
méthode (1692). Kerger, Raphaël Arnoldi, et surtout
Samuel Heinick, de Leipsig (1778), créèrent ce qu'on a
appelé la « méthode allemande » d'instruction des sourds-
muets, qui consiste à démutiser ceux-ci en leur ensei-
gnant l'articulation des mots, et à leur apprendre à lire
sur les lèvres la signification de la parole.

Cette école n'eut jusqu'en 1830 que de fort rares adeptes. A cette époque seulement, Jœger et Hill militèrent
en sa faveur et déterminèrent, en vue de généraliser l'application de son procédé, un mouvement d'opinion qui
aboutit, en 1880, lors du congrès de Milan, à la procla-
mation de la supériorité de la méthode orale.

Avantage de la méthode orale. — Le grand avantage de celle-ci est qu'elle réalise autant qu'il est possible le désir que l'Abbé de l'Epée exprimait lui-même
quand il disait : « L'unique moyen de rendre totalement
les sourds-muets à la société est de leur apprendre à
entendre des yeux et à s'exprimer de vive voix. » Le
sourd-muet aussi bien que le sourd-parlant acquiert par

la méthode orale, au moins jusqu'à un certain point, la possibilité de converser avec les entendants-parlants, même illettrés, et c'est là ce à quoi on ne peut arriver par la méthode des signes.

Je ne m'occuperai pas ici des procédés de démutisation du sourd-muet, démutisation qui constitue le premier temps de la méthode orale, et est basée sur l'acquisition de la parole par la connaissance de l'articulation au moyen de la vue et du toucher. Et je ne considérerai que le second temps de cette méthode, la lecture sur les lèvres, qui semble en théorie devoir être pour tout sourd incurable le meilleur et le plus pratique des moyens palliatifs de la surdité.

Principe de la lecture sur les lèvres. — Le principe de la lecture sur les lèvres est très simple : à chaque voyelle et à chaque consonne correspond une attitude particulière de l'appareil vocal. Et parmi les organes constitutifs de cet appareil, les lèvres sont constamment visibles, et la langue peut l'être par intermittences. Lire sur les lèvres équivaut donc à deviner le son vocal émis d'après l'attitude des organes phonateurs visibles.

Difficulté de cette lecture. — Malheureusement, en réalité, à chaque position de la bouche ne correspond pas un seul son, mais un groupe de sons ou de syllabes, et s'il est assez facile de distinguer par la vue une consonne dentale d'une consonne labiale, ou la voyelle *i* de la voyelle *u*, par exemple, il sera impossible de reconnaître entre elles les syllabes *pa* et *ba*, ou *ta* et *da*.

Il suit de là que l'alphabet labial comporte un nombre de signes bien moindre que l'alphabet auditif : c'est ainsi que, pour les dix-huit consonnes de la langue française, on ne comptera qu'une dizaine d' « images vocales », si l'on peut s'exprimer ainsi. Le lecteur sur les lèvres devra donc, pour comprendre la signification exacte de toute position de ces organes, se baser uniquement sur le sens général de la phrase. Il devra interpréter les dessins de la bouche d'après l'ordre, la succession de ces dessins. Et le travail auquel il se livrera rappelle étrangement celui que nécessite le déchiffrement d'un manuscrit dont un certain nombre de caractères est illisible ; avec cette différence toutefois que ce travail exige la collaboration permanente de la mémoire, dont le rôle est capital et indispensable, le lecteur sur les lèvres n'ayant pas constamment sous les yeux, comme celui qui déchiffre une inscription, les caractères à sens connu qui servent de base à son interprétation. J'ajouterai encore qu'étant donné que cette interprétation des dessins buccaux doit être immédiate, le sourd qui lit la parole sur les lèvres d'autrui éprouve la même difficulté qu'un demi-sourd qui suit une conversation dont il n'entend qu'une partie des mots.

La conséquence de tout cela est qu'en pratique la lecture sur les lèvres constitue un exercice difficile, qui exige, chez l'initié, non seulement une intelligence assez vive mais encore une aptitude particulière. — Et les meilleures leçons ne suffisent pas toujours à donner aux sourds ou sourds-muets cette instruction spéciale. Je connais et j'ai traité des sourds et des sourds-muets qui lisent sur les lèvres avec une facilité étonnante. Mais j'en pourrais citer d'autres qui, bien qu'intelligents et pleins de bonne volonté, n'ont jamais pu parvenir à le faire correctement. A la suite d'une enquête dont les résultats, publiés dans l'« Année psychologique » (15ᵉ année), soulevèrent un véritable tollé chez les professeurs de sourds-muets, Binet et Simon déclarèrent que la méthode orale ne permet pas à ces infirmes la conversation ni avec les membres de leur famille ni avec des étrangers, et qu'elle ne leur est d'aucune utilité professionnelle et sociale. Il y a là certainement ou beaucoup d'exagération ou une généralisation trop audacieuse ; et les cas sont nombreux de sourds-muets qui donnent un démenti à cette opinion. Mais l'exagération contraire est aussi loin de la vérité et je ne puis partager l'optimisme de ceux qui prétendent que tout sourd, à condition de n'être pas trop bête, arrive avec l'exercice à ne jamais rencontrer de difficulté sérieuse dans la lecture sur les lèvres. Certes, je l'ai déjà dit, celle-ci, lorsqu'elle est possible, rend plus de services que la dactylologie et la mimique, mais elle est de beaucoup plus difficile. La preuve en est dans l'impossibilité qu'ont de leur propre aveu les professeurs de sourds-muets, d'empêcher ceux-ci de se servir de signes, même quand l'alphabet manuel est exclus rigoureusement de l'enseignement.

Conclusion. — En résumé, il n'existe pas de moyen palliatif excellent de la surdité et rien ne peut suppléer l'audition d'une façon satisfaisante. Considérons donc tous ces appareils, toutes ces méthodes, même les plus vantées et les plus défendues, comme des pis-aller à quoi l'on ne doit légitimement recourir que dans le cas où les exercices acoustiques ont échoué, ou lorsque ceux-ci ne sont pas applicables. Certes, je le répète, ces moyens palliatifs peuvent être utiles : beaucoup de sourds trouveront toujours dans leur cornet un soulagement relatif à leur misère ; la méthode orale, unie à l'écriture, restera un adjuvant important pour donner aux enfants sourds-muets un léger degré d'instruction qui facilitera l'application de la méthode des exercices acoustiques et l'éducation consécutive. Mais il n'empêche qu'en toute impartialité, on doit reconnaître la médiocrité du traitement palliatif de la surdité.

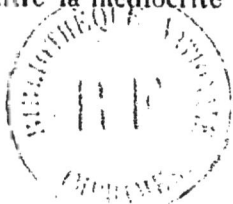

TABLE DES MATIÈRES

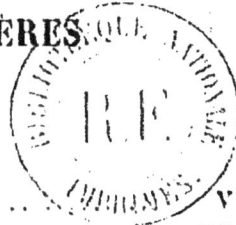

—

TROISIÈME PARTIE

DIAGNOSTIC

QUATRIÈME PARTIE

THÉRAPEUTIQUE

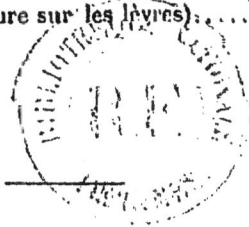